Dr. med. Petra Bracht, Roland Liebscher-Bracht

FaYo – Das Faszien-Yoga

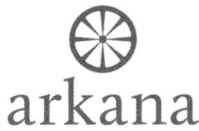

arkana

Dr. med. Petra Bracht
Roland Liebscher-Bracht

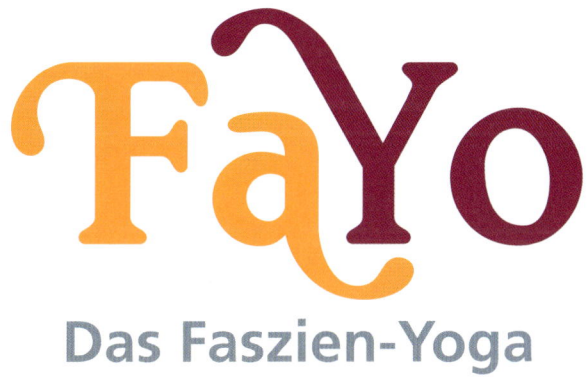

FaYo
Das Faszien-Yoga

Die enorme Heilkraft
des Bindegewebes nutzen

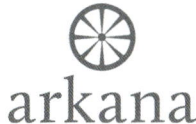

arkana

Die in diesem Buch und auf dieser DVD vorgestellten Informationen
und Empfehlungen sind nach bestem Wissen und Gewissen geprüft.
Dennoch übernehmen die Autoren und der Verlag keinerlei Haftung für Schäden
irgendwelcher Art, die sich direkt oder indirekt aus dem Gebrauch der hier beschriebenen
Übungen ergeben. Bitte nehmen Sie im Zweifelsfall beziehungsweise bei ernsthaften
Beschwerden immer professionelle Diagnose und Therapie durch
physiotherapeutische oder ärztliche Hilfe in Anspruch.

Der Verlag weist ausdrücklich darauf hin, dass im Text enthaltene
externe Links vom Verlag nur bis zum Zeitpunkt der Buchveröffentlichung eingesehen
werden konnten. Auf spätere Veränderungen hat der Verlag keinerlei Einfluss.
Eine Haftung des Verlags ist daher ausgeschlossen.

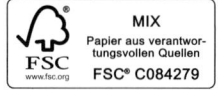

MIX
Papier aus verantwor-
tungsvollen Quellen
FSC® C084279

Verlagsgruppe Random House FSC® N001967

2. Auflage
Originalausgabe
Copyright © 2016 Arkana Verlag, München,
in der Verlagsgruppe Random House GmbH,
Neumarkter Str. 28, 81673 München
Lektorat: Annette Gillich-Beltz
Umschlaggestaltung: Uno Werbeagentur, München
Übungsfotos und Illustrationen: LNB GmbH, Bad Homburg
Foto S. 21: shutterstock / Image Source Trading Ltd.
Satz: Satzwerk Huber, Germering
Druck und Bindung: Print Consult, München
Printed in Czech Republic
ISBN 978-3-442-34198-6
www.arkana-verlag.de

Dieses Buch ist unseren Söhnen Raoul und Julien gewidmet.

*Sowie Bastian Kempf – ihrem Freund seit frühesten Kindertagen –,
der die Idee zur Namensgebung FaYo hatte.*

*Sie sind mit unseren Entdeckungen und Forschungen aufgewachsen
und haben sie gelebt. Sie vertreten die nächste Generation, die es
mit FaYo viel leichter haben kann – ein langes gesundes und
schmerzfreies Leben in Bewegung.*

Inhalt

Warum FaYo? – Die Sicht eines
führenden Faszienforschers 11
Mit diesem Buch geht es wieder
einen Schritt weiter 16

Einleitung **17**

Die falsche Realität – älter und alt werden
kann völlig anders sein 18
Ist es möglich, gesund alt zu
werden? 19

Ihr Ziel ist unser Ziel – ein Leben lang
gesund, schmerzfrei und beweglich
sein 20
Epigenetik – wir können die Gene
steuern 21
Die Lebensdauer unserer Zellen 22
Unser Leben könnte ganz anders
verlaufen als gedacht 23

30 Jahre Entwicklung führten
zum Faszien-Yoga 23
Ärztin und Kampfkünstler –
Bewegungsübungen gegen Schmerzen . . . 24
Schmerztherapie und Bewegungslehre
nach Liebscher & Bracht 25
Nun geht es um Vorbeugung 26

Teil I **27**

Gesundheit zu verstehen ist die beste
Voraussetzung, um Gesundheit zu
trainieren 28

Altbekanntes Neues – die Faszien
ebnen den Weg zum Ziel 29
Die Bedeutung der Faszien 29
Faszien und Bewegung 30

Yoga – Inhalte formen die Tradition 32

Yoga – ein geistiges und körperliches
Training 33

LNB Bewegungstraining – eine ideale
Grundlage für Yoga-Übungen 33

Den Energiefluss aktivieren 34

Wir stehen in der Tradition des Yoga 35

**Unser Körper weiß, was uns gesund
macht und was uns schadet** 36

Sich widersprechende Empfehlungen 36

Die unendlichen Bewegungsmöglich-
keiten sind schwer zu systematisieren 37

Bewegung als Basis für die Gesundheit . . . 38

Lassen Sie Ihren Körper entscheiden 39

**Schmerz und Wohlbefinden –
die Sprache unseres Körpers
verstehen** 40

Wir haben kaum Kontakt zu unserem
Körper 41

Wie sich der Körper bemerkbar macht . . . 41

Sie haben die Verantwortung 42

FaYo ist das Resultat der Aussagen
unseres Körpers 43

**Eingeschränkte Bewegungsmuster werden
im Gehirn und im Körper verankert** 44

Wir nutzen nur einen kleinen Teil der
Möglichkeiten, uns zu bewegen 45

Quantität und Qualität der menschlichen
Bewegung 45

Einwinkelige Positionen und
engwinkelige Bewegungen 46

Wir trainieren 24 Stunden am Tag 48

Unsere Bewegungsgewohnheiten
programmieren unser Gehirn 48

Die Faszien bilden die Bewegungs-
muster ab 49

**Sie fallen nicht vom Himmel – Gelenk-
und Rückenschmerzen verstehen** 51

Unsere Gelenke sind genial konstruiert . . . 51

Unsere Erklärung für Schmerzen basiert
auf jahrelanger Erfahrung 53

Wie Alarmschmerzen entstehen 55

Unser Bewegungsalltag führt uns in
die Sackgasse der Evolution 57

**Auswirkungen unserer Bewegung –
die zwingende Logik unserer Biologie** . . 59

Wie sind nicht für die Spezialisierung
geschaffen 59

Der »Break-even« der Bewegungs-
evolution 60

Die Auswirkung unseres Bewegungs-
profils auf das Gehirn 60

Eingeschränkte Bewegung lässt
die Faszien verfilzen 62

Die Faszienspannung beeinflusst
die Knochen 62

Schmerzen gezielt behandeln 63

Der Körper entscheidet 64

**Das 4-Herzen-Modell – so entstehen
Krankheiten** 66

Herz Nummer 1 66

Herz Nummer 2A – die Venenklappen . . . 66

Herz Nummer 2B – die Kapillarklappen . . 67

Herz Nummer 3 – das Fasziengewebe 68

Herz Nummer 4 – die elektrisierenden
Piezoeffekte 69
Auf dem Weg in die bewusste
Inkompetenz 71

**Gesundheit ist ganz einfach – der
direkte Weg** 72
Die theoretisch mögliche 100-Prozent-
Bewegung 72
Wie aktiv sind die 4 Herzen im Bereich
der bewegten 20 Prozent? 72
Wie aktiv sind die 4 Herzen im Bereich
der unbewegten 80 Prozent? 74
Die entscheidenden biologischen
Mechanismen sind an Bewegung
gekoppelt 77
Die Bewegung unseres Körpers ist
Hauptantriebskraft des Lebens 78
Myokine – die Wundersubstanzen
aus den Muskeln 80
Die Formel für unsere Gesundheit 81

**So wirken Ernährung, Psyche und
Umfeld auf unsere Gesundheit** 82
Das medizinische Weltbild im Wandel
der Zeiten 82
Von Virchow über Pischinger zu
Schleip 83
Was fasziale Strukturen mit den Genen
zu tun haben 84
Ist das Bindegewebe ein zusätzliches
und eigenständiges Kommunikations-
system? 84
Was hat unsere Ernährung mit einem
gesundes Bindegewebe zu tun? 85

Prof. Lothar Wendt und die Eiweiß-
speicherkrankheit 86
Zu viel Säure macht krank 87
Das Fasziengewebe leidet unter
der Übersäuerung 88
Übersäuerung als indirekte Ursache
für Schmerzen 88
So essen Sie Ihr Bindegewebe gesund 89
So wirkt sich Ihre Ernährung auf
Schmerzen und Ihre Gesundheit aus 90
Was haben Faszien mit der Psyche
zu tun? 91
Die Anzahl psychischer Erkrankungen
nimmt zu 92
Psychische Belastungen führen zu
verfilzten Faszien 93
Der »eingebaute Psychotherapeut« 94
Gesunde Faszien durch ein gesundes
Umfeld 95
Setzen Sie Ihren gesunden Menschen-
verstand ein 96
Der Schmerzsee 97
Bestimmen Sie aktiv über Ihr Leben 99

**Von 0 auf 100 – der effizienteste Weg,
in Bewegung zu kommen** 99
Faulheit ist genetisch »eingebaut« 100
Drei Quellen für Willenskraft 100
Bewegungshindernis körperliche
Schwäche oder Blockade 101
Bewegungshindernis Schmerzen 102
Verletzungen schneller ausheilen 102
Schmerzfreiheit ist möglich 103
Die 100 Prozent im Visier 104
Welche Bewegungsarten sind geeignet? . . . 105

Ein System für alle. 106

Bewegungsverbote bringen nur Stress 108

Leben Sie, wie Sie möchten – FaYo gleicht
die Nachteile aus 108

**Welchen körperlichen Belastungen
dürfen Menschen sich aussetzen?** 109

Die richtige, wirkungsvolle Intensität
der Behandlung 109

Eine Schmerzskala von 0 bis 10 und
darüber 110

Der Dehnungsschmerz ist ein Produkt
der Trägheit 112

Bewusst die Komfortzone verlassen 113

Schonung ist gefährlich 114

Es gibt keine »falschen« Bewegungen 114

Die bewusste Kompetenz bei Schmerzen
und Bewegung macht ruhig. 115

Tun Sie es! 116

Auf der Zielgeraden zur bewussten
Kompetenz 117

Teil II **119**

**Der Weg zur bestmöglichen
Gesundheit** 120

Die Werkzeuge des Faszien-Yoga 121

**Mit optimierter Ernährung entsäuern,
entgiften und beste Stoffwechsel-
voraussetzungen schaffen**. 122

Smoothie-Fasten und basische
Ernährung 123

Gutes hineintun 123

Smoothie-Fasten nach Dr. Petra Bracht –
die Intensivkur für das Bindegewebe 123

Nach dem Fasten 128

Rezepte zum Smoothie-Fasten 129

Basische Ernährung – Gesundheit für
das fasziale Gewebe. 131

Pflanzenkost ist weitgehend basisch 136

Machen Sie sich bereit für FaYo 137

Treffen Sie eine Entscheidung 138

Den Körper auf das FaYo-Training
vorbereiten 139

So legen Sie Ihre Vorgehensweise fest 140

So lernen Sie die FaYo-Rollmassage 142

So lernen Sie den EarthFlow 143

15 Minuten für Ihre Gesundheit 143

So lernen Sie den SkyFlow 144

Ein Trainingsprogramm fürs Leben 145

So bauen Sie Ihr FaYo-Training auf 145

Fangen Sie an – innerhalb von
72 Stunden 147

**Mit »faszialem Aufwärmen« das Training
vorbereiten – die FaYo-Rollmassage** 147

Wie werden die Faszien gebildet? 148

Was wollen wir mit dem Rollen
erreichen? 148

Die Grenzen der Rollmassage 148

Das Fasziengewebe braucht Wasser 149

Welche Rollen sind geeignet? 149

Das Besondere an unseren Rollen und
Kugeln 151

Neue Rollwerkzeuge für die FaYo-
Rollmassage 152

Die Rolltechnik 153

FaYo-Rollmassage für die Durchsaftung
und den Abbau überflüssiger Kollagen-
fasern 156

**EarthFlow – am Boden die muskulär-
faszialen Engpässe auflösen** 165
Warum die FaYo-Bewegungen so genau
festgelegt sind 165
Wir nutzen die Kraft der Erde 166
Mit dem EarthFlow die Bewegungs-
qualität steigern 166
Mit der richtigen Intensität üben 168
Den Flow nach und nach aufbauen 169
Bitte erst einmal nur schauen! 169
Der EarthFlow – die Übungsreihe
am Boden 170
Tag für Tag mehr Bewegungswinkel
erobern 195

**SkyFlow (HimmelsForm) – im Stand alle
Bewegungswinkel im vollen Umfang
trainieren** 196

Unsere jahrzehntelange Erfahrung ist
die Basis 196
Uns geht es um das Gesamte 197
Unser Körper sagt uns, was zu tun ist 198
Sie haben es »in der vollständigen
Bewegung« 199
So ist der SkyFlow aufgebaut 199
Der SkyFlow – 12 Abfolgen im Stand 200
Sich mit FaYo immer weiterentwickeln . . . 245

**Ausblick
Der Körper – machtvolles Instrument
im materiellen Sein** 246
Seien Sie aufgeschlossen 247
Grenzen des intellektuellen Verstehens . . . 247
Ihre eigene Wahrheit 248
Die Genetik wird fehlgeleitet –
der Intellekt ist gefragt 249
Gesundheit für Körper, Geist und Seele . . 249

Wenn Sie mehr wissen möchten 251
Danke von Herzen 255

Warum FaYo? –
Die Sicht eines führenden Faszienforschers

Im Jahre 2009 sprach mich in einem meiner Faszienkurse ein Teilnehmer an und erzählte von einer neuen Schmerztherapie, der Schmerztherapie nach Liebscher & Bracht. Er beschrieb sie als weitaus wirkungsvoller als das, was üblicherweise in der Physiotherapie oder auch der Osteopathie praktiziert wird. Ich nahm Kontakt mit den beiden Entwicklern dieser Methode auf und traf einige Zeit später Petra Bracht und Roland Liebscher-Bracht zu einem Gedankenaustausch. Natürlich war ich skeptisch, was die Wirksamkeit ihrer Therapie anging – es klang zu einfach und roch für mich nach der üblichen missionarischen Überheblichkeit vieler Heiler und Manualtherapeuten. Aber schon bei diesem ersten Treffen sollte ich die beiden als sehr authentische Menschen kennenlernen, die nicht nur von ihrer Therapie überzeugt waren, sondern damit offensichtlich auch sehr häufig die Ergebnisse er-

zielten, von denen ich inzwischen immer öfter erzählt bekommen hatte. Bemerkenswert empfand ich jedoch ihre Bereitschaft, sich auch auf andere – alternative – Erklärungskonzepte für die erzielte Wirksamkeit gedanklich einzulassen. In der mir bekannten Szene der selbsternannten Handaufleger und Heiler war ich das Gegenteil gewohnt.

Nachdem wir uns ein wenig unterhalten hatten und aufgrund der gegenseitigen Sympathie schnell zum Du übergegangen waren, wurde es spannend. Roland – wohl als passionierter Kampfsportler sehr pragmatisch – fragte ziemlich schnell, ob ich selbst irgendwelche Schmerzen hätte. Offensichtlich war er sich sehr sicher, mir helfen zu können, falls ich Schmerzen hätte. Glücklicherweise hatte und habe ich nie unter größeren Schmerzen zu leiden. Ich konnte lediglich einen schmerzhaft verspannten Unterarm anbieten, der mich immer mal wieder und auch gerade zu diesem Zeitpunkt nervte.

Ich war gespannt, als Roland die Therapie an mir demonstrierte. Während er verschiedene Stellen meines Unterarms und Ellbogens relativ schmerzhaft mit punktuellem Druck bearbeitete, erläuterte er mir den damaligen Stand des Erklärungsmodells der LNB Therapie. Darin spielten die Golgi-Rezeptoren und deren Beeinflussung die Hauptrolle. Da ich die unterschiedlichen Typen der Rezeptoren nicht nur intensiv erforscht habe, sondern auch über eine langjährige Praxis-Erfahrung in der Rolfing-Methode verfügte, spürte ich jedoch sehr schnell, dass die deutliche Erleichterung, die ich nach nur wenigen Minuten empfand, mit den Golgi-Rezeptoren vermutlich nur wenig zu tun hatte. Ich sagte damals spontan zu den beiden: »Das sind nicht die Golgis, das geht viel höher, bis ins Gehirn. Das sind viel eher die freien Nervenendigungen im Periost.« Mein anfänglicher Schmerz war jedenfalls durch die kurze Behandlung fast verschwunden.

Petra und Roland waren von Beginn an sehr offen für meine Einschätzungen ihrer Arbeit. Da wir uns wunderbar ergänzten und die beiden großes Interesse daran hatten, ihr Erklärungsmodell für ihre Schmerztherapie, die sie über die Jahre entwickelt hatten, mit meinen Kenntnissen der akademischen Faszienforschung abzugleichen, beschlossen wir, auf wissenschaftlicher Ebene zusammenzuarbeiten.

Einige Zeit später hielt ich auf einem großen LNB Therapeuten-Treffen einen Vortrag zum neuesten Stand der Faszienforschung. Ich war sehr beeindruckt, als ich sah, wie bei LNB einige Hundert in dieser Therapie ausgebildete Ärzte und Therapeuten aus verschiedenen Fachrichtungen intensiv zusammenarbeiten. Darunter auch mehrere ehemalige Rolfing-Schüler und Kollegen von mir, die ich zu meiner Überraschung dort als begeisterte Teilnehmer wiederfand. Besonders erfreut war ich aber, als ich beim Training der so genannten Basis-Form (ein Vorläufer des SkyFlow) die fließend-dynamischen Bewegungsfolgen sah, die das LNB Bewegungssystem enthält. Mir schien, als ob hier viele der von mir und anderen Faszienforschern propagierten theoretischen Konzepte für eine faszienfreundliche Bewegungs- und Schmerztherapie auf einem beeindruckend hochentwickelten Niveau und mit einer bestechenden praktischen Systematik umgesetzt waren.

Der Austausch wurde intensiver, und 2012 wurde ich Mitglied des wissenschaftlichen Beirates bei LNB. Seitdem habe ich im LNB Ausbildungszentrum drei Seminare zum Thema Faszien gehalten. Jedes Mal habe ich weitere Übungen, vor allem aus dem Bereich der so genannten Engpassdehnungen, kennengelernt. Auch diese speziellen Übungen verdienen meine absolute Hochachtung: Mit ihrer Hilfe werden die Schmerzpatienten in die Lage versetzt, begleitend zu den Behandlungen die mit der

Osteopressur erreichte Schmerzminderung durch selbstständiges Üben im Alltag zu unterstützen. Ich kenne kaum ein anderes Übungssystem für Muskeln und Faszien, das so vielseitig und systematisch ausgearbeitet ist und dabei die Patienten bzw. Schüler so wirksam, tatkräftig und nachhaltig in den Weg zur Gesundung einbezieht. Natürlich predigte ich wie viele meiner Rolfing-Kollegen schon seit langem den Wert aktiver bewegungstherapeutischer Hausaufgaben für die Patienten … meist mit recht bescheidenen Umsetzungserfolgen. Aber eine so hohe »Compliance« – also reale Umsetzung in der täglichen Alltagspraxis der Patienten – wie hier hatte ich noch nie erlebt.

Die Art und Weise, mit der Petra und Roland sowie das von ihnen ausgebildete Netzwerk von Ärzten und Therapeuten mit neuesten Forschungsergebnissen umgehen, indem sie frühere physiologische Hypothesen als solche bezeichnen und bereitwillig korrigieren, wenn es entsprechende neuere Forschungsergebnisse gibt, ist vorbildlich und stellt eine seltene und besonders wertvolle Art der Zusammenarbeit zwischen Wissenschaftlern und klinischen Anwender dar.

Die letzte mir vorgestellte Neuentwicklung war die Faszien-Rollmassage – ein System zur Bearbeitung der Faszien mit eigens von LNB entwickelten Rollen und Kugeln verschiedener Größen und Härtegrade. Unter fachkundiger Anleitung bekommt der Anwender hier ein Werkzeug-Set an die Hand, mit dem er als selbstwirksamer Akteur verklebte und verhärtete Bereiche in seinem muskulären Bindegewebe gezielt behandeln kann.

Und nun freue ich mich sehr, dass ich FaYo, die neueste LNB-Entwicklung, wissenschaftlich durch Grundlagenforschung begleiten darf. Zum traditionellen Yoga gibt es bereits zahlreiche hochwertige Studien, die auch für andere therapeutische Bereiche wichtige Anregungen geliefert haben. Es dürfte spannend werden, die möglichen physiologischen Unterschiede und Wirkungsmechanismen des hier vorgestellten modernen Faszien-Yoga in den kommenden Jahren ebenso kritisch zu durchleuchten. Das FaYo ist in erster Linie ein Übungssystem, das für die Prävention entwickelt wurde: um möglichst lebenslang Schmerzfreiheit und Beweglichkeit im Bewegungsapparat zu erhalten. Es besteht aus Bewegungs-, Dehn-, Ansteuerungs- und Kräftigungsübungen, kombiniert mit einer darauf abgestimmten Faszien-Rollmassage. Sämtliche Übungen bis hin zu Ernährungstipps widmen sich vor allem der Gesundung des Fasziensystems. Wie auch der LNB Schmerztherapie liegt FaYo ein biologisch begründetes und leicht verständliches Erklärungsmodell zugrunde. Dieses zeigt, wie der Anwender nicht nur sein fasziales Bewegungssystem optimieren kann, sondern auch die Grundlage der Gesundheit, die Durchlässigkeit des alles durchdringenden Fasziennetzes.

FaYo eignet sich damit als einfach zu erlernendes Übungssystem für alle Menschen, die sich in ihrem Alltag einseitig bewegen. Egal ob Schreibtischarbeiter, Vielfahrer, Stehberufler oder hart körperlich Arbeitende, Musiker der diversen Instrumente, Yoga-, Pilates-, Fitness- oder Kraftsport-Übende oder Trainierende der verschiedensten Sportarten: Alle diese »Bewegungskörper« benötigen eine gesunde und resiliente Architektur des körperweiten Fasziennetzes. FaYo zeigt Ihnen einen Weg, wie Sie durch eigenes Üben Ihren Teil dazu beitragen können.

Jedes Gewebe hat seine spezifischen Belastungsreize, die es optimal fördern. Für das Herz-Kreislaufsystem ist das zum Beispiel ein Kardio-Training im mittelhohen Pulsbereich, für die Muskulatur ein adäquat dosiertes muskuläres Widerstandstraining, und für die Knochen sind es Kompressions- und Biege-Belastungen. Das faserige Fasziengewebe hingegen benötigt zur Gesunderhaltung vor allem extendierende Zugbelastungen sowie gelegentlich auch seitlich-verschiebende Scherbewegungen. Es verwundert daher nicht, dass Yoga und Faszienpflege von immer mehr Experten in einen engen Zusammenhang gebracht werden.

In der Tat lässt sich einiges an den traditionellen Yoga-Inhalten mit den neuen Erkenntnissen der Faszienforschung konsequent begründen und mit einer modernen Sichtweise der physiologischen Zusammenhänge des menschlichen Körpers verstehen. Auf der anderen Seite sind für mich viele der hier von Roland und Petra vorgebrachten modernen Weiterentwicklungen, die weit über die traditionellen Asanas des indischen Yoga hinausgehen und diese mit Aspekten der von ihnen entwickelten Schmerztherapie befruchten, sehr überzeugend. Deutlich erkennt man in diesen wichtigen Ergänzungen das profunde Fachwissen der Autoren im Bereich der menschlichen Bewegungs-Anatomie sowie der modernen Schmerztherapie.

Auch eine weitere mir von den Autoren bekannte Stärke wird der Leser schnell erkennen und wertschätzen: nämlich deren didaktisches Talent, komplexe Dinge in klar verständliche einfache Anwendungen zu übersetzen. Da hatte ich schon mehr als einmal den Impuls, mir von den beiden ein mittelgroßes Scheibchen abzuschneiden. Sowie den Wunsch, den meisten mir bekannten Schmerzmedizinern eine Nachhilfestunde bei den beiden zu verordnen.

Um die in der Überschrift gestellte Frage – Warum FaYo? – aus meiner Sicht zumindest teilweise zu beantworten: Wer sich um seine Fasziengesundheit kümmern möchte, braucht ein adäquat darauf abgestimmtes und mit mehrgelenkigen Dehnimpulsen ausgestattetes Stimulations-Training. Der Besuch einer Muckibude oder ein Ausdauertraining reichen meist nicht aus, da sie auf andere Gewebearten ausgerichtet sind. Das in diesem Buch erstmals vorgestellte FaYo stellt für mich einen hochmodernen und durchdachten Ansatz dar, um das körperweite Faszien-Netzwerk des Menschen – von der Plantarfaszie an der Fußsohle bis zur Fascia nuchae des oberen Nackens –

geschmeidig und gesund zu halten, sowie eine schmerzhafte Verfilzung, Verklebung und verletzungsfördernde Sprödigkeit dieses komplexen Zugspannungs-Netzwerkes im Alltag zu verhindern.

Ich bin überzeugt, dass FaYo neue Maßstäbe im Bereich der auf Faszien- und Gesundheitsoptimierung sowie Schmerzfreiheit ausgerichteten Bewegungsmethoden setzt.

Robert Schleip, Dr. biol.hum, Dipl.Psych.
Direktor, Fascia Research Group,
Universität Ulm, Forschungsdirektor
der European Rolfing Association

Mit diesem Buch geht es wieder einen Schritt weiter

Mit unseren Büchern möchten wir möglichst vielen Menschen Informationen anbieten, die ihr Leben schöner und ihre Gesundheit besser machen können. Mit FaYo, unserem fünften Buch, nun auch Ihnen.

Damit schließt sich für uns ein Kreis, denn FaYo knüpft an unser erstes Buch »Bio-Tuning – leichter leben« an, das wir 2001 veröffentlicht haben. Schon damals beschrieben wir, was Ernährung und Bewegung für Wunderdinge in uns Menschen bewirken können. Heute – 15 Jahre später – sind wir in unseren Erkenntnissen unvergleichlich viel weiter. Schon damals war uns die immense Wichtigkeit hochwertiger Bewegung bewusst. Aber das Bild war noch punktuell, und die Ernährung stand im Vordergrund.

In den vergangenen Jahren konnten wir wertvolle Erfahrungen mit unserer Schmerz- und Bewegungstherapie sammeln. Das war eine wichtige Voraussetzung dafür, die unendlich vernetzten Funktionen des Wesens Mensch besser begreifen zu können. Und zu verstehen, dass unsere genetisch angelegten Möglichkeiten der Körperbewegung der Missing Link in allem Streben nach bestmöglicher individueller Gesundheit sind.

Dies und der Wunsch vieler Menschen nach einfachen, aber effizienten und zeitsparenden Vorgehensweisen sich durch eigenes Tun eine Gesundheit antrainieren zu können, die viele nicht für möglich halten, war der Grund für FaYo.

Viel Spaß beim Einstieg in das vielleicht wichtigste Thema des Lebens wünschen Ihnen

Ihre Dr. Petra Bracht und
Ihr Roland Liebscher-Bracht

Einleitung

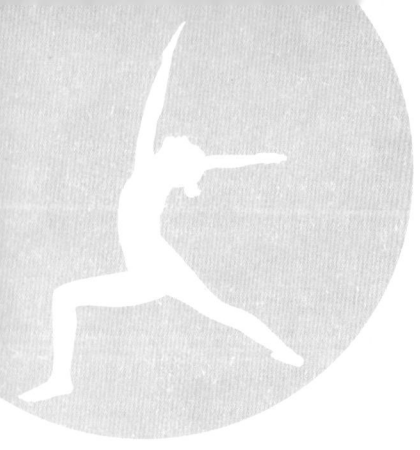

Die falsche Realität –
älter und alt werden kann völlig anders sein

Fragen Sie heute junge Menschen, wie alt sie werden möchten, so erhalten Sie meist zur Antwort: »Bloß nicht zu alt.« Fragen Sie weiter, ja wie alt denn, kommt nach kurzem Überlegen: »Höchstens siebzig.« Wenn Sie selbst noch jung sind, werden Sie das wahrscheinlich ähnlich empfinden.

Wir müssen nicht lange überlegen, woher diese Haltung kommt. Wo man auch hinschaut, in der eigenen Familie, im Verwandtenkreis, bei Bekannten und Freunden – es ist überall das Gleiche: Irgendwann ab 50, spätestens ab 60 beginnt der Verfall, beginnen die Schmerzen, die eingeschränkten Bewegungen, der Verschleiß und die Krankheiten. Und das ist erst der Anfang, mit steigendem Alter wird es noch viel schlimmer. Man kann nicht mehr ohne Rollator

oder Gehhilfe laufen, muss einen Treppenlift installieren lassen, ist irgendwann an den Rollstuhl gefesselt. Spätestens zu diesem Zeitpunkt sind mit großer Wahrscheinlichkeit schon diverse künstliche Gelenke eingebaut, man muss aber trotzdem täglich jede Menge Schmerzmittel konsumieren, um die Schmerzen einigermaßen zu ertragen. Schließlich ist man nicht mehr dazu in der Lage, sich selbst zu versorgen. Man kann nicht mehr einkaufen, sich nicht mehr anziehen oder in die Badewanne gehen, und schließlich liegt man nur noch. Die meisten während der letzten Wochen oder Monate auf der Intensivstation eines Krankenhauses.

Es scheinen die glücklich, die irgendwann während dieser Entwicklung verfrüht an einem Herzinfarkt sterben. Schlimmere Krankheiten kürzen den beschriebenen Prozess ebenfalls ab, aber Gott gebe, dass man verschont bleibt. Außerdem lauert da noch die Altersdemenz.

Diese ganze bedrohliche Entwicklung scheint unumgänglich direkt mit dem Lebensalter verknüpft zu sein. Es zwingt sich förmlich die Gleichung auf: Alter macht krank – je älter desto kränker –, sehr alt gleich sehr krank. Auch in der Medizin wird das Alter häufig quasi mit Krankheit gleichgesetzt, es gibt die sogenannten Alterskrankheiten wie Altersweitsichtigkeit, Altersdiabetes, Altersstar oder Altersdemenz. Wir haben immer wieder Schmerzpatienten im höheren Alter erlebt, die uns verzweifelt erzählten, dass ihnen von ihrem Arzt, der ihre Schmerzen nicht lindern konnte, vorgeworfen wurde: »Was bilden Sie sich eigentlich ein zu erwarten, Sie könnten Ihre Schmerzen loswerden! Wissen Sie eigentlich, wie viele Menschen Ihres Alters an Schmerzen leiden? Fast jeder!«

Ist es möglich, gesund alt zu werden?

Es gibt nur wenige Menschen, die ihr hohes oder sehr hohes Alter frei von schlimmeren Krankheiten, Schmerzen oder körperlichen Einschränkungen erleben. Diese Menschen sind sehr selten, aber es gibt sie. Sie sterben nicht unter Schmerzen ans Bett gefesselt und an Maschinen angeschlossen. Sondern sie sterben, wie wir eigentlich sterben sollten: eines natürlichen Todes.

Wie ist es, eines natürlichen Todes zu sterben? In hohem Alter geht man eines Abends zu Bett und wacht am Morgen nicht mehr auf. Man sitzt im Sessel im Kreise der Familie, und die anderen denken, man döst ein bisschen, dabei ist der Übergang schon vollzogen. Man geht spazieren, fährt vielleicht sogar noch Rad und stürzt. Niemand käme auf den Gedanken, da wäre etwas Schlimmes passiert. Es war einfach so weit, das Leben wurde gelebt, die Kerze geht aus. Alles stimmt.

Könnte es sein, dass diese Menschen uns beweisen, dass es anders geht? Dass es eben nicht normal ist, mit zunehmendem Alter immer kränker zu sein und immer mehr leiden zu müssen, bevor man dann qualvoll stirbt? Oder sind das nur Ausnahmen?

Hinzu kommt, dass diejenigen, die an sogenannten Alterskrankheiten leiden, immer jünger werden. Einen Altersdiabetes bekommen heute schon Menschen unter 20, und eine Altersweitsichtigkeit entwickeln viele, die noch gar nicht so alt sind. Sind das ebenfalls Ausnahmen, oder handelt es sich vielleicht gar nicht um unumgängliche Alterskrankheiten?

Und wenn wir Ihnen jetzt noch berichten, dass wir immer wieder gesehen haben, dass das Argument »Das sind die Gene« mit dem gesundheitlichen Zustand der Eltern nicht in Übereinstimmung zu bringen war?

> Könnte es sein, dass es nicht normal ist, mit zunehmendem Alter immer kränker zu werden, bevor man irgendwann qualvoll stirbt?

Dann hätte es sich in diesen vielen Fällen, die wir erlebt haben, immer wieder um Ausnahmen gehandelt.

Und jetzt genug der Ausnahmen, einverstanden?

Es sind nämlich unserer Erfahrung nach keine Ausnahmen, zumindest keine biologisch bedingten. Und darum geht es in diesem Buch. Wir können Ihnen voller Überzeugung mitteilen: Das, was wir in diesem Kapitel beschrieben haben, ist die heutige Realität. Aber es ist eine falsche Realität. Daher schieben Sie das alles bitte zur Seite, und fangen Sie damit an, neu zu denken.

Lassen Sie uns auf eine spannende Entdeckungsreise gehen. Am Ende dieses Buches werden Sie mehr über Gesundheit wissen und vor allem mehr für Ihre eigene Gesundheit tun können als die meisten Spezialisten. Wie das gehen soll?

Ganz einfach. – Denn Gesundheit ist ganz einfach.

Ihr Ziel ist unser Ziel – ein Leben lang gesund, schmerzfrei und beweglich sein

Wir möchten Sie darüber aufklären, was Sie dafür tun können, um von jetzt an bis ins hohe Alter körperlich fit zu sein, völlig frei von Schmerzen, voll beweglich und geistig klar, Ihre Sehkraft höchstens durch eine Brille verstärken zu müssen und keine Krankheiten zu haben. Kurzum: trotz Älterwerden permanent ein gutes Vorbild für die Jugend zu sein und ihr Lust auf gesundes Altwerden zu machen.

Jetzt haben Sie zwei Möglichkeiten. Entweder Sie erklären uns für verrückt und werfen dieses Buch in den Müll – nein, bitte nicht, verschenken Sie es lieber –, oder Sie lesen weiter. Sie können sich denken, dass wir Ihnen Letzteres empfehlen.

Aber im Ernst. Wenn Sie sofort bereit wären, unser Ziel als wirklich realistisch erreichbar anzunehmen, müssten wir Sie als leichtgläubig bezeichnen. Wie soll das denn gehen bei der Realität, die wir oben geschildert haben?

Und man glaubt ja auch eine Erklärung dafür zu haben. Da gibt es zum Beispiel die Gene. Die bestimmen doch so ziemlich über alles, was und wie wir sind. Man macht bereits Aussagen darüber, welche Krankheitsrisiken Menschen aufgrund ihrer genetischen Struktur haben. Das wird so ernst genommen, dass Menschen sich sogar vorsorglich operieren lassen, um bestimmte Krankheiten, für die angeblich ein hohes Risiko besteht, zu verhindern.

Epigenetik –
wir können die Gene steuern

Aus unserer Sicht ist das »verkehrte Welt«. Denn seit vor 15 Jahren der genetische Code des Menschen »entschlüsselt« wurde, blieb die Forschung nicht stehen. Während sich die einen darauf konzentrierten, diesen Code als festgelegte und unveränderbare Größe dazu zu benutzen, die enthaltenen Informationen über Krankheiten medizinisch zu verwenden, entwickelte sich andererseits der Forschungszweig der Epigenetik. Dieser Forschungszweig machte schnell klar, dass die Vorstellung, man hätte mit der Entschlüsselung der ungefähr 25 000 Gene nun die Mechanismen im Griff, die den Menschen steuern. Ein verlockender, aber verhängnisvoller Irrtum.

Inzwischen steht fest: Gene steuern, werden aber auch gesteuert – eben durch die epigenetischen Einflüsse. Diese sind dazu in der Lage, Gene zu schalten. Während Eigenschaften wie Augenfarbe oder andere körperliche Merkmale festgelegt sind, können durch die in der Epigenetik erforschten Wechselwirkungen krankmachende an- und abgeschaltet werden. Das Gleiche ist mit gesundheitsfördernden Genen möglich. Wenn wir also die krankmachenden Gene abschalten und die gesundheitsfördernden Gene anschalten können, dann spielt die genetische Grundausstattung eine deutlich geringere Rolle für unsere Gesundheit als gemeinhin angenommen.

Oder sagen wir es so: Wenn Sie genetisch bestens ausgestattet sind, können Sie Ihrer Gesundheit durch das Abschalten Ihrer gesundheitsfördernden Gene und das Anschalten der krankheitsfördernden sehr schaden. Wenn Sie eine nicht so gute Erbmasse haben, so können Sie Ihren Gesundheitszustand durch das Anschalten der gesundheitsfördernden Gene und das Abschalten der krankheitsfördernden massiv erhöhen. Vielleicht bleiben Sie sogar länger bei bester Gesundheit als jemand, der mit super Genen ausgestattet ist. Progressive Forscher gehen davon aus, dass Krankheiten nur zu 3 bis maximal 5 Prozent genetisch ausgelöst werden.

> Gene steuern, werden aber auch gesteuert – durch die epigenetischen Einflüsse. Wir können Gene ab- und anschalten.

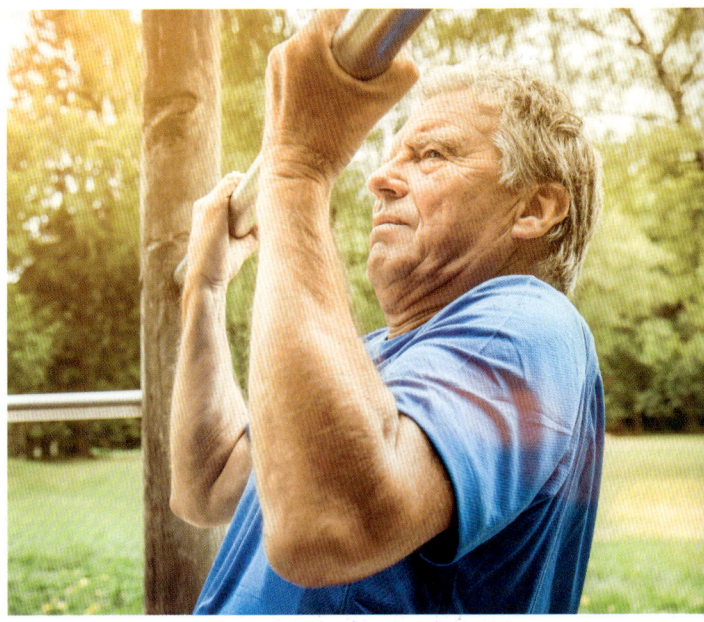

Die Lebensdauer unserer Zellen

Aber was ist mit unseren Zellen? Die können sich irgendwann nicht mehr erneuern und sterben dann ab. Doch tun sie das wirklich?

Vielleicht haben Sie schon von den Telomeren gehört. So heißen die Fäden an den Enden der Chromosomen. Bei jeder Zellteilung werden diese Fäden ein Stück kürzer. Deswegen ging man davon aus – viele tun das heute noch –, dass der Zelltod praktisch programmiert und festgelegt ist. Schon seit einigen Jahren aber weiß man, dass die Telomere unter bestimmten Umständen langsamer kürzer werden, gleich lang bleiben oder sogar wieder länger werden können.

Das ist spannend, oder? Offensichtlich geht es den Telomeren wie den Genen. Sie unterliegen bestimmten Einflüssen, die ihr Verhalten und damit den Fortbestand der Zelle verändern können. Anders ausgedrückt: Man kann die Zellen so beeinflussen, dass die Telomere trotz Teilung wieder länger werden. Man kann also das Leben der ungefähr 90 Billionen (!) Zellen, aus denen wir bestehen, verlängern.

Aber wir Menschen sind doch genetisch nur für ein Alter von ungefähr 50 Lebensjahren ausgestattet, sagen Sie jetzt vielleicht. Deswegen gehen dann auch die ganzen Gelenke kaputt und müssen durch künstliche ersetzt werden. Mit diesem fatalen Irrtum müssen wir ebenfalls gründlich aufräumen.

Schon immer hörte man von Anhängern der Naturheilkunde, dass Menschen eigentlich 125 Jahre leben können. Die modernste Altersforschung sagt sogar, dass Menschen aufgrund ihrer Biologie 162,5 Jahre alt werden können. Kann es dann sein, dass Gelenke nur eine Haltbarkeit von 50 Jahren haben? Und dass der Mensch genetisch so geplant ist, dass er mit 80 oder spätestens 100 als Pflegefall in der Intensivstation liegt? Dass er die restlichen 62,5 Jahre dann nur mit Hilfe der Maschinen leben kann? Sie sehen: Nicht nur weil es immer wieder lebende Beispiele dafür gibt, dass es ganz anders sein könnte, wäre es unlogisch.

Es kristallisiert sich also heraus, dass die jungen Menschen sich ohne Grund davor fürchten, älter als 70 Jahre zu werden.

Was für Sie auch noch sehr interessant sein dürfte: Man hört ja immer wieder, dass es uns heute mit der modernen Medizin so gut geht wie niemals zuvor, weil wir älter werden als jemals zuvor. Bitte nehmen Sie auch das nicht ungeprüft hin. Denn erstens werden bei der Berechnung des Durchschnittsalters alle Menschen mit einberechnet. Auch die Babys, die bei oder kurz nach der Geburt sterben. Und da die Säuglingssterblichkeit aufgrund von Hygieneverhältnissen in früheren Zeiten extrem viel höher war als heute, wo uns zusätzlich eine ungleich bessere Notfallmedizin zur Verfügung steht, sind diese Zahlen massiv verfälscht – die Lebenserwartung früher war viel höher als heute angenommen.

Und – in England und in den USA hat bereits die Gegenentwicklung begonnen. Dort hat sich die durchschnittliche Lebenserwartung verringert. Auch in Deutschland erwartet man das und macht dafür vor allem das massive Übergewicht und die daraus resultierenden Folgekrankheiten verantwortlich.

Unser Leben könnte ganz anders verlaufen als gedacht

Gut, dass Sie bis hier weitergelesen haben. Wahrscheinlich wird Ihnen langsam klar, dass alles völlig anders sein könnte, als die meisten glauben. Natürlich sind Sie noch längst nicht überzeugt, dass es wirklich möglich sein könnte, ein Leben lang gesund, schmerzfrei und beweglich zu sein, wie es die Überschrift dieses Kapitels verheißt.

Aber wir haben ja noch gar nicht angefangen, Ihnen all das zu erklären, was wir in den letzten 30 Jahren entdeckt, entwickelt, erforscht und an Schülern und Patienten beobachtet haben.

Deswegen geben wir Ihnen erst mal einen Überblick darüber, was wir in unserem Leben so getrieben haben, bis wir dazu kamen, solche Bücher wie das vorliegende zu schreiben.

30 Jahre Entwicklung führten zum Faszien-Yoga

Das, was auch uns früher wie ein unerfüllbarer Traum erschien, liegt heute deutlich sichtbar als reale Möglichkeit vor uns. Wir sind davon überzeugt, dass es möglich ist, so lange wir leben schmerzfrei, körperlich und geistig gesund und voll beweglich zu sein. Natürlich sind wir uns dessen bewusst, dass es Kräfte gibt, die einen solchen Plan zum Scheitern bringen können. Es gibt Dinge zwischen Himmel und Erde, die außerhalb unseres Einflussbereiches liegen. Deswegen gehört zu solch einer Lebensplanung auch eine ordentliche Portion Demut.

Aber wir meinen, dass wir auf der Basis unserer Erkenntnisse, die wir in den letzten 30 Jahren gewonnen haben, Mechanismen entdeckt haben, die Gesundheit und Schmerzfreiheit so klar verständlich machen, dass jeder Mensch, der das möchte, davon profitieren kann. Es ist nur noch die Umsetzung nötig. Teile dieser Mechanismen sind zwar bekannt, werden aber bisher nicht systematisch als gesundheitliche Gesamtstrategie eingesetzt. Wenn Sie jetzt fragen, wie es sein kann, dass gerade uns es gelungen ist, eine Art »Gesundheitsstein der Weisen« zu finden, dann ist die Antwort: Vorsehung, Glück oder beides.

Aber egal, warum gerade uns das zuteil wurde – mit Sicherheit war die Kombination aus einer Ärztin, Entgiftungs- und Ernährungsmedizinerin und einem Kampfkunstbegeisterten, der Technik (Wirtschaftsingenieurwesen, Fachrichtung Maschinenbau) in Theorie und Praxis studierte und anwendete, eine gute Voraussetzung dafür, all diese Inhalte zum Thema Gesundheit zu entdecken, erforschen, entwickeln und Erfahrung damit zu sammeln. Damit die Entwicklung unserer Gesundheitssystematik nach Liebscher & Bracht für Sie nachvollziehbar wird, geben wir Ihnen einen kurzen Überblick über die letzten 30 Jahre.

Ärztin und Kampfkünstler – Bewegungsübungen gegen Schmerzen

Petra studierte Medizin, und nachdem sie angefangen hatte, als Ärztin zu arbeiten, befasste sie sich mit so ziemlich allen naturheilkundlichen Therapien, die ihr Hoffnung auf mehr echte Heilung für ihre Patienten gaben. Recht schnell fokussierte sie sich auf die Themen Ernährung und Entgiftung, denn sie spürte, welche große Heilkraft darin steckte, und die Natürlichkeit dieser therapeutischen Vorgehensweise faszinierte sie.

Roland kam aus einer anderen Welt, aus der der Kampfkunst und der Technik. Schon im Alter von zehn Jahren hatte er begonnen, diverse Kampfkünste zu trainieren. Als er 1983 Petra kennenlernte, hatte er bereits

17 Jahre Ausbildung in Judo, Karate, Taekwondo, Kickboxen, philippinischem Waffenkampf und der japanischen Schwertkunst Iaido hinter sich. Das war sein wahres Leben, das er neben Schule, Abitur und Studium voller Begeisterung führte. Deswegen schlug er auch den unkonventionellen Lebensweg ein und absolvierte eine Intensivausbildung in der chinesischen Kampfkunst WingTsun. Dieses System, das mit sehr flexiblen und feinmotorischen Bewegungen arbeitet, faszinierte ihn so sehr, dass er seine Berufung zu seinem Beruf machte. Er unterrichtete selbst, baute WingTsun-Schulen auf und bildete Lehrer aus.

Schnell realisierte Roland, dass bestimmte Bewegungsübungen des WingTsun halfen, Schmerzen zu lindern und die Gesundheit positiv zu beeinflussen. Frappierenderweise auch dann, wenn Diagnosen vorlagen, die nach herkömmlicher medizinischer Überzeugung eine Schmerzreduzierung unmöglich machten. Schon 1986 richtete er in seinen WingTsun-Schulen Gesundheitsklassen ein. Er spürte, dass diese Zusammenhänge lebensbestimmend für ihn sein würden, und ließ sich auch in energetischen Systemen wie dem Taoistischen Yoga und im Eisenhemd-ChiKung ausbilden. Sein Fokus richtete sich immer mehr auf die Entwicklung von Bewegungsübungen zum Reduzieren von Schmerzen und zum Steigern der Gesundheit.

Schmerztherapie und Bewegungslehre nach Liebscher & Bracht

Ab Anfang der 1990er Jahre führten Petra und Roland ihre Erkenntnisse zusammen. Daraus entstanden die ersten Ansätze für eine sehr wirksame Schmerztherapie, die auch in Petras Arztpraxis mehr und mehr zum Einsatz kam. Roland intensivierte seine Kenntnisse in Biomechanik, wobei ihn sein technisches Wissen zu Einschätzungen führte, die Grundlage dafür waren, die herkömmliche Schmerztherapie in Frage zu stellen. Er experimentierte mit Massage- und Druckpunkttechniken sowie verschiedenen Manualtherapien und begann im WingTsun-Verband einen eigenen Gesundheitszweig aufzubauen. Dort bildete er als leitender Dozent fast 20 Jahre lang Gesundheitstrainer aus. Er unterrichtete sein eigenes Bewegungssystem, das er aus WingTsun und anderen Kampfkunstbewegungen weiterentwickelt hatte und dem er den Namen WingTsun-ChiKung gab. Es folgten zunehmend systematischere manualtherapeutische Anwendungen, die mit den Bewegungsübungen kombiniert wurden.

Petra ergänzte diesen körperlichen Ansatz durch Maßnahmen vor allem aus dem Bereich der Ernährungsmedizin. Das wichtigste an Rolands Part war der Blick von außen mit den Augen eines analytisch-technisch denkenden Menschen. Wahrscheinlich wäre Roland nie dazu in der Lage gewesen, die herkömmliche Schmerztherapie aus ganz anderen Blickrichtungen zu betrachten und auch in Frage zu stellen, wenn er eine Ausbildung zum Mediziner, Physiotherapeuten oder Heilpraktiker durchlaufen hätte. Unser Vorteil war Rolands unbefangener, nicht eingeengter Blick und der Input von Petra als einer Ärztin, die nach ihrem Medizinstudium intensiv nach neuen Wegen suchte.

So entstand eine neue Schmerztherapie, die den Namen LNB Schmerztherapie nach Liebscher & Bracht bekam. Gleichzeitig wurde das Bewegungssystem in LNB Motion Bewegungslehre nach Liebscher & Bracht umbenannt.

Ab 2007 fanden die ersten Ausbildungen in der Schmerztherapie sowie der Bewegungslehre statt. 2009 berichtete Günter Jauch in »stern TV« über die hohe Wirksamkeit dieser Schmerztherapie. Bis heute wurden über 5000 Ärzte, Heilpraktiker, Physiotherapeuten und Bewegungstherapeuten ausgebildet.

Während all dieser Jahre reiste Roland wiederholt nach Asien, vor allem nach Hongkong, China und Thailand sowie nach Afrika, um nach ähnlichen Vorgehensweisen zu forschen. Er durfte bekannte Persönlichkeiten treffen und behandeln, die vorher durch die ganze Welt gereist waren, um Hilfe zu bekommen. Unter anderem traf er wiederholt Chinas führenden ChiKung- und TCM-Experten, einen indischen Heiligen, einen japanischen Spezialisten für eine besondere Art der Akupunktur sowie eine thailändische taoistische Nonne, Leiterin eines Klosters auf

Ko Samui. Sie reagierte sehr überrascht auf seine Osteopressur-Behandlung und erklärte, dass sie alte Überlieferungen von sehr frühen Vorläufern der Thaimassage kenne, die dieser Therapie sehr ähnlich gewesen sein müssten. Durch diese Reisen und internationale Patienten erkannte Roland immer mehr den unschätzbaren gesundheitlichen Wert der Liebscher & Bracht Therapien für die Patienten und Menschen dieser Welt.

Nun geht es um Vorbeugung

Mit diesem Buch findet nun der nächste Schritt statt. Die Therapien für Schmerzpatienten und die dazu gehörenden Ausbildungen für Ärzte und Therapeuten sind ausgearbeitet und haben sich im deutschsprachigen Bereich flächendeckend verteilt und bewährt. Nun wollen wir die Gesundheit optimieren, **bevor** Schmerzen, Krankheiten oder Bewegungseinschränkungen entstehen.

Von der Schmerztherapie profitieren seit vielen Jahren unzählige Patienten und Therapeuten. Nun möchten wir Schmerzen und Krankheiten vorbeugen. Dafür haben wir FaYo entwickelt. Ziel: mit geringstmöglichem Aufwand die bestmögliche Basis für lebenslange Gesundheit zu legen.

Es geht also um Vorbeugung, um Prävention. Dafür haben wir Inhalte aus unserer Bewegungslehre LNB Motion so zusammengestellt, dass ein System daraus entstanden ist, welches sich bestens dazu eignet, bei jedem Menschen für einen schmerz- und spannungsfreien Bewegungsapparat zu sorgen. Egal, wie er sein Leben gestaltet, was er beruflich, sportlich oder in seiner Freizeit tut. Dadurch funktioniert FaYo als ausgleichende Ergänzung zu Yoga, zu ChiKung, zu TaiChi, zu Feldenkrais, zu Gymnastik- und Fitnessunterricht jeder Art, aber auch zu jeder anderen Sportart wie Mannschaftssportarten, Triathlon, Tennis, Golf oder Gewichtheben. Ebenso schafft es Ausgleich zu sitzenden Tätigkeiten, allgemeiner Bewegungsfaulheit oder schwerer körperlicher Arbeit.

Dieses System haben wir FaYo genannt – Faszien-Yoga. Warum wir diesen Namen gewählt haben? Weil er die logische Konsequenz der Trainingsinhalte bestens widerspiegelt. Darauf werden wir später noch genauer eingehen.

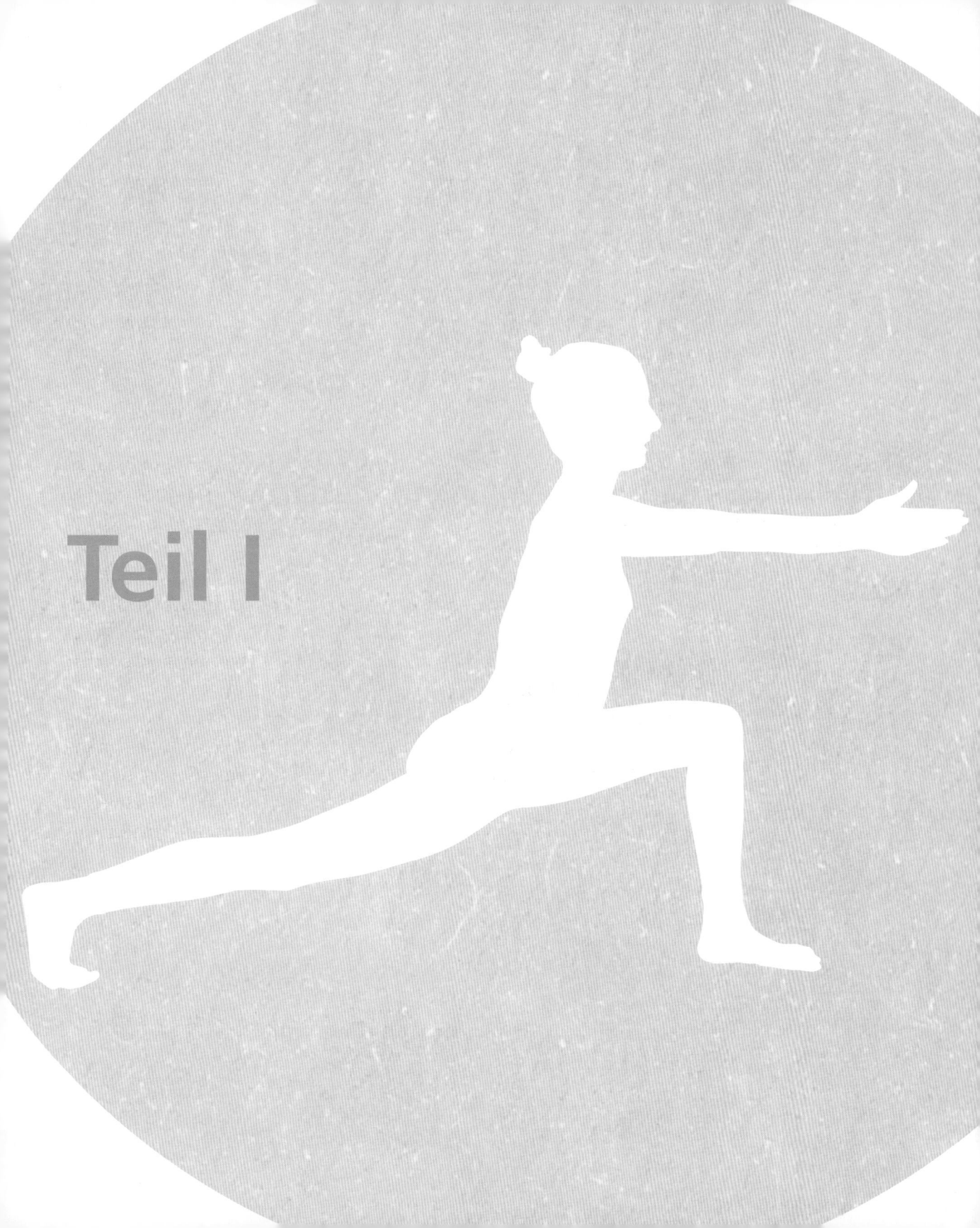

Teil I

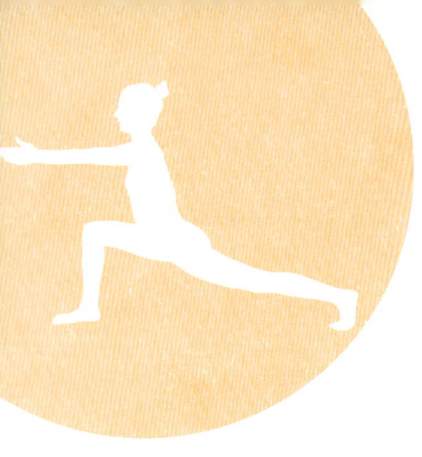

Gesundheit zu verstehen ist die beste Voraussetzung, um Gesundheit zu trainieren

Dieses Buch ist ein Praxis-Buch. Trotzdem enthält es ein vollständiges Erklärungsmodell – für die Entstehung der heute am häufigsten auftretenden Schmerzen sowie der heute am häufigsten auftretenden Krankheiten. Denn schon die Kenntnis dieser Zusammenhänge ändert alles im Leben der Betroffenen. Dieses Wissen bietet die Chance, sich nicht mehr ausgeliefert zu fühlen. Der anscheinend grundlos leidende Schmerzpatient kann sich aus seiner frustrierenden Situation befreien ebenso wie der Kranke, für dessen Leiden keine Ursachen zu finden sind.

Wir kommen beide aus der Praxis und haben jahrzehntelang beobachtet, wie Menschen am besten zu motivieren sind, aktiv zu werden, um sich selbst zu helfen. Es besteht kein Zweifel, dass Hilfe zur Selbsthilfe umso besser beim Betroffenen ankommt, je mehr er versteht, um was es geht, und je rascher er die erhoffte Wirkung spüren kann. Unsere Vorgehensweise bringt genau dies mit sich. Die Instrumente und Maßnahmen, die Sie hier kennenlernen, wirken so schnell, dass es die meisten Menschen nicht für möglich halten, bis sie über eigenes Erleben eines Besseren belehrt werden. – Auch wir haben übrigens vor 30 Jahren viele dieser Mechanismen selbst nicht für möglich gehalten.

Wir sind der festen Überzeugung, dass Sie die Praxis, die Techniken des FaYo umso motivierter und besser trainieren und umsetzen werden, je mehr Sie verstanden haben, warum etwas zu tun ist und weshalb es auf eine bestimmte Weise geschieht.

Altbekanntes Neues – die Faszien ebnen den Weg zum Ziel

Lange fanden die Faszien in der Medizin nicht annähernd die Beachtung, die ihnen zweifellos zusteht. Dies hat sich in den letzten Jahren grundlegend geändert, inzwischen ist geradezu ein Hype entstanden. Wir begrüßen das sehr, denn endlich werden Zusammenhänge, die wir schon seit vielen Jahren in unseren Therapien nutzen, erforscht und dadurch »salonfähig«.

Wir dürfen dabei nicht übersehen, dass Faszie ein neuer Begriff für das Bindegewebe ist, das in der Naturheilkunde schon immer eine große Rolle gespielt hat. Verstand man unter Faszien früher nur spezielle Teile des Bindegewebes, wie zum Beispiel die Lumbalfaszie (Rückenfaszie im Bereich der Lendenwirbelsäule), wo die Faszienfäden sichtbar und fühlbar verdichtet sind, so geht man heute mehr und mehr dazu über, den Begriff des Bindegewebes durch den Begriff Faszie zu ersetzen. Beide Bezeichnungen werden – je nachdem, ob Mediziner und andere Fachleute oder Laien darüber sprechen – mittlerweile fast synonym verwendet.

Die Bedeutung der Faszien

Da es inzwischen zahlreiche Abhandlungen über den Aufbau des Fasziengewebes gibt, wollen wir uns damit nicht unnötig aufhalten. Das Wichtigste ist zu verstehen, dass die zahllosen Faszienfäden alles im Körper miteinander verbinden. Um dies fassbar zu machen: Der Mensch besteht aus rund 80 bis 100 Billionen Zellen, und jede dieser Zellen ist mit jeder anderen Zelle faszial verbunden. Lassen Sie diese Information einen Moment auf sich einwirken. Denn es ist nahezu unglaublich. Stellen Sie sich das bitte einmal vor: Schon die ohnehin fast unvorstellbare Zahl von 80 bis 100 Billionen Zellen ist eine Herausforderung. Und jetzt explodiert diese Zahl noch einmal, da über die Faszienfädchen jede dieser Zellen mit jeder anderen verbunden ist, also in Kontakt steht. Daraus resultiert übrigens auch, dass es nur eine einzige Faszie im Körper gibt, da sie gar nicht unterteilbar ist.

Langsam dämmert uns bei diesen Überlegungen, dass ein solches allumfassendes Netz eine sehr wichtige Rolle spielen muss. Dass es sich nicht einfach um Füllstoff handeln kann wie die Holzwolle in einem Paket mit kostbarem Porzellan. Doch es wird noch interessanter: Der Anteil der Faszie am gesamten Menschen beträgt ungefähr 20 Prozent. Das heißt: Ein volles Fünftel von uns ist Faszie. In dieses allumfassende dreidimensionale »Spinnennetz« sind alle unsere Zellen eingebettet.

Was in unserem Bild jetzt nur noch fehlt, ist die Flüssigkeit zwischen den Zellen und den Faszienfädchen: die Extrazellulärflüssigkeit oder Zwischenzellflüssigkeit. Dies ist das Urmeer, in dem unsere Zellen schwimmen, verbunden durch die Faszie, umgeben von der Haut. Dieses Bild wird später sehr hilfreich sein, Gesundheit vollkommen verstehen zu können.

Wir haben schon darüber gesprochen, dass die Naturheilkunde sehr wohl um die Bedeutung des Bindegewebes wusste, bevor es als Faszie immer bekannter wurde. Die Naturheilkunde erkannte aber nicht unbedingt die Bedeutung der Faszie selbst für die Gesundheit, sondern konzentrierte sich eher auf den Zustand in den Zwischenräumen, also den Zustand der Zwischenzellflüssigkeit mit allen Inhaltsstoffen, die für so gut wie alle Körperprozesse extrem wichtig sind. Wie wichtig diese Zwischenzellflüssigkeit für unsere Gesundheit sein könnte, erkennt man schon daran, dass sie mit rund 7 Litern fast doppelt so viel Volumen hat wie Blut, von dem zwischen 4 und 5 Liter in uns strömen. So hatte die Naturheilkunde schon sehr lange im Blick, wie problematisch die zunehmende Übersäuerung der Flüssigkeit dieses Zwischenraumes ist. Diese Übersäuerung ist momentan allerdings noch kein großes Thema in der Faszienforschung. Den beteiligten Wissenschaftlern ging es zunächst vor allem um den Aufbau und Wirkprinzipien der Faszie, um die Zellen, welche die Faszie formen und sogar kontrahieren lassen können,

Das Fasziengewebe ist Teil des Zwischenzellraums, der extrazellulären Matrix. Über die unzähligen Faszienfädchen ist alles im Körper miteinander verbunden.

und um die in der Faszie enthaltenen Rezeptoren und Nervenzellen.

Faszien und Bewegung

Nun zu unserem Thema: Bewegung. Was für eine Rolle spielen darin die Faszien? Was für eine die Muskeln? Was ist mit den Nerven, den Gefäßen, den Knochen? Der Einfachheit halber sprechen wir ab sofort nur noch von der Faszie, meinen damit auch das Bindegewebe und schließen uns damit der aktuellen Entwicklung an.

Alle Bestandteile des Körpers sind untrennbar mit der Faszie verbunden. Jede Zelle ist von ihr umhüllt, jede Muskelfaser, jedes Muskelfaserbündel, jeder Muskel, jedes Organ, jedes Gefäß, jeder Nerv. Gleichzeitig trennt die Faszie Zellbereiche, Organe, alles, was im Körper eine eigene Struktur besitzt, von anderen Zellbereichen ab. Wenn wir uns bewegen, dann bewegt die Faszie sich immer mit. Wo umhüllende Faszien aneinander liegen, gleiten sie gegeneinander, verschieben sich. Wo die umhüllenden Faszienschläuche eines Muskels zusammenlaufen, bilden sie die Sehne. Diese wiederum ist am Knochen befestigt. Auch die Knochen sind nicht weit weg vom faszialen Gewebe. Man könnte sagen, sie sind Faszien mit viel weniger Wasser.

Auch die größeren Zusammenballungen der Faszienfäden, die Faszienzüge, sind im Körper vollständig miteinander verbunden.

So ist leicht nachvollziehbar, dass sich einzelne Bewegungen auf den ganzen Körper auswirken können. Man hat inzwischen fasziale Linien definiert, die solche Verbindungen aufzeigen: von Kopf bis Fuß, von der linken bis zur rechten Hand, gerade, diagonal, spiralförmig definiert. Diese Bilder haben ein großes Missverständnis in der Wahrnehmung unseres Bewegungsapparates auflösen können, das dadurch entstand, dass man herkömmlich Muskeln eher isoliert in ihrer Funktion betrachtet hat. Und wenn man das tut, entgeht einem völlig, dass die Muskeln über die faszialen Verbindungen ankoppeln können. Dass sie eigentlich Bereiche im faszialen Netzwerk sind, die stark kontrahieren, sich also stark zusammenziehen können. Nun haben wir ein viel realistischeres Bild unseres Bewegungsapparates, besser Bewegungssystems.

Früher war man der Ansicht, dass Muskeln die Knochen bewegen und dass Bindegewebe wie Sehnen, Bänder und Kapseln reine Kraftübertragungs- oder Stabilisierungsfunktion haben. Das restliche Bindegewebe erfüllt je nach Typus isoliert seine jeweiligen Aufgaben. Dagegen ist die heutige Betrachtungsweise viel ganzheitlicher.

Entfernt man sämtliche Zellen, Organe und nicht-faszialen »Bauteile« aus dem Körper, dann behält der Körper seine Form. Es entstehen zwar Hohlräume, aber da das fasziale Netzwerk um alles herum ist und alles im Körper miteinander verbindet, bleibt er fast so, wie er ist. Entfernt man aber die Faszie, fällt der Körper in sich zusammen wie ein Kartenhaus. Nichts bleibt an seinem Platz. Die Muskeln – auch sie bestehen aus viel Faszie – verhalten sich wie kleinere Gewebebereiche, die in die Faszie exakt dort »eingebaut« sind, wo es biomechanisch sinnvoll ist, wenn der Körper gut mit Bewegungsmöglichkeiten versorgt sein soll. Der Arzt Tom Meyers hat das in seinem Buch »Myofasziale Meridiane« sehr anschaulich dargestellt.

Aus all dem bisher Gesagten folgen einige wichtige Erkenntnisse, mit denen wir uns im Laufe dieses Buches noch genauer befassen werden: Wenn wir uns im Alltag bewegen, wenn wir uns dehnen, wenn wir Krafttraining machen, wenn wir tanzen, wenn wir sitzen oder stehen, wenn wir Auto fahren oder Treppen steigen – immer ist der Körper in seiner Struktur in vielen Teilbereichen betroffen. Wenn wir Muskeln anspannen, um eine Bewegung einzuleiten, dann bewegen wir immer sowohl die direkt mit der Kraftübertragung beschäftigte Faszie als auch die nur indirekt beteiligten Faszienteile automatisch mit.

Die Faszie ist an jeder Bewegung beteiligt und hat daher eine immense Bedeutung für unseren gesundheitlichen Zustand, unsere Schmerzfreiheit und Beweglichkeit.

Dies gilt ebenso für Bewegungen, die passiv durch äußere Kräfte ausgelöst werden. Wenn uns also zum Beispiel jemand an der Hand nimmt und in eine bestimmte Richtung zieht. Auch sie werden weiträumig übertragen. Wir bewegen die Nerven, die Gefäße, die inneren Organe, die Haut,

Narben, alles, was sich in der Körperstruktur findet, immer mit. Mehr oder weniger, je nachdem, wie weit entfernt die Bewegungsquelle ist und welche Übertragungsstrukturen dort konkret vorhanden sind.

Die Faszie ist also an jeder Bewegung beteiligt und hat eine immense Bedeutung für unseren gesundheitlichen Zustand, unsere Schmerzfreiheit und Beweglichkeit, was später noch ausführlich erklärt wird. Um dieser Bedeutung gerecht zu werden, bildet sie die eine Hälfte des Namens des Bewegungs- und Gesundheitssystems, das wir hier vorstellen: »Fa« steht für Faszien. Die zweite Hälfte, das Yoga – »Yo« –, schauen wir uns jetzt an.

Yoga – Inhalte formen die Tradition

Roland war schon immer fasziniert von Yoga. Denn wenn es in seiner ganzen Tiefe und Absicht betrieben wird, deckt es eine Thematik ab, die ihm während seiner mittlerweile 50-jährigen Beschäftigung mit Kampfkunst immer zu kurz kam: die bewusste Vernetzung von Körper, Geist und Seele. Es gibt viele Ansätze dazu, die meisten heute bekannten sind asiatischen Ursprungs. Gut ein Drittel unserer rund tausend Fachbücher umfassenden Bibliothek widmet sich deswegen den Themenkreisen östliche Philosophie und Religionen, Yoga, speziell Taoistisches Yoga, WingTsun, ChiKung, Kung Fu sowie östliche und westliche Energielehren. Das, was ihm das Training der Kampfkünste hier in Europa zu diesen Themen nicht bieten konnte, holte Roland sich zunächst aus diesen Büchern.

Dadurch betrieb er Kampfkunst schon immer vor einem ganz anderen Hintergrund. In seinen Schulen wurde Selbstverteidigung auf höchstem Niveau unterrichtet, doch darüber hinaus ging es auch um Geistesschulung, Bewusstseinssteigerung und Gesundheit. Das passte natürlich hervorragend zu der Entwicklung der Schmerztherapie, auch wenn diese sich zunächst hauptsächlich auf der körperlich-biomechanischen Ebene abspielte. Um praktische Erfahrungen im Bereich der Energielehren zu sammeln, ließ Roland sich im Taoistischen Yoga ausbilden. Schon damals kombinierte er in seinem täglichen Trainingsprogramm die Meditation und die energetischen Übungen mit dem Üben der Kampfkunsttechniken, vor allem des WingTsun.

Je mehr er neben seiner Kampfkunst das Taoistische Yoga vertiefte, desto knapper wurde die ihm zur Verfügung stehende Zeit. Dadurch war er gezwungen, so effizient und zeitsparend wie möglich zu üben. Genau die gleiche Anforderung gab es bei der Ausarbeitung von Dehnungsübungen für die Schmerzpatienten, um die in der Therapie erreichte Schmerzfreiheit dauerhaft selbst halten zu können. Denn je länger die Übungen sind, die Patienten zu Hause machen sollen, desto geringer ist die Chance, dass sie es überhaupt oder regelmäßig genug tun.

Durch das Training der WingTsun-Bewegungen, das Ausprobieren und Entwickeln von Schmerzfrei-Übungen für die Therapie und das möglichst effiziente Üben der Energietechniken entstand eine wertvolle Synergie. Beim Training der WingTsun-Bewegungen spürte Roland immer wieder die Energieflüsse – Yoga-Praktizierende kennen das. Dann machte er die Entdeckung, dass genau die Dehnungspositionen, welche die Schmerzzustände am besten beseitigten, den Energiefluss am deutlichsten verstärkten oder die Energie überhaupt zum Fließen brachten und sie spürbar machten. So entwickelte er Übungssequenzen, in denen er körperliche und energetische Übungen kombinierte. Diese wurden schon damals in seinen Schulen in speziellen Ausbildungskursen für Fortgeschrittene unterrichtet.

Yoga – ein geistiges und körperliches Training

Nun zum Yoga allgemein. Übersetzt steht es einerseits für das Joch (Zuggeschirr) und andererseits für die Begriffe Vereinigung und Integration. Letztlich steht Yoga dafür, Kraft und Anstrengung einzusetzen, die uns dabei vorwärtsbringen, Körper, Geist und Seele zu vereinen und so unser Bewusstsein zu erhöhen. Die ersten Vorläufer wurden 700 bis 600 v. Chr. beschrieben, Yoga als Begriff taucht ab 400 v. Chr. vermehrt auf. Er stand für verschiedene Wege, die zunächst nur zum Teil mit körperlichen Übungen zu tun hatten. Es ging vor allem um geistig-psychologisch-energetisches Training (Ethik, Selbstdisziplin, Atmung, Sinne regulieren, Konzentration, Meditation, Bewusstseinsübungen).

Dehnende Körperpositionen, die sogenannten Asanas, wurden zunächst als vorbereitende Übungsstufe vorangestellt. Die uns teilweise seltsam anmutenden Positionen dienen dabei dem »Kurzschließen« von Energieleitbahnen (Meridianen), um den geistig-energetischen Entwicklungsprozess zu beschleunigen. Später verselbstständigten sich die körperlichen Übungen zunehmend als eigenes Übungssystem. Im Westen wird Yoga meist leider nur körperlich geübt.

LNB Bewegungstraining – eine ideale Grundlage für Yoga-Übungen

Es gibt vor allem zwei Gründe dafür, dass Rolands Interesse an Yoga immer mehr zunahm.

Der erste hat etwas mit seinen Schmerzpatienten zu tun. Immer wieder kommen Patienten zur Therapie, die durch Praktizieren von Yoga Schmerzen entwickeln – vor allem im Bereich der Knie, der Hüften und des unteren Rückens. Andere haben mit

Yoga begonnen, um ihre Schmerzen loszuwerden und merken dann, dass sie sich verschlimmern. Roland war lange nicht klar, warum das so ist. Denn andere Schüler erzählten, dass ihre Schmerzen mit Yoga verschwunden sind.

Der zweite Grund sind Teilnehmer an unseren Ausbildungen, die selbst Yoga unterrichten. Das sind vor allem Physiotherapeuten, die unsere Schmerztherapie lernen, oder Fitnesstrainer, die unsere Bewegungskurse besuchen. Häufig entdecken sie relativ schnell, dass unsere Dehnungstechniken und Bewegungsübungen ihnen helfen, besser in ihre Yoga-Asanas zu kommen und schneller ihre Energieflüsse zu spüren. Das geht so weit, dass wir inzwischen Yoga-Partner in unserem Netzwerk haben, die ganz gezielt unsere Engpassdehnungen dem Yoga-Training voranstellen. Denn sie und ihre Schüler haben die Erfahrung gemacht, dass sie dann schon zu Beginn den Energiefluss spüren und nicht beispielsweise erst nach der Hälfte der Yoga-Stunde.

Darüber hinaus gibt es weitere interessante Beobachtungen. Ärzte und Therapeuten, die mit Akupunktur, Homöopathie, Bachblüten oder ähnlichen energetischen Therapien behandeln, haben die Erfahrung gemacht, dass die Wirksamkeit dieser Therapien bei älteren und alten Patienten seit 10 bis 20 Jahren immer mehr nachlässt, wohingegen Kinder und Jugendliche unverändert gut darauf reagieren. Wenn diese älteren Patienten unsere Engpassdehnungen praktizieren, reagieren sie nach einiger Zeit wieder deutlich besser.

Yoga-Lehrer kombinieren LNB Engpassdehnungen nach Liebscher & Bracht mit ihrem Unterricht. So ist der Energiefluss schneller zu spüren.

Diese Erfahrungen lassen interessante Schlussfolgerungen zu. Auch wenn Yoga sich scheinbar gut dafür eignet, bei Schmerzen Abhilfe zu schaffen, gibt es anscheinend Situationen, in denen das Gegenteil eintritt. Wir erklären das damit, dass die »Baupläne« für die unterschiedlichen Yoga-Systeme energetisch ausgerichtet sind. Das Ziel ist die spirituelle Entwicklung durch das Hochfahren der Energien und das Verknüpfen von Energiebahnen, um diese Effekte zu beschleunigen. Dieses Ziel ist ein anderes als das Ziel, das Bewegungssystem des Menschen spannungsfrei zu stellen – was eine der wichtigsten Voraussetzungen für Schmerzfreiheit und Gesundheit ist, wie Sie später sehen werden.

Den Energiefluss aktivieren

In Indien herrschen im Vergleich zu Nord- und Mitteleuropa deutlich höhere Temperaturen. Die Muskulatur der Menschen, die dort leben, ist allein schon deswegen viel entspannter als die Muskulatur von Menschen in kälteren Ländern. Das kann jeder nachvollziehen, der mit Verspannungen in eine angenehm heiße Badewanne geht und entspannt wieder herauskommt.

Körperliche Übungssysteme, in denen die Beweglichkeit eine große Rolle spielt, entwickeln sich in solch warmen Ländern wahrscheinlich anders. Es wäre möglich, dass die Hauptmeridiane bei den Indern geöffnet waren und es nur noch darum ging, die Energieflüsse in den zahllosen Nebenkanälen zu optimieren. Da die LNB Bewegungsübungen die von uns katalogisierten 27 muskulär-faszialen Hauptengpässe öffnen (mehr dazu später), öffnen wir natürlich gleichzeitig die Hauptmeridiane. Das könnte eine Erklärung für die oben geschilderten Erfahrungen von Yoga-Lehrern sein. Und es ist natürlich gleichzeitig ein hochinteressanter Ansatzpunkt dafür, die energetischen Effekte des eigenen Yoga-Stils dadurch zu erhöhen, dass unser Faszien-Yoga vorangestellt wird. Gleichzeitig könnte damit der Effekt, dass es durch Yoga zu Schmerzen kommen kann, zumindest deutlich gemindert, wenn nicht sogar abgestellt werden.

Auch die Erfahrung der energetisch arbeitenden Therapeuten spricht dafür, dass durch unsere Bewegungsübungen die großen Energiekanäle geöffnet werden. Denn die feinstofflichen Beeinflussungen durch diese energetischen Therapien sind sehr fein. Wenn aber der Energielevel insgesamt im Patienten ansteigt, ist auch die therapeutische Wirkung durch die Beeinflussung kleinster Energiequalitäten höher.

Da wir mit unseren Übungen und Bewegungen diese Effekte auslösen, befinden wir uns ganz in der Tradition des Yoga. Auch wenn wir nicht auf eine jahrhundertealte Tradition zurückblicken können, so haben wir vom besten Lehrer oder Meister gelernt: von unserem eigenen Körper.

Wir stehen in der Tradition des Yoga

Wir möchten die Schmerzfreiheit, Gesundheit und Beweglichkeit so weit wie möglich steigern. Dazu ist ein starker Wille notwendig, und es kostet Anstrengung. Ziel ist, den Körper und Geist als Tempel der Seele bestmöglich zu gestalten. Ob man das zum Selbstzweck nutzt, einfach um ein langes schmerzfreies und gesundes Leben zu genießen, oder ob man die gewonnene Zeit einsetzen möchte, um seine Seele zu entwickeln, kann jeder für sich selbst entscheiden.

Wir stehen mit dem Aufbau und der Absicht des FaYo ganz in dieser Tradition. Daher möge man uns verzeihen, dass wir dieses Bewegungssystem namentlich an Yoga angelehnt haben und gleichzeitig ganz offen zugeben, dass es kein »echtes« Yoga ist. Wer dies kritisiert, hat Recht. Man möge uns aber auch verzeihen, dass wir diese Kritiker fragen, ob denn Abkömmlinge »echter« überlieferter Yoga-Systeme, die stark vereinfacht und »verwestlicht« unterrichtet werden, es eher verdienen, als Yoga bezeichnet zu werden.

Yoga-Übende und Lehrer, denen es um Fortschritt in der eigenen Entwicklung geht, sind sehr herzlich eingeladen, mit uns Kontakt aufzunehmen. Wir gehen davon aus, dass daraus sehr wertvolle Entwicklungen und Synergien entstehen könnten. Denn was ist unser wichtigstes Anliegen? Wir möchten den Menschen Übungssysteme zur Verfügung stellen, die sie bestmöglich dabei unterstützen, sich in diesem Leben voll und ganz auf körperlicher, geistiger und seelischer Ebene entwickeln zu können. Diese Übungssysteme sollten die Anwender möglichst frei und unabhängig von fremder – unserer – Hilfe machen.

Im folgenden Kapitel befassen wir uns damit, warum wir unseren Körper für den besten Lehrmeister halten, wenn es darum geht, sich selbst Gutes zu tun.

Unser Körper weiß, was uns gesund macht und was uns schadet

Bewegung tut der Gesundheit gut, darüber sind sich alle einig. Mediziner, Heilpraktiker und Physiotherapeuten der unterschiedlichsten Fachrichtungen und Ausrichtungen – sie alle wissen, dass Bewegung gesund ist. Es gibt tausende von Studien, die nachweisen, dass Bewegung die unterschiedlichsten Parameter für körperliche Zustände positiv beeinflusst. Manch einer bezeichnet Bewegung sogar als »die beste Arznei der Welt« – und noch dazu ohne Nebenwirkungen.

Sich widersprechende Empfehlungen

Das alles klingt toll. Sobald aber die Frage gestellt wird, welche Bewegung, welche Sportart, welches Fitnesstraining empfehlenswert ist, gehen die Meinungen plötzlich auseinander. Es gibt unterschiedliche Empfehlungen mit den unterschiedlichsten Begründungen. Vergleicht man diese, stellt man fest, dass sich die Einschätzungen geradezu diametral widersprechen. Offensichtlich sieht das jeder anders.

Liegen bei Patienten körperliche Schädigungen oder bestimmte Diagnosen vor, wird es noch unübersichtlicher. Die einen sagen, man solle sich weiter bewegen, die anderen sagen, man solle unbedingt damit aufhören, um sich nicht zu schädigen oder die Krankheit schlimmer zu machen. Plötzlich dreht sich die Situation. Nun wird vor bestimmten Bewegungen, körperlichen Belastungen oder Sportarten sogar gewarnt, manchmal werden therapeutische Verbote ausgesprochen.

Ein Beispiel dafür ist Krebs. Lange Jahre bekam ein Krebspatient zu hören, er müsse sich schonen, dürfe sich bloß nicht anstrengen, denn er sei ja schon so schwach und bräuchte alle Kräfte. Wenn überhaupt, dann solle er sich nur mit minimaler Anstrengung bewegen, damit er sich nicht überfordert. Inzwischen hat sich diese Einschätzung geändert – zu Recht, wie wir später noch sehen werden. Aber auch Schmerzpatienten mit Verschleißerscheinungen oder Schäden im Bewegungsapparat, die ansonsten aber gesund sind, werden meist vor Bewegung gewarnt. Sie sollten die entsprechenden Gelenke nicht durch Sport belasten, sonst würde die Arthrose sich verstärken, die Bandscheiben seien bedroht oder die Bänder sowie Menisken würden überfordert. Vermutlich sind auch Ihnen solche Einschätzungen schon begegnet. Aber selbst bei solchen Verboten gibt es keine Einigkeit. So widersprechen sich die meisten Spezialisten und lösen damit Unsicherheit bis Verzweiflung aus – auf wen soll man denn jetzt hören?

Regelrecht spezialisiert auf »falsche, verbotene Bewegungen« sind große Teile der Physiotherapie. Rückenpatienten dürfen sich nicht nach hinten überstrecken, Kniegeschädigte dürfen nicht in die maximal tiefe Hocke gehen, Bandscheibenpatienten sollen sich nicht aus der Rückenlage aufsetzen, sondern sich erst wie Schwerkranke auf die Seite drehen und dann »rückenschonend« aufstehen. Gott sei Dank ändern sich diese Auffassungen langsam, aber sicher. Aus unserer Sicht sind sie völlig unbegründet und dazu noch körperschädigend. Denn sie schonen den Körper, worauf er mit Abbau der Struktur reagiert, also schwächer wird. Eines der Hauptverbote, das noch vor zehn Jahren für die meisten ein Gesetz war – sich nicht nach hinten zu überstrecken –, ist inzwischen glücklicherweise so gut wie abgeschafft. Es wurde höchste Zeit. Wir hoffen,

dass andere schnellstmöglich folgen, und wollen mit diesem Buch dazu beitragen.

Das Beispiel mit dem überstreckten Rücken zeigt, dass es in der Medizin und Physiotherapie Auffassungen gibt, die über lange Zeiträume hinweg als festes Gesetz gelten, sich aber irgendwann als so falsch herausstellen, dass sie Jahre später revidiert oder sogar ins Gegenteil verkehrt werden. Trotzdem gelten sie im Zeitraum ihrer Gültigkeit als Goldstandard und sind unantastbar. Ärzte und Therapeuten, die schon zur Zeit des »falschen« Goldstandards beispielsweise aufgrund biomechanischer Analyse wussten, dass eine solche Überzeugung schlichtweg ein Irrtum ist, wurden ausgelacht oder, noch schlimmer, für inkompetent erklärt, teilweise sogar geahndet.

> Manche Auffassungen gelten lange Zeit als festes Gesetz – bis sie sich irgendwann als so falsch herausstellen, dass sie revidiert oder sogar ins Gegenteil verkehrt werden. Ganz nach dem Motto: Der heutige Goldstandard – die Wahrheit von heute – ist der Irrtum von morgen.

Die unendlichen Bewegungsmöglichkeiten sind schwer zu systematisieren

Doch warum gibt es so viele verschiedene, sich sogar widersprechende Einschätzungen darüber, wer sich wie bewegen sollte? Die Antwort darauf ist einfach. Der Mensch besitzt knapp über 100 Gelenke. Nimmt man nur die 10 wichtigsten, dann gibt es schon über 3 Millionen verschiedene Kombinationen an Möglichkeiten, sich zu bewegen und Positionen einzunehmen. Diese Vielfalt der unterschiedlichsten Bewegungsmöglichkeiten ist unserer Einschätzung nach der Hauptgrund dafür, dass es bislang in der herkömmlichen Sportmedizin oder Sportwissenschaft keine umfassende Systematik gibt – es ist einfach zu schwer greifbar.

Die Sportwissenschaft unterscheidet zwar Parameter wie Kraftarten, Ansteuerung, Ausdauer, aber die Qualität der Bewegung – also welche Winkelgrade und Amplituden werden genutzt – ist bislang zwar punktuell definiert, aber unseres Wissens nicht für das ganze Bewegungssystem des Menschen systematisiert. Und da es diese Systematik bisher nicht gab, folgen die Ärzte und Therapeuten ihren persönlichen Erfahrungen oder Einschätzungen. Natürlich gibt es Spezialisten, die so viel Erfahrung haben, dass sie fundierte Aussagen machen können. Aber eben nicht als Resultat einer reproduzierbaren Systematik.

Wer könnte uns bei der Lösung dieses Problems helfen? Denn wenn alle Ärzte und Therapeuten erst einmal viele Jahre lang Erfahrung sammeln müssen, um ihren Patienten korrekte Anweisungen geben zu können, hätten wir ein Problem.

Die große Vielfalt der unterschiedlichsten Bewegungsmöglichkeiten ist der Hauptgrund dafür, dass es bislang in der Sportmedizin oder Sportwissenschaft keine umfassende Systematik gibt.

Bewegung als Basis für die Gesundheit

Am besten wäre es doch, den Betroffenen selbst zu fragen: unseren Körper. Und genau ihn haben wir als Spezialisten zu Rate gezogen. Wie? Indem wir bei der Entwicklung der LNB Schmerztherapie genau beobachtet haben, welche Schmerzen mit welchen muskulär-faszialen Spannungen zusammenhängen. So wissen wir, dass weit über 90 Prozent der heute am häufigsten auftretenden Schmerzen am Körper durch zu hohe Spannungen der Muskeln und Faszien verursacht werden. Im Verlauf dieses Buches werden wir dies noch ausführlich erläutern. Jedenfalls lernten wir durch die Wirkungsweise der Schmerztherapie zunächst die Grundlagen und dann im Laufe der Jahre immer detaillierter die Feinheiten und schließlich eine für den ganzen Körper gültige Systematik kennen, welche Bewegungen unser Körper dringend benötigt, um schmerzfrei zu sein.

Aber was rät uns der Körper, wenn es nicht um Schmerzen geht, sondern um die unterschiedlichsten Krankheiten? Auch hier haben wir gelernt, dass unsere Bewegung die Grundlage dafür schafft, nicht krank zu werden. Daneben gibt es nur noch drei weitere Einflussgrößen, die eine bedeutende Rolle spielen: die Ernährung, das Umfeld, in dem wir leben und die psychische Situation. Alle drei – die interessanterweise wieder untrennbar mit unserer Bewegung verknüpft sind – werden wir in diesem Buch ebenfalls abhandeln.

Wir möchten Ihnen an dieser Stelle noch einen Tipp geben, der Sie unabhängiger von anderen Meinungen und Aussagen macht – auch von unserer. Bitte stellen Sie alles, was Sie hören oder auch hier lesen, immer erst in Frage. Glauben Sie im Bereich der Medizin und Therapie nichts zu schnell. Vor allem, wenn Sie etwas lesen oder hören, das Sie nicht mit dem gesunden Menschenverstand nachvollziehen können. Wir halten viele Veröffentlichungen zu dem Themenbereich, in dem wir uns hier bewegen, für fehlerhaft. Besser also nicht gleich alles glauben.

Lassen Sie Ihren Körper entscheiden

Auf wen Sie sich aber immer verlassen können, ist Ihr Körper und wie er Dinge einschätzt. Egal welcher Situation wir unseren Körper aussetzen – er nimmt wahr, ob sie ihm gut bekommt oder er sie als Belastung oder Bedrohung empfindet. Diese Wahrnehmung unseres Körpers ist offensichtlich genetisch verankert und dient dem Überlebensschutz. Die Reaktion spielt sich auf unterschiedlichen Ebenen ab. Essen wir etwas, das unserem Körper nicht bekommt oder das er nicht einschätzen kann, so schwärmen vermehrt weiße Blutkörperchen – die Gesundheitspolizei – aus. Gleichzeitig erhöht sich die Grundspannung unserer Muskeln, und der Herzschlag beschleunigt sich. Alle diese Reaktionen bereiten auf Flucht oder Kampf vor, also Maßnahmen zum Überleben.

Um diese Körpereinschätzung abzufragen, hat der amerikanische Arzt Dr. Arthur Coca einen Pulstest entwickelt, der nach ihm benannt wurde. Dieser »Pulstest nach Coca« nutzt die Tatsache, dass unser Herzschlag in Frequenz, Stärke und Eigenart auf unterschiedliche Nahrungsmittel, Medikamente und andere Einflüsse spezifisch reagiert und damit ein Indikator für deren Verträglichkeit beziehungsweise Unverträglichkeit ist. Der Test ist ziemlich aufwendig, doch es gibt auch eine einfache Variante für Laien. Dazu besorgen Sie sich am besten eine Pulsuhr, es gibt mittlerweile praktische Modelle, die am Handgelenk getragen werden und keinen Brustgurt mit Elektrosmog erzeugender Übertragung benötigen. Beobachten Sie nun einige Tage, worauf und wie deutlich Ihr Puls im Alltag reagiert. So lernen Sie die Einschätzungen Ihres Körpers kennen und werden sensibel für Einflüsse der Ernährung oder Situationen, auf die Sie mit Abwehr reagieren.

Wenn Sie einen Überblick bekommen haben, wie Ihr Puls sich verhält, können Sie gezielte Testungen mit Einflüssen machen, bei denen Sie nicht sicher sind, ob diese sich positiv oder negativ auf Ihre Gesundheit auswirken. Erhöht sich der Puls, bedeutet

Unser Körper sagt es uns, ob ihm etwas gut tut oder ob er etwas als Belastung oder Bedrohung empfindet. Wir müssen nur lernen, ihn zu verstehen.

das immer steigende Abwehrbereitschaft, eine Verlangsamung ist Entspannung, also Wohlfühlen. Bei Pulserhöhung durch aufregende Situationen müssen Sie natürlich für sich entscheiden, ob es sich um negativen, belastenden Disstress oder positiven, anregenden Eustress handelt. Aber das dürfte Ihnen nicht schwerfallen, denn wem das Herz höher schlägt, wenn er einen Menschen trifft, in den er verliebt ist, der kommt wohl kaum auf den Gedanken, dies sei gesundheitsschädlich.

Schmerz und Wohlbefinden – die Sprache unseres Körpers verstehen

Um unseren Körper zu verstehen, müssen wir zunächst wissen, wie er sich ausdrückt. Die Sprache unseres Körpers ist das Wohlgefühl, das wir empfinden. Je wohler wir uns in ihm fühlen, desto besser geht es uns. Je unwohler wir uns fühlen, desto schlechter. Als Erstes ist es daher notwendig, sich bewusst zu machen, dass der Grad unseres Wohlfühlens oder Unwohlfühlens nicht ein Zustand ist wie beispielsweise das Wetter, sondern dass unser Körper uns damit etwas mitteilt. Danach müssen wir uns darüber klar werden, dass dieser Zustand unseres Körpers das Resultat von etwas ist, für das wir uns entschieden haben. Genauer: Wir haben entschieden, uns in einer gewissen Art und Weise zu verhalten, uns zu bewegen, Dinge zu essen oder zu trinken – kurzum: in einer bestimmten Art und Weise zu leben. Diese Entscheidung haben wir getroffen, ohne unseren Körper zu fragen.

Natürlich gibt es auch Menschen, die Entscheidungen intuitiv fällen. Ihre Entscheidungen sind auf unbewusster Ebene mit dem Körper abgestimmt. Je besser entwickelt dieses Gefühl ist, desto mehr werden sich die betroffenen Menschen im Einklang mit ihrem Körper entscheiden.

Wir haben kaum Kontakt zu unserem Körper

Dieses Gefühl, im Einklang mit seinem Körper entscheiden zu können, was zu tun oder zu lassen ist, hängt direkt davon ab, wie intensiv wir im Kontakt mit unserem Körper stehen. Klingt logisch, oder? Doch leider ist es so, dass die meisten Menschen heute den denkbar schlechtesten Kontakt zu ihrem Körper haben. Als Folge davon geht das Körpergefühl sehr vieler Menschen gegen null. Wo soll es denn auch herkommen, wenn die Menschen überhaupt nicht mit ihrem Körper in Verbindung stehen.

Sie meinen, wir seien doch mit unserem Körper verbunden, eine untrennbare Einheit? Sie haben Recht, natürlich »hängen« wir irgendwie zusammen. Aber das muss lange nicht bedeuten, dass wir guten Kontakt haben. Stellen Sie sich die Bewohner eines Hochhauses vor. Die »hängen« auch sehr dicht zusammen, aber viele kennen sich nicht einmal, geschweige denn, dass sie guten Kontakt hätten. Sie leben einfach nebeneinander her und haben nicht viel miteinander zu tun.

Und genauso geht es vielen Menschen mit ihrem Körper. Sie leben in ihm, haben aber nicht mehr Kontakt als notwendig. Dieser notwendige Kontakt ist der, mit dem wir den Alltag abhandeln. Man geht zur Toilette, stellt sich unter die Dusche, putzt sich die Zähne, isst, trinkt und legt sich abends ins Bett, um zu schlafen. All das tut man unbewusst, wie ein Roboter. Wir sind uns nicht bewusst, dass wir den Körper steuern, dass wir ihn sich auf die Toilette setzen lassen, dass wir ihn sich unter die Dusche stellen lassen, dass wir ihn etwas essen oder trinken lassen. Das ist ein sehr feiner, aber absolut wichtiger Unterschied.

Die meisten Menschen leben im Zustand unbewusster Inkompetenz. Das heißt, sie tun all das, weil sie es halt tun, und machen sich keine großen Gedanken darüber. Dadurch leben sie mehr oder weniger fremdbestimmt durch ihre Gewohnheiten. Diese haben sie von den Eltern oder anderen Menschen übernommen oder einfach durch alle möglichen Einflüsse entstehen lassen, ohne sich darüber bewusst zu sein.

Wie sich der Körper bemerkbar macht

Zurück zum eigentlichen Thema. Wir haben hergeleitet, dass das empfundene Wohlgefühl oder Unwohlgefühl bei den meisten Menschen unbewusst zustande kommt, also unabhängig von der Zustimmung des Körpers. Und zwar deswegen, weil der Kontakt zwischen ihnen und ihrem Körper zu schlecht ist. Nun ist der Rest einfach zu verstehen. Wir stimmen Entscheidungen darüber, wie wir uns bewegen, was wir essen und trinken und welchen psychischen Situationen wir uns aussetzen, nicht mit dem Körper ab, wir bitten ihn also nicht um Zustimmung. Oder noch schlimmer: Bei vielen Tätigkeiten treffen wir gar keine Entscheidungen mehr, sie laufen automatisiert ab. Darum tun wir ständig Dinge, die wir eigentlich nicht tun sollten. Würden wir unseren Körper fragen, würden wir diese Dinge nicht tun. Hätten wir einen guten Kontakt zu ihm, würde er uns durch unser Empfinden mitteilen, dass er dies oder das nicht mag oder es ihm massiv schadet.

Da wir die sanfte Sprache – das Gefühl zu unserem Körper – nicht verstehen, muss der Körper sich deutlicher bemerkbar machen. Es gibt dazu eine sehr schöne Wendung. Sprach die Seele zum Körper: »Sag du es ihm, auf mich hört er nicht.« Wenn es nicht genügt, ein feines Gefühl spüren zu lassen, muss der Körper immer lauter werden, die Intensität des Unwohlfühlens immer weiter steigern mit dem Ziel, irgendwann von seinem Besitzer wahrgenommen zu werden.

Die Ausdrucksweisen, die ihm zur Verfügung stehen, sind so dosierbar, dass sie genau der Wichtigkeit der Information entsprechen. Es sind der Schmerz und die Krankheit. Beim Schmerz beginnt es meist mit Spannungsgefühlen, die immer mehr zunehmen, dann entstehen leichte Schmerzen, die immer stärker und schließlich unerträglich werden. Bei der Krankheit beginnt es mit eingeschränkter Energie und Befindlichkeitsstörungen, es entwickeln sich zunächst leichte Krankheiten, dann immer schwerere bis hin zu den schlimmsten.

Diese Zustände gilt es nun als Sprache des Körpers zu akzeptieren. Wenn Sie mögen, können Sie sich die Sprache auch als die Ihres »inneren Arztes« vorstellen, der Ihnen etwas mitteilen möchte. Jedenfalls ist es wichtig, dass wir Schmerzen und Krankheiten als eine Äußerung unseres Körpers verstehen. Irgendetwas, das wir in den 24 Stunden eines jeden Tages tun oder nicht tun, führt offensichtlich zu Ergebnissen, die dem Körper schaden. Das zu akzeptieren ist ein

Wenn Sie beginnen, die Zusammenhänge zu verstehen, wenn Sie akzeptieren, dass Schmerzen und Krankheiten Ausdrucksweisen Ihres Körpers sind, stehen Sie an der Schwelle zur bewussten Inkompetenz.

absolut wichtiger Schritt. Sie stehen jetzt an der Schwelle zur bewussten Inkompetenz. Menschen, die sich um all diese Zusammenhänge nicht kümmern, leben in der unbewussten Inkompetenz. Sie wissen nicht, dass sie nichts wissen. Sie sind unwissend glücklich – bis sie krank werden oder Schmerzen bekommen. Passiert das, dann sind sie unwissend unglücklich. Warum muss ich leiden? Warum erwischt mich diese Krankheit?

Sie haben die Verantwortung

Wenn Sie dieses Buch weiter lesen, wird es immer weniger einfach – Sie werden Verantwortung übernehmen und Ihren Grad an Selbstbestimmung erhöhen. Dadurch, dass Sie verstehen, dass Schmerzen, Krankheiten, Bewegungseinschränkungen, Verschleiß, dass alle diese Zustände durch eigenes Tun, **Ihr** eigenes Tun entstanden sind. Bitte verwechseln Sie nicht Verantwortung mit Schuld. Niemand möchte Ihnen die Schuld geben daran, dass Sie so gelebt haben, wie Sie das taten. Denn Sie wussten ja nichts über diese Zusammenhänge. Deswegen ist es auch ein bisschen ungemütlich, wenn wir Sie jetzt mehr und mehr in die bewusste Inkompetenz führen. Nun verstehen Sie, dass Sie selbst sich all das angetan haben – unwissend und deswegen schuldlos. Aber Achtung: Wenn Sie jetzt weiterlesen, gibt es kein Zurück mehr. Denn wenn Sie wissen, welche Auswirkungen welche Lebensweise hat, und Sie leben trotzdem so weiter, dann sind Sie wirklich verantwortlich dafür, wie es Ihnen in Zukunft ergeht. Als einziges Hintertürchen bleibt Ihnen, das alles hier zu negieren:

»Völlig unwissenschaftlicher Blödsinn, das stimmt nie und nimmer, sonst wüsste das mein Arzt oder Therapeut oder Professor oder …, das wiederspricht all dem, was ich gelesen habe, im Internet, in Büchern …«

Leider (aus unserer Sicht Gott sei Dank) wird Ihnen das Negieren schwerfallen, denn was wir Ihnen hier vermitteln, ist dermaßen logisch und passt genau zu all den Erfahrungen, die Sie schon mit Schmerzen und Krankheiten gemacht haben. Sie werden sich bei Ihren eigenen Erfahrungen abgeholt fühlen. Ihre »Ehrlichkeitsinstanz« ganz tief in Ihnen würde sich wehren. Trotzdem: Wenn Sie keinesfalls zulassen möchten, dass zum Großteil Sie verantwortlich sind für die meisten Krankheiten und Schmerzen, unter denen Sie zu leiden haben, sollten Sie das Buch ins Regal stellen – und in einem Jahr wieder zur Hand nehmen. Wenn Sie aber sagen, das muss ich wissen, ich brenne darauf zu erfahren, was ich selbst beitragen kann, um Schmerzen und Krankheiten auf Dauer loszuwerden oder gar nicht erst zu bekommen – bitte, es geht weiter.

FaYo ist das Resultat der Aussagen unseres Körpers

Wir selbst gehen immer davon aus, dass unser Körper und damit das ganze Wesen Mensch vollkommen ist. Anhänger der Evolutionstheorie folgen dieser Annahme ebenso wie Menschen, die an eine göttliche Schöpfung glauben. Denn weder Millionen Jahre Entwicklung noch Gott irren sich. Also lautet unsere Hypothese, dass die Aussagen unseres Körpers immer einen Sinn ergeben. Wir müssen sie als Maßnahmen verstehen, deren Ziel unsere Gesundheit ist. Schmerzen ebenso wie Krankheiten sind also nichts Sinnloses, nichts Zufälliges, sondern absolut hilfreiche Maßnahmen des Körpers, um sein Überleben und damit die Existenz seines Besitzers in diesem Leben zu sichern. Und genau diese hypothetische Annahme ist das Ergebnis unserer Forschung über Schmerzen und Krankheiten. Wir sind aufgrund unserer Erfahrungen in diesen 30 Jahren und der Logik, die den Zusammenhängen innewohnt, davon überzeugt.

Ein Resultat unserer Forschung ist, dass sich durch die Lebensweise, das tägliche »Körpertraining« der Menschen auf der ganzen Welt, 12 Haupt- und 15 Nebenengpässe am Körper herauskristallisiert haben. Bei diesen Engpässen handelt es sich um Muskeln und Faszien, die nicht mehr flexibel sind, die nicht mehr so nachgeben können, wie sie eigentlich müssten, damit der Bewegungsapparat so funktionieren kann, wie er genetisch von der Evolution oder Gott geplant ist. Wir möchten an dieser Stelle noch nicht ins Detail gehen. Aber diese Informationen haben dazu geführt, dass wir heute nicht nur in der Lage sind, jedem Schmerzpatienten genau zu sagen, wie er sich bewegen und dehnen muss, um seinen Schmerz dauerhaft zu beseitigen. Aufgrund dieser systematischen Erfassung waren wir auch dazu in der Lage, ein Bewegungssystem zu kreieren, dessen roter Faden das Empfinden des Körpers selbst ist – FaYo.

Dieses Bewegungssystem, das wir hier erstmalig in dieser Form des FaYo zusammengestellt haben, entstammt nicht unseren eigenen Ideen oder den Vorgaben aus anderen Bewegungsmethoden. Natürlich hatten wir als Basis die vielen Kampfkunstbewegungen, die Roland über Jahrzehnte trainierte. Aber das waren nur die Grundbewegungen, bei denen wir die Erfahrung machten, dass Schmerzen beeinflussbar sind. Die genaue Analyse der Engpässe formte und veränderte die Engpassdehnungen und Bewegungsfolgen über viele Jahre immer weiter, solange die Ergebnisse sich verbessern ließen. Die Schnelligkeit und die Intensität der Schmerzreduktion waren die exakten Aussagen – die Sprache – des Körpers, denen wir folgten.

FaYo ist also das Resultat der Sprache unseres Körpers. Nur durch die regelmäßige Anwendung von Bewegungsprinzipien, wie sie im FaYo systematisch eingesetzt werden, bleiben wir von Schmerzen auf natürliche Weise und dauerhaft verschont, nachdem sie durch unsere Schmerztherapie beseitigt wurden. Nur dadurch können Schmerzen geheilt werden – im besten Sinne dieses Wortes. Und nur dadurch können Menschen die Grundlage dafür legen, ihre maximal mögliche Gesundheit überhaupt erreichen zu können. Denn Schmerzen und Krankheiten sind untrennbar mit dem Zustand der Faszien verknüpft.

Doch eins nach dem anderen. In den nächsten Kapiteln erfahren Sie alles über die Entstehung der heute am häufigsten auftretenden Schmerzen. Gleichzeitig legen wir schon die Grundlagen dafür, dass Sie ein völlig anderes Bild von der Ursache und Entstehung von Krankheiten bekommen.

Eingeschränkte Bewegungsmuster werden im Gehirn und im Körper verankert

Weiter vorne hatten wir über die Hypothese gesprochen, dass das Wesen Mensch in seiner Gesamtheit fehlerfrei ist. Wir erweitern nun diese Hypothese, indem wir sagen, dass im Wesen Mensch nichts »eingebaut« ist, das keine Funktion hat. Egal, ob von Gott oder von der Evolution – der Mensch wurde perfekt ausgestattet. Manchmal wird von »Überbleibseln« aus früheren Zeiten der Menschwerdung gesprochen, wenn vernünftige Erklärungen fehlen. Dies halten wir überwiegend für Irrtümer. So haben die typischen Beispiele dafür – allen voran der Blinddarm oder die Mandeln – wichtige Funktionen für das Immunsystem, wie die Naturheilkunde weiß.

Wir nutzen nur einen kleinen Teil der Möglichkeiten, uns zu bewegen

Uns Menschen stehen über 100 Gelenke zur Verfügung, die kleinsten mitgezählt. Die Gelenke haben die Funktion, dass wir uns bewegen können. Die Motoren dieser Bewegung sind ungefähr 600 Muskeln. Sie erzeugen die Kräfte, die nötig sind, um alle Bewegungen auszuführen, die von den Gelenken her baubedingt möglich sind. Setzt man diese Bewegungsmöglichkeiten gleich 100 Prozent, sind damit alle Einzelbewegungen und Kombinationen mehrerer Bewegungen, die ein Mensch theoretisch ausführen kann, erfasst.

Jeder Muskel besteht aus Muskelfasern und Fasziengewebe. Die einzelne Muskelfaser, Faserbündel und der Gesamtmuskel selbst sind von einer Hülle aus Fasziengewebe umgeben. Dort, wo der Muskel endet, vereinen sich diese Faszienhüllen zur Sehne, die dann am Knochen festgewachsen ist. So wird die Kraft der Kontraktion der Muskelfasern auf die Knochen übertragen, die dadurch in Bewegung versetzt werden. In einer bestimmten Bewegungsebene um ein Gelenk herum gibt es immer Muskeln, die sich verkürzen und dabei den Knochen mitziehen, und gleichzeitig Muskeln, die dieser Bewegung nachgeben müssen, also länger werden. Bei diesen Verkürzungen und Verlängerungen sind also die Muskelfasern selbst, die Faszienhüllen, die Gefäße und Nerven sowie anderes Fasziengewebe, das mit den sich bewegenden Muskeln verbunden ist, involviert.

Aus der Analyse der Bewegungsmuster wissen wir, dass von den 100 Prozent Bewegungsmöglichkeiten, die meisten Menschen nur einen kleinen Teil wirklich nutzen, und zwar im Durchschnitt 5 bis 10 Prozent. Dies hat sich herauskristallisiert, als wir bei zahlreichen Patienten die tatsächlich verwendeten Bewegungswinkel der einzelnen Gelenke biomechanisch berechnet haben. Schaut man sich beispielsweise das Schultergelenk an, so werden dessen Bewegungsmöglichkeiten von vielen Menschen weniger als 5 Prozent genutzt. Aber wir wollen uns nicht auf Zahlen versteifen. Wichtig ist, zu verstehen, dass die meisten Menschen viel weniger ihrer Bewegungswinkel nutzen, als sie das könnten.

Quantität und Qualität der menschlichen Bewegung

Jetzt müssen wir uns noch mit dem Unterschied zwischen zwei wichtigen Begriffen befassen, und zwar zwischen der Quantität und der Qualität der menschlichen Bewegung. Wenn wir Patienten sagen, dass sie sich zu wenig bewegen, hören wir häufig, sie würden sich doch den ganzen Tag bewegen, weil sie dauernd herumlaufen. Bitte verstehen Sie, dass dies zwar viel Bewegung im Sinne der Quantität ist, aber nur sehr wenig im Sinne der Qualität. Warum? Weil wir beim Herumlaufen immer wieder die gleichen Winkel nutzen, nämlich die des Laufens. Dabei wird eine gewisse Anzahl, also Quantität an Muskelfasern im gesamten Körper eine gewisse Zeit immer wieder aktiviert. Unter Qualität verstehen wir, dass bei Bewegungen unterschiedliche Winkel auf verschiedene Weise genutzt werden. Daraus entstehen vielseitige Bewegungsmuster. Im Alltag, bei einer Sportart, bei einem zusammengestellten Übungsprogramm, letztlich im Laufe der 24 Stunden eines Tages. Die Qualität der Bewegung wird an den unterschiedlichen Winkelstellungen aller Gelenke, die beim Sport oder bei einer Tätigkeit vorkommen,

Bewegungsqualität bedeutet, dass wir möglichst viele Bewegungswinkel auf unterschiedliche Weise nutzen. Daraus entstehen vielseitige Bewegungsmuster.

gemessen. Natürlich enthält jede Bewegung, die wir ausführen, immer Anteile sowohl an Qualität als auch an Quantität.

Einwinkelige Positionen und engwinkelige Bewegungen

Um diese wichtigen Messgrößen der Bewegungsqualität und Bewegungsquantität nachvollziehbarer zu machen, haben wir zwei Begriffe definiert. Der erste ist die »einwinkelige Position«. So bleiben zum Beispiel bei jemandem, der am Schreibtisch sitzt und arbeitet, die Winkel der Hüftgelenke und der Kniegelenke über Stunden hinweg unverändert, also eingefroren. Das Gleiche trifft auch auf bestimmte Winkel der Schultergelenke, zum Beispiel beim Frisör, zu.

Anders sieht es beim zweiten Begriff aus, der »engwinkeligen Bewegung«. Hier findet eine Bewegung statt, diese ist aber insofern eingeschränkt, als dass das volle Ausmaß der möglichen Winkel regelmäßig nicht genutzt wird. Als Beispiel eignet sich das Kniegelenk. Das biomechanisch mögliche Bewegungsausmaß – der gebräuchliche englische Begriff ist »range of motion« (ROM) – umfasst fast 180 Grad, nämlich die volle Streckung (180 Grad) bis zur vollen Beugung (ca. 0 Grad). Wir gebrauchen im Alltag aber ungleich häufiger die Winkel von 180 bis minimal 90 Grad: wenn wir stehen, 180 Grad, beim Laufen zwischen 135 und 180 Grad, und wenn wir uns setzen oder aufstehen, kurzzeitig den Bereich zwischen 90 und 135 Grad.

Warum ist dies so wichtig zu wissen? Bei eingeschränkten Bewegungsmustern, in denen häufig »engwinkelige Bewegungen« stattfinden, und noch extremer beim häufigen Verharren in »einwinkeligen Positionen« erreichen bestimmte Muskeln und die damit fest verbundenen Faszien nie oder nur selten ihre volle Länge. Denn damit alle Muskeln und Faszien immer wieder ihre volle biologisch mögliche Länge erreichen, muss die Gegenseite maximal verkürzt werden. Dabei ist es gleichgültig, ob dies aktiv durch muskuläre Kontraktion geschieht oder durch Kräfte von außen beim passiven Dehnen, wie beispielsweise beim Sitzen auf den Fersen.

Auch wenn man perfekt ausgerichtet am Schreibtisch sitzt, bedeutet das, dass über längere Zeiträume die Schulter-, Ellenbogen-, Hüft-, Knie- und Fußgelenke einwinkelig in 90 Grad verharren. Allein schon dieses Sitzen ist für über 70 bis 80 Prozent unserer Schmerzen am ganzen Körper verantwortlich.

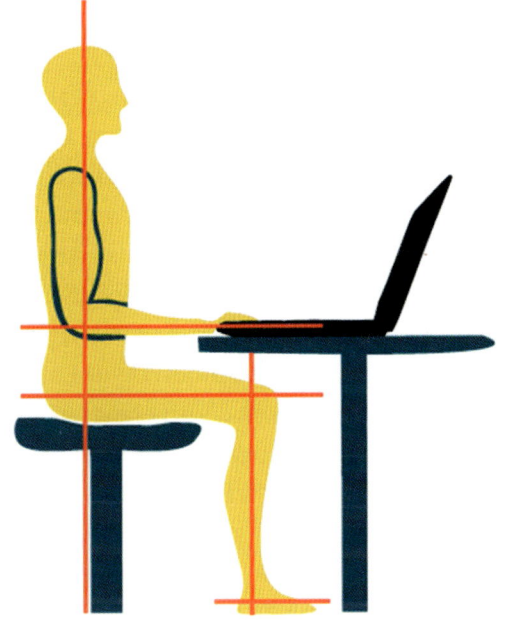

Auf diesem Bild sehen Sie die engwinkelige Bewegung beim Laufen von 180 bis 135 Grad. Da das hintere Bein zum »Vorholen« immer im Knie gebeugt wird statt in der Hüfte, ergibt sich bei jedem Schritt ein Verkürzungseinfluss von gemittelten 22,5 Grad. Das Laufen führt – entgegen der landläufigen Meinung – zu starken Verkürzungen im Bereich der Hüft-, Knie- und Fußgelenke und trägt so deutlich zu Rückenproblemen bei.

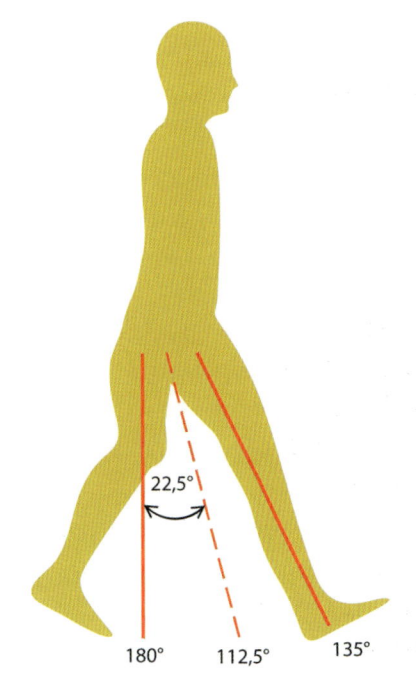

Eingeschränkte Bewegungsmuster werden im Gehirn und im Körper verankert

Wir trainieren 24 Stunden am Tag

Und nun müssen wir noch etwas realisieren. Wir alle, jeder Mensch auf diesem Planeten, auch Sie, trainieren 24 Stunden täglich. Warum? Weil wir nicht nur dann trainieren, wenn wir joggen, Rad fahren, ins Fitnesscenter gehen oder irgendeinen Sport treiben. Wir trainieren auch, wenn wir ein Instrument spielen, uns gestikulierend unterhalten, Auto fahren oder vor dem Fernseher sitzen. Ja, wir trainieren sogar, wenn wir schlafen. Egal, was wir tun oder nicht tun – wir trainieren.

Was meinen wir damit? Unser Körper verändert sich nicht nur, wenn wir im herkömmlichen Sinne trainieren, also Sport treiben. Er verändert sich und passt sich immer an – gemäß dem, was wir tun oder auch nicht tun. Er reagiert immer, auch wenn wir engwinkelige Bewegungen ausführen oder einwinkelige Positionen einnehmen. Und dieses Training hat immer Folgen. Unser Körper nimmt nämlich genau wahr, er registriert unerbittlich, was wir tun oder nicht tun. Warum? Er ist unser Freund, der uns immer helfen möchte, der uns immer unterstützen möchte und uns zu Gefallen sein will.

Unser Körper ist wie ein äußerst aufmerksamer Butler. Er beobachtet uns genau und liest uns jeden Wunsch von den Augen ab. Wie tut er das? Er bekommt permanent unzählige Informationen in Form von Messdaten aus dem gesamten Körper. Erfasst werden diese Daten von unzähligen Rezeptoren. Sie messen, was unsere Bewegung, unser Training angeht, Zugspannungen, Drücke, Geschwindigkeiten, Beschleunigungen, Verzögerungen und vieles mehr. Alle diese Informationen werden vom Körper auf den unterschiedlichsten Ebenen wahrgenommen. Für uns sind zwei davon besonders wichtig: das Gehirn und die Faszie.

Unsere Bewegungsgewohnheiten programmieren unser Gehirn

Auf der Ebene des Gehirns spielt der Bereich der Basalganglien eine große Rolle. Man kann diesen Bereich mit einem Computer vergleichen, auf dem ständig Programme für die Ansteuerung der Muskeln kreiert werden. Immer, wenn wir uns bewegen, führen die dazu notwendigen Ansteuerungen dazu, dass die Bewegungen die schon vorhandenen Bewegungsprogramme verändern und permanent optimieren. Bei Kleinkindern können wir das gut beobachten. Irgendwann macht das Kind den ersten Schritt und fällt um. Direkt danach kommt der nächste Versuch, und es gelingen schon zwei Schritte. Wenig später läuft das Kind. Zunächst noch unsicher, aber die Koordination verbessert sich täglich – das Laufprogramm optimiert sich bei jedem Versuch. So ist es von der Natur (Gott oder die Evolution) eigentlich vorgesehen. Der Körper hilft seinem Besitzer, sich immer besser bewegen zu können.

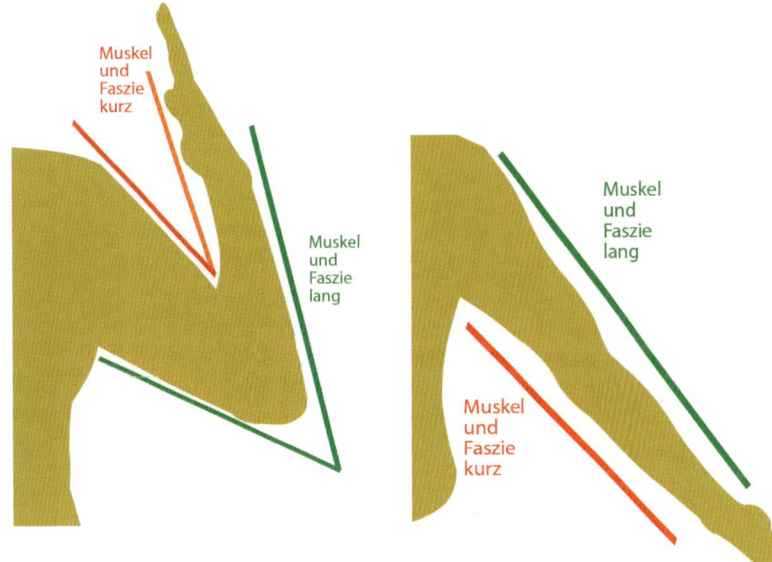

Ist der Arm im Ellenbogen gebeugt, befinden sich die Armbeuger in der kurzen Position und die Armstrecker auf der Gegenseite in der langen Position. Beim Strecken werden die Beuger immer länger gezogen und die Strecker verkürzen immer mehr. In der maximal gestreckten Stellung sind die Beuger in der lang gezogenen Position und die Strecker in der maximal verkürzten. Nach diesem Prinzip funktioniert jedes unserer Gelenke.

Muskel und Faszie kurz

Muskel und Faszie lang

Muskel und Faszie lang

Muskel und Faszie kurz

Exakt der gleiche Mechanismus funktioniert aber leider auch in anderer Hinsicht. Denn wenn der Körper von uns immer wieder dahingehend trainiert wird, dass bestimmte Muskeln selten oder nie in ihre ganze Länge nachgeben müssen, passt er sich ebenfalls an. Die dazugehörige Regel ist sehr einfach. Ein Muskel erreicht durch sein Training – also durch den Gebrauch in seinem 24-Stunden-Profil – nur noch 60 Prozent seiner Länge? Also wird er vom Gehirn entsprechend angesteuert. Auch diese Programmierung läuft mit unerbittlicher Perfektion. Sie können es leicht ausprobieren. Lassen Sie im Stehen Ihren Arm hängen, und merken Sie sich, wie stark gebeugt er bleibt, wenn er nur durch die Schwerkraft nach unten gezogen wird. Nehmen Sie nun ein Gewicht, und heben Sie es zügig immer wieder hoch, so oft es geht – immer ausgehend vom 90-Grad-Winkel des Ellenbogens nach oben, bis Ihre Hand die Schulter be-

rührt. Lassen Sie direkt anschließend Ihren Arm wieder ohne Gewicht hängen, und schauen Sie, ob die Restbeugung größer geworden ist. Meist ist das schon nach diesem sehr kurzen Trainingszeitraum der Fall. Nun können Sie hochrechnen, um wie viel stärker sich die Spannung in Ihren Muskeln erhöhen dürfte, wenn Sie nicht nur wenige Minuten, sondern über Monate und Jahre bestimmte Bewegungsmuster trainieren.

Die Faszien bilden die Bewegungsmuster ab

Auf der zweiten Ebene, der Ebene der Faszien, gehen die Veränderungen fest in den Körper über. Deswegen sagen wir, dass die Faszien die Gewohnheiten der Muskeln abbilden: So wie die Muskeln die Faszien in Bewegung versetzen, so bilden sie sich aus. Die Baumeister der Faszie sind die Fibroblasten. Das

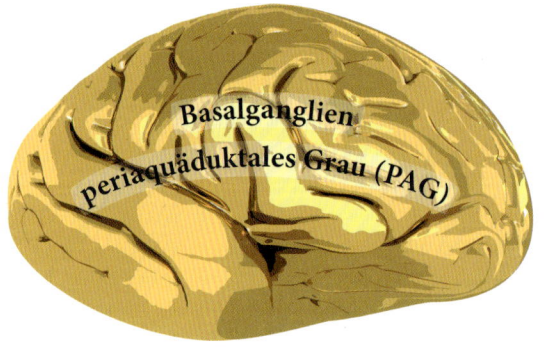
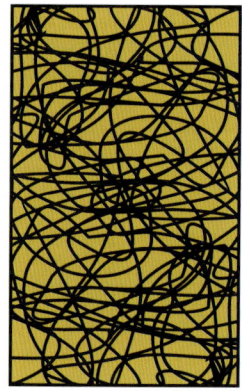
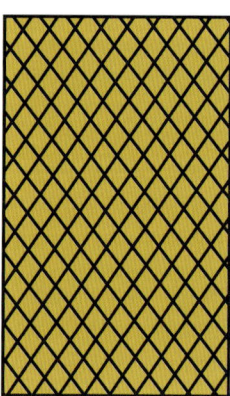

Im Gehirn werden die Informationen unserer Bewegung gesammelt und ausgewertet. Die Bereiche der Basalganglien und des periaquäduktalen Graus (PAG) sind für das Schmerzerklärungsmodell nach Liebscher & Bracht und die bei den FaYo-Übungen ablaufenden Prozesse von besonderer Bedeutung. Rechts sehen Sie auf zwei Schaubildern eindrücklich dargestellt, wie sich durch unsere Bewegungsgewohnheiten extrem verfilzte oder sehr geordnete Strukturen herausbilden können.

sind Zellen, die wie Spinnentierchen Fäden spinnen, das dreidimensionale Netz verdichten, indem sie Fäden enger flechten, andere wegnehmen und natürlich auch die Struktur des Netzes verändern. Der Architekt, der die Pläne erstellt, nach denen die Fibroblasten »arbeiten«, ist die Bewegung selbst, und natürlich spielen die Kräfte eine Rolle, die durch diese Bewegung übertragen werden.

So wird klar, warum nach einer gewissen Anpassungszeit auch alle Längenverhältnisse der Muskeln, die das individuelle Bewegungsprofil eines Menschen umsetzen, in der Faszienstruktur abgebildet werden. Werden Bewegungswinkel nie eingenommen, bleiben Muskeln kurz, und damit wird auch das Netz der Faszien im gleichen Bereich immer kürzer. Darüber hinaus verfilzt das Fasziennetz in den Bereichen, wo die Bewegungen kaum oder nur eingeschränkt stattfinden, es wird unflexibel und reißanfällig. Dies hat enorme negative Auswirkungen auf unseren Gesundheitszustand.

Sie fallen nicht vom Himmel – Gelenk- und Rückenschmerzen verstehen

In diesem Kapitel stellen wir Ihnen das Erklärungsmodell unserer Schmerztherapie vor. Das Modell erhebt nicht den Anspruch, bis ins kleinste Detail die Wirkung unserer Therapie beschreiben zu können. Viele Abläufe sind sowieso noch unerforscht, vor allem wenn es um die Arbeit unserer 90 Billionen Zellen und ihre Kommunikation untereinander geht. Mit der LNB Schmerztherapie nutzen wir seit Jahrzehnten biologische Funktionen, die erst jetzt nach und nach durch die Forschung ans Licht kommen, was äußerst spannend ist. Konkret sind das vor allem die Faszienforschung, zu der uns Robert Schleip viele Informationen geliefert hat, aber auch die Gehirnforschung. Vor allem neueste Erkenntnisse aus diesen beiden Fachbereichen sorgen dafür, dass unser Erklärungsmodell immer das neueste Wissen der Forschung abbildet, das teilweise erst zehn oder mehr Jahre später in die Lehrpläne der Universitäten Einzug hält. Das könnte übrigens eine Erklärung sein, falls Sie bezüglich unserer Thematik in eine kontroverse Diskussion mit Fachleuten geraten.

Interessant für Sie dürfte sein, dass Ärzte, Physiotherapeuten und Heilpraktiker an den gleichen Schmerzen leiden wie die Normalbevölkerung. Woher wir das wissen? Weil wir seit 2007 über 5000 Heilberufler in unserer Schmerztherapie ausgebildet haben und feststellten, dass überraschend viele der Teilnehmer vergleichbare Schmerzzustände und Verschleißschäden hatten, wie wir das seit vielen Jahren von unseren Patienten kennen. Sie sind als Laie also nicht schlechter gestellt als Fachleute. Viele kommen sogar wegen ihrer eigenen Schmerzen, die nicht selten seit Jahren chronisch sind, in unsere Schmerztherapie-Ausbildungen. Die seit 2007 in den Ausbildungen erstellte Statistik zeigt, dass etwas über 95 Prozent von ihnen nach nur vier Tagen Ausbildung fast oder ganz schmerzfrei sind. Unsere Therapie hat also eine Wirksamkeit, die viele Fachleute nicht für möglich halten.

Das Erklärungsmodell, das diese Wirkung nachvollziehbar macht, wird von den Teilnehmern gut aufgenommen, obwohl es der herrschenden Fachmeinung diametral widerspricht. Dies ist ein sicheres Indiz dafür, dass Sie mit FaYo einen Weg gehen können, der die Zukunft der Gesundheitssysteme mitbestimmen wird.

Unsere Gelenke sind genial konstruiert

Lassen Sie uns mit den Schmerzen beginnen, die mit der Funktion Ihrer Gelenke zu tun haben. Die Wirbelsäule betrachten wir dabei als viele kleine aneinandergereihte Gelenke.

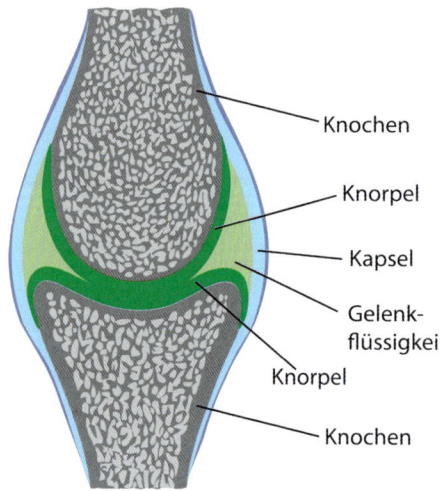

Knochen

Knorpel

Kapsel

Gelenk-
flüssigkei

Knorpel

Knochen

Prinzipieller Aufbau unserer Gelenke und unserer Wirbelsäule. Zwei Knochen sollen sich relativ zueinander bewegen können, Knorpel puffern sie weich gegeneinander ab, die Kapsel hält sie zusammen.

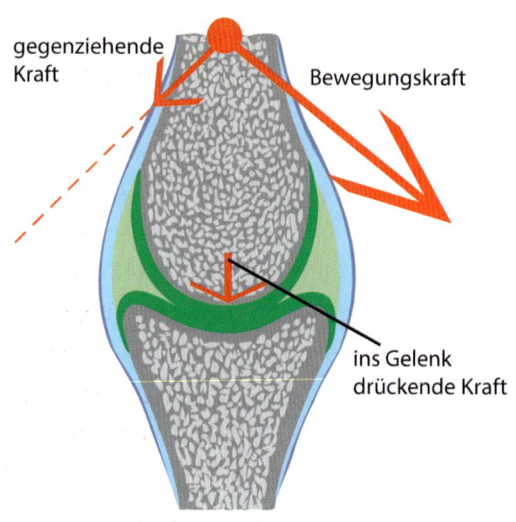

gegenziehende
Kraft

Bewegungskraft

ins Gelenk
drückende Kraft

Diese Mechanik gilt so oder ähnlich für alle Gelenke mit ihren Knochen und für die in der Wirbelsäule aneinander gereihten Wirbelkörper.

Wir haben die unterschiedlichsten Gelenke im Körper. Aber für unser Modell ist es völlig egal, welche Größe oder Form ein Gelenk hat und wo es sich befindet. Die Biomechanik ist im Wesentlichen immer die gleiche. Ein Gelenk besteht aus mindestens zwei Knochen, die sich berühren. Damit diese Berührung möglichst gedämpft abläuft, befinden sich Beläge aus Knorpel an den Flächen, die sich berühren. Darüber hinaus sorgen zum Beispiel im Knie zusätzliche Menisken (Fasergewebe) für eine bessere Gelenkfunktion. Zusammengehalten wird das Gelenk von der Kapsel. Die innere Schicht der Kapsel erzeugt die Gelenkflüssigkeit, die das Gelenk schmiert und gleichzeitig die Nährstoffe für den Knorpel enthält.

Wie bereits gesagt, gibt es an einem Gelenk immer Muskeln, die sich verkürzen, also zusammenziehen, und gleichzeitig Muskeln, die dieser Bewegung nachgeben müssen, also länger werden. Durch das Zusammenziehen eines Muskels oder mehrerer Muskeln, die zusammenarbeiten, wird die Bewegungskraft erzeugt, die den Knochen in unserem Beispiel nach rechts zieht. Die nachgebenden Muskeln und Faszien sowie das daran beteiligte Gewebe (Nerven, Gefäße, Haut usw.) müssen flexibel nachgeben, damit die Bewegung zustande kommen kann.

Durch den Gegenzug der nachgebenden Struktur (gegenziehende Kraft) entsteht eine Druckkraft im Gelenk (ins Gelenk drückende Kraft), welche beide Knorpel aufeinanderdrückt.

Die bei jeder Gelenkbewegung steigende oder sinkende Druckkraft ernährt den Knorpel. Steigt der Druck, werden wie aus einem Schwamm Abfallstoffe herausgedrückt. Sinkt der Druck, kann sich der Knorpel mit den Nährstoffen aus der Gelenkflüssigkeit vollsaugen.

Durch diese Konstruktion kann ein Gelenk ein Leben lang intakt bleiben. Bitte erinnern Sie sich an die Einleitung. Dort haben wir erklärt, dass es weder einen vorprogrammierten Zelltod gibt noch Schäden, die in den Genen so angelegt sind, dass es kein Entkommen für den Betroffenen gibt. Da der geringe, normale Verschleiß (der sogenannte physiologische Verschleiß) immer wieder durch Zellerneuerung ausgeglichen wird und eine zu große Abnutzung nicht genetisch zwingend sein kann, gibt es weder einen Grund für Schmerzen noch für Arthrose oder andere Schäden und Verschleißerscheinungen. Dies gilt für die Bandscheiben zwischen den Wirbelkörpern ebenso.

Unsere Erklärung für Schmerzen basiert auf jahrelanger Erfahrung

Warum aber leiden dann so viele Menschen an Schmerzen, bekommen Arthrose? Warum verschleißen Menisken, entzünden sich Schleimbeutel oder Nerven? Warum gibt es so viele Menschen mit Schmerzen im Bereich der Lendenwirbelsäule? Warum müssen Menschen über Jahre, ja ihr ganzes Leben lang

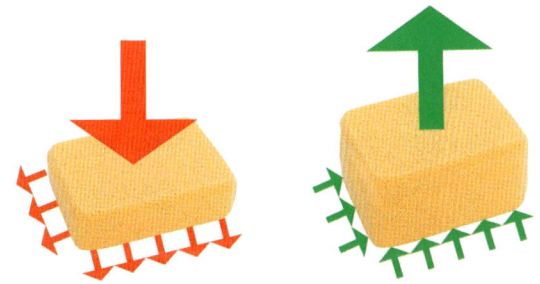

Bei Druck wird die Flüssigkeit herausgepresst. »Plustert« sich der Schwamm wieder auf, saugt er die Flüssigkeit aus seiner Umgebung in sich hinein.

Schmerzmittel nehmen? Warum können acht von zehn Ausdauersportlern ihre Distanz nur mit der Einnahme von Schmerzmitteln absolvieren, obwohl sie noch genug Kraft und Energie haben? Warum werden so viele Menschen operiert und bekommen irgendwann ein künstliches Gelenk eingesetzt? Und warum haben viele trotz Operation und künstlichem Gelenk immer noch – und teilweise mehr – Schmerzen?

Die herkömmliche Fachmeinung sagt, dass Schäden und Verschleiß an den Gelenken und der Wirbelsäule, wie Arthrose und Bandscheibenvorfälle, Entzündungen, Kalkablagerungen, Wirbelgleiten, Beinlängenunterschiede, die Chronifizierung durch das Schmerzgedächtnis oder schlicht die Psyche für die Schmerzen verantwortlich sind.

Wir sehen das anders. Unsere Ansicht basiert auf unserer seit vielen Jahren gelebten Realität. Sie muss Ihnen aber zunächst noch völlig unmöglich erscheinen, da sie der Fachmeinung diametral entgegengesetzt ist.

Klare Aussage von uns: Die Arthrose im Hüftgelenk, der Meniskusschaden im Knie, die Kalkablagerung in der Schulter, die Diagnose Fibromyalgie, vermutete Entzündungen oder Nervenreizungen, die unterstellte Chronifizierung der Schmerzen durch die Ausbildung eines Schmerzgedächtnisses, schwere psychische Traumata – alle diese Zustände oder Diagnosen mögen vorliegen, doch mit den Schmerzen haben sie in den meisten Fällen, wir sprechen wieder von über 95 Prozent, nichts oder nur sehr wenig zu tun.

Zweifeln Sie an unserem Verstand? Wahrscheinlich. Das macht Sie sympathisch und seriös. Denn wer mit dieser Aussage zum ersten Male konfrontiert wird, sie für bare Münze nimmt und darüber hinweg liest, kann nur als unglaublich leichtgläubig bezeichnet werden.

Arthrose und Bandscheibenvorfälle, Kalkablagerungen, Nervenreizungen, Entzündungen etc. sind in den allermeisten Fällen nicht Ursache für die heute am häufigsten auftretenden Schmerzen.

Wie können wir so etwas behaupten? Ganz einfach: Weil es unserer Erfahrung nach so ist. Woher nehmen wir diese Sicherheit? Weil wir das seit über zwei Jahrzehnten täglich an inzwischen unzähligen Patienten beweisen. Wenn Sie betroffen sind, gerne auch an Ihnen selbst. Und weil wir von Beginn unserer Schmerztherapie-Ausbildungen im Jahre 2007 alle (!) von den Teilnehmern »mitgebrachten« Schmerzen in den vier Tagen der Ausbildung beobachtet und erfasst haben. Die Teilnehmer (die meisten selbst Schmerzprofis) haben es erlebt, wie durch unsere Therapie von mittlerweile 7620 beobachteten Schmerzzuständen 78,45 Prozent völlig – also bis auf 0 Prozent – beseitigt wurden und 96,93 Prozent bis auf einen Restschmerz von maximal 30 Prozent verschwunden waren (Stand März 2016).

Die große Frage ist jetzt: Wie verträgt sich diese von uns – und mittlerweile einigen Tausend anderen Ärzten und Therapeuten – täglich gelebte Realität mit der herrschenden Meinung? Die Antwort: gar nicht. Die nächste Frage lautet: Wer irrt? Nun müssen Sie überlegen, was Ihnen logischer und nachvollziehbarer erscheint. Auf der einen Seite die herrschende Fachmeinung mit den Ihnen bekannten Vorgehensweisen, auf der anderen Seite unsere neue Realität, die täglich erfolgreich umgesetzt wird. Die herkömmliche Meinung liefert offenbar nicht die Lösung für eines der größten Gesundheitsprobleme der heutigen Zeit, sonst würden Schmerzerkrankungen nicht Jahr für Jahr unaufhaltsam zunehmen. Dagegen räumt die neue Vorgehensweise bei den Betroffenen so nachhaltig mit den Schmerzen auf, dass sie nie wieder davon belästigt werden, wenn sie unseren Vorgehensweisen in der Schmerztherapie und FaYo folgen.

Denken Sie bitte einen Moment darüber nach, bevor Sie weiterlesen. Vor allem, wenn Sie Schmerzen kennen oder sogar schon Operationen hinter sich haben, wissen Sie genau, wovon wir sprechen.

Wie Alarmschmerzen entstehen

Was Ihnen jetzt noch fehlt, ist die logische Erklärung dafür, warum die oben genannten Diagnosen (Arthrose, Bandscheibenvorfälle usw.) in den meisten Fällen nichts mit Ihren Schmerzen zu tun haben. Gleichzeitig befassen wir uns damit, warum Schmerzen völlig unabhängig von Verschleiß und Schäden sein können: Warum leiden viele Menschen beispielsweise an chronischen Knie- oder Rückenschmerzen, wenn Knie oder Rücken vollkommen in Ordnung sind, weder Arthrose noch Bandscheibenvorfälle noch Entzündungen nachweisbar sind? Warum gibt es Menschen, die nach dem Einbau eines künstlichen Kniegelenkes die gleichen Schmerzen haben wie zuvor? Dann heißt es herkömmlich: Chronifizierung oder die Psyche, und es gibt Arzneimittel …

Um all diese Fragen und Ungereimtheiten auflösen zu können, schauen wir uns wieder das beispielhafte Gelenk an.

Durch unseren Bewegungsalltag werden die Gelenke und damit die Muskeln einseitig belastet. Wird ein Muskel jedoch ständig angespannt, möchte nicht nachgeben, als wäre er »verkürzt«, verliert er seine Beweglichkeit. Mit ihm verlieren auch die Faszien ihre Flexibilität, sie verfilzen und verkürzen dadurch wie ein Wollpullover, der zu heiß gewaschen wird und seine Nachgiebigkeit verliert. In der Bewegung muss der Muskel, der sie auslöst, also mehr Kraft aufwenden, stärker ziehen, um die unflexiblen Muskeln,

Faszien und das umgebende Gewebe der Gegenseite auseinander zu ziehen. Die verkürzten Muskeln und Faszien sind damit Ursache einer erhöhten Spannung. All dies belastet das Gelenk.

Haben Sie schon einmal ein Stück Holz mit Schmirgelpapier bearbeitet? Dann wissen Sie, dass der Druck eine wichtige Rolle spielt: Je stärker Sie drücken, desto mehr Holz wird abgetragen. Im Gelenk verhält es sich genauso. Vor allem, wenn durch stetigen Druck kaum noch Flüssigkeit im Knorpel ist, tut das Ihrem Knorpel nicht gut.

Der Körper misst dieses Geschehen über seine Rezeptoren und schickt entsprechende Signale zum Gehirn. Sobald nach seinen Berechnungen der Verschleiß des Knorpels die Reparaturmöglichkeit übersteigt, muss er handeln. Denn defekte Gelenke senken die Überlebensfähigkeit.

Aber was soll der Körper – der innere Arzt – dagegen tun? Im Bereich der Gegenseite, der Ursache, der verkürzten und verfilzten Faszie, die nicht mehr geschmeidig nachgibt, kann er nichts tun. Das ist wie Rost im Getriebe. Er kann die Gefahr nur stoppen, indem er da ansetzt, wo das Problem ausgelöst wird: Am Muskel, der gerade im Begriff ist zu ziehen. Also handelt er völlig logisch und projiziert einen – je nach Höhe der Gefahr – genügend intensiven Schmerz an eine geeignete Stelle. Dieser Schmerz alarmiert den Besitzer des Körpers und hindert ihn daran, die Bewegung, die den Knorpel oder die Bandscheibe zu stark belasten

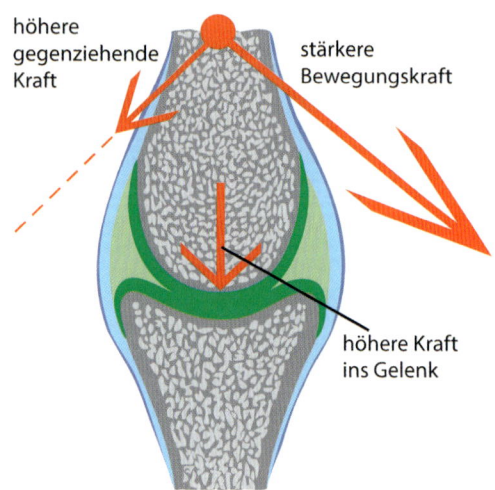

höhere gegenziehende Kraft

stärkere Bewegungskraft

höhere Kraft ins Gelenk

Die höheren Kräfte ziehen die beiden Knochen stärker gegeneinander, wodurch die Knorpel zu hoch belastet werden.

würde, auszuführen. Diesen Schmerz, der unabhängig von der Struktur und deren eventueller Schädigung ist, haben wir wegen seiner Dringlichkeit Alarmschmerz genannt. Noch einmal: Dieser Alarmschmerz wird vom Gehirn erzeugt wie ein Gefühl und hat mit der Arthrose oder dem Bandscheibenvorfall in den meisten Fällen nichts zu tun.

Damit ist es uns endlich möglich zu erklären, warum Menschen massive, chronische Schmerzen haben können, bei denen der Knorpel und andere Teile des Gelenkes oder seiner Umgebung völlig in Ordnung sind und kein Verschleiß zu finden ist. Oder umgekehrt, warum Menschen Bandscheibenvorfälle oder Arthrose haben können und sie keinerlei Schmerzen haben. Und warum wir den Alarmschmerz beseitigen können, obwohl eben Verschleiß vorliegt.

Der Alarmschmerz ist unabhängig von der Struktur und deren eventueller Schädigung. Er resultiert aus den Spannungserhöhungen in Muskeln und Faszien.

Wir brauchen kein Schmerzgedächtnis mehr zu erfinden, kein psychisches Trauma mehr zu bemühen, keine behauptete Fibromyalgie mehr zu diagnostizieren. Wir müssen auch keine Gruppen mehr einrichten, in denen Menschen lernen sollen, ihren Schmerz zu ertragen. Wir müssen keine überflüssigen Operationen mehr durchführen, keine Nerven kappen oder veröden, kein radioaktives Material ins Gelenk spritzen, keine Knochen »korrigieren«, die von der Natur als »Fehler« eingebaut worden sind. Wir müssen aber vor allem keine Schmerzmittel mehr wie Bonbons konsumieren, keine Schmerzpumpen oder künstliche Gelenke mehr einbauen. Wir müssen auch älteren Menschen nicht mehr erzählen, dass es in höherem Alter immer unvermeidbarer ist, mit Schmerzen und Bewegungseinschränkungen leben zu müssen.

Denn nach diesem Erklärungsmodell ist klar, dass die herkömmlichen Therapien nicht an den wirklichen Ursachen ansetzen, und zwar den ausufernden Spannungserhöhungen in Muskeln und Faszien.

Trotzdem bleibt eine Frage offen: Wenn wir Menschen perfekt geschaffen sind, warum schützt der Alarmschmerz zwar in der akuten Situation vor Verschleiß, löst das entstandene Problem aber nicht dauerhaft?

Denn was tut der Mensch, wenn eine bestimmte Bewegung schmerzt? Er führt sie nicht aus. Das ist ja der Sinn des Alarms. Aber Bewegungen dauerhaft nicht auszuführen, das hat Folgen, weil dann bestimmte Bewegungswinkel nicht mehr genutzt werden. Wir hatten erklärt, wie die Gelenkknorpel – das Gleiche gilt für die Bandscheiben – ernährt werden: durch Bewegung. Je mehr Bewegung also durch den Alarmschmerz »blockiert« ist, desto weniger Nahrung erhält der Knorpel. Letztlich geht es ihm wie uns, wenn wir dauerhaft zu wenig essen. Wir bauen ab und verhungern irgendwann. Der Alarmschmerz, der unseren Knorpel zunächst schützt, führt also dazu, dass der Knorpel irgendwann verhungert, dünner wird, verschwindet.

Unser Bewegungsalltag führt uns in die Sackgasse der Evolution

Wenn Sie uns bis hier gefolgt sind, dann können Sie nachvollziehen, was wir als »Sackgasse der Evolution« bezeichnen. Wir gehen davon aus, dass unser Körper genetisch nicht daran angepasst ist, so eingeschränkt bewegt zu werden, wie wir das heute tun. Weiter unterstellen wir, dass unser Alarmschmerzprogramm dafür installiert ist, nach Unfällen, die den Bewegungsapparat betreffen, zu gewährleisten, dass wir bestmöglich ausheilen können. Für die heutige Situation permanenter »Alltagsunfälle«

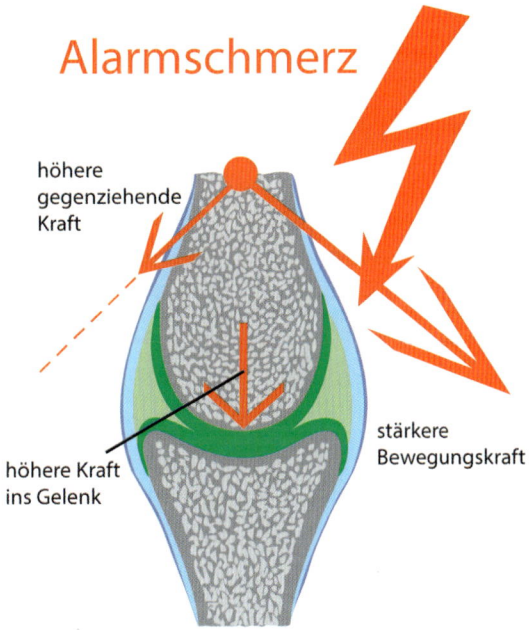

Alarmschmerz

höhere gegenziehende Kraft

höhere Kraft ins Gelenk

stärkere Bewegungskraft

Werden die Kräfte so hoch, dass der daraus resultierende Verschleiß die Reparaturfähigkeit übersteigen würde, stoppt der Körper – vermutlich die Basalganglien und das PAG in gemeinsamer Abstimmung – die Bewegung, die zum Verschleiß führen würde. Dies geschieht unabhängig vom Zustand des Gelenkes (Arthrose usw.).

(heißt: im Alltag bestimmte Gelenkwinkel nie einnehmen) ist das Programm nicht vorgesehen. Das heißt im Klartext: Zerre oder reiße ich Muskeln und Faszien, schützt der Alarmschmerz, um die Ausheilung nicht zu gefährden. Doch durch unseren Alltag sind die Muskeln und Faszien ständig erhöhter Spannung ausgesetzt, die bestimmte Gewebe schutzbedürftig machen. Diese Spannungserhöhungen nehmen zu, wenn wir unser Bewegungsprofil, das zum Problem führte, nicht ändern. Also gerät unser

Körper in eine Situation, die genetisch nicht vorgesehen ist – mit den oben beschriebenen dramatischen Folgen.

Und als wäre das alles noch nicht schlimm genug, tritt ein weiterer verheerender Effekt ein. Denn wenn der Alarmschmerz unsere Bewegungswinkel noch weiter einschränkt, nimmt die Ernährung des Knorpels noch mehr ab. Er verhungert geradezu.

Dies führt in die von uns sogenannte Sackgasse der Evolution. Aus dieser Sackgasse gibt es mit den herkömmlichen Vorgehensweisen kein Entrinnen. Hören wir auf den Schmerz und führen die Bewegung nicht aus, verhungert unser Knorpel. Ignorieren wir den Schmerz, verschleißen wir ihn. Nehmen wir – vor allem längerfristig – Schmerzmittel, fördern wir die Arthrose. Operieren wir Bandscheiben oder ersetzen wir Gelenke, basteln wir an Symptomen (Bandscheibenvorfälle, Arthrose usw.), und die Schmerzursachen bleiben bestehen. Der einzige Grund, warum nach solchen Operationen die Schmerzen zunächst weniger oder weg sein können, ist die vorübergehende Spannungsminderung durch die Narkose. Haben Sie diesen Zusammenhang realisiert? Wir haben gerade gesagt, dass Operationen – wenn überhaupt – deswegen Schmerzen meist nur mindern können, weil durch die Narkose die Muskeln erschlaffen, die überhöhten Spannungen, die zu den Schmerzen führen, also gemindert werden. Ärzte in medizinisch schlecht versorgten Gegenden Russlands nutzen diesen Effekt übrigens, indem sie massiv leidenden Schmerzpatienten einfach eine Narkose geben. Sie haben die Erfahrung gemacht, dass diese Patienten anschließend eine Zeitlang schmerzfrei sind und setzen diesen Effekt ein, pragmatisch wie sie sind.

Wenn Schmerzen nach einer Operation am Bewegungsapparat dauerhaft wegbleiben, dann fast immer deswegen, weil die Betroffenen ihre Übungen aus der Reha auch nach der Entlassung fleißig weitermachen, und nicht, weil die Struktur »repariert« ist.

Übrigens sitzen wir durchschnittlich 11,5 Stunden pro Tag, was einige einwinkelige Gelenkpositionen mit sich bringt, die für geschätzte 80 Prozent der Schmerzen an Knien, Hüften, Lendenwirbelsäule, Brustwirbelsäule, Schultern und Nacken verantwortlich sind. Unausgeglichenes Sitzen ist deswegen ein richtiger Killer für den Körper. Wobei die Betonung auf unausgeglichen liegt, denn wer weiß, was er zu tun hat, kann auch 15 Stunden ohne Probleme sitzen. Wie Sie sich denken können, heißt die Lösung dafür FaYo – nur 15 Minuten täglich.

Auswirkungen unserer Bewegung – die zwingende Logik unserer Biologie

Die meisten Schmerzen, unter denen Menschen heute leiden, entstehen dadurch, dass wir uns im weitesten Sinne eingeschränkt bewegen. Dies ergibt sich aus all dem, was Sie bisher gelesen haben.

Hierbei handelt es sich nicht nur um eine theoretische Möglichkeit, sondern die beschriebenen Prozesse im Körper sind zwingende Folgen unserer Bewegungsprofile. Solche eingeschränkten Bewegungsmuster werden meist nur zufällig ausgeglichen. Man macht Sport, übt ein Hobby oder einen Beruf aus, womit Bewegungen verbunden sind, die – wenn der Betroffene Glück hat – genau die verkürzenden und spannungserhöhenden Bewegungen ausgleichen, die ansonsten zu Schmerzen, Verschleiß und vielerlei Schäden an der Körperstruktur führen würden.

Wir merken uns also: Meist ist unser Bewegungsprofil die Ursache unserer Schmerzen, und zwar wirken sich die beschriebenen engwinkeligen Bewegungen oder einwinkeligen Positionen so negativ aus. Würden wir alle Gelenke regelmäßig in ihren vollen Bewegungswinkeln nutzen, könnte das alles nicht passieren. Wenn wir alle Möglichkeiten unserer Bewegung nutzen, kann unser Bewegungsapparat ohne Schmerzen, Verschleiß oder Bewegungseinschränkungen perfekt funktionieren.

Wir sind nicht für die Spezialisierung geschaffen

Das Problem beginnt mit der Spezialisierung. Wir sind geschaffen als Spezialisten für das Unspezielle. Biologisch sind wir darauf ausgerichtet, alle Gelenke voll zu nutzen, sonst wären sie nicht so angelegt. Weder die Evolution noch Gott bauen Gelenke oder Bewegungsmöglichkeiten ein, damit sie nicht genutzt werden. Unsere Spezialisierung begann vor Jahrtausenden mit der Sesshaftigkeit, hat sich mit der industriellen Revolution drastisch zugespitzt und explodiert im heutigen Informationszeitalter, in dem sich alles in atemberaubender Geschwindigkeit bewegt – und wir Menschen uns immer weniger.

Der Schreibtischarbeiter an seinem Computer, der Musiker an seinem Instrument, der Sportler in seiner spezifischen Sportart – sie alle werden in ihrem Metier immer besser, je mehr sie ihre Bewegungsmuster darauf spezialisieren. Das nennt man üben. Und Übung macht bekanntlich den Meister. Aber diese steigende Verbesserung der Fähigkei-

> Meist ist unser Bewegungsprofil die Ursache unserer Schmerzen, und zwar wirken sich die engwinkeligen Bewegungen oder einwinkeligen Positionen so negativ aus. Würden wir alle Gelenke regelmäßig in ihren vollen Bewegungswinkeln nutzen, könnte unser Bewegungsapparat ohne Schmerzen oder Einschränkungen funktionieren.

ten kippt irgendwann, wenn zum Beispiel die Leistungssteigerung eines Sportlers gebremst und ausgehebelt wird, weil Schmerzen und Verschleiß so groß werden, dass die Leistung wieder abnimmt. Diese Erfahrung machen Hochleistungssportler zurzeit.

Der »Break-even« der Bewegungsevolution

Auch bei diesem Zusammenhang gerät die Evolution in Bedrängnis. Zwei Entwicklungen kollidieren. Einerseits haben wir unseren biologisch perfekt entwickelten Zustand, wir sind spezialisiert auf das Unspezielle. Die Bewegungsvielfalt des Unspeziellen ist auf vielen Ebenen mit den unterschiedlichsten Körperfunktionen verknüpft. Das geht, wie wir später noch sehen werden, sogar noch weit über unsere bisherigen Überlegungen zu Schmerzen, Verschleiß und Bewegungseinschränkungen hinaus.

Auf der anderen Seite spezialisieren wir uns zumindest seit Beginn der Sesshaftigkeit immer mehr. Erst dadurch, dass unterschiedliche Berufsgruppen sich speziellen Weiterentwicklungen widmeten, konnten wir den jetzigen Zustand unserer Zivilisation mit dieser Lebensqualität erreichen. Die Konzentration auf verschiedene Berufe und Tätigkeiten war natürlich untrennbar verkoppelt mit speziellen Bewegungsmustern, um diese Tätigkeiten bestmöglich ausüben zu können. Was spätestens seit der industri-

ellen Revolution seinen Anfang nahm und in der jetzigen sogenannten Informationsgesellschaft geradezu kollabiert, sind die damit verbundenen körperlich-gesundheitlichen Negativauswirkungen. Es sind zwei gegenläufige Entwicklungen, die unsere Weiterentwicklungsmöglichkeiten als Gesellschaft ebenso wie als Individuum momentan klar beschränken.

Unsere Aufgabe muss daraus folgend sein, Strategien zu entwickeln, diese Begrenzung unserer Entfaltung als Menschen durch die uns formende Biologie aufzuheben oder zumindest soweit wie möglich nach oben zu verschieben. Wie und warum das mit FaYo möglich ist, werden wir später noch sehen.

Die Auswirkung unseres Bewegungsprofils auf das Gehirn

Wie vorne bereits beschrieben, ist das Gehirn für die Ansteuerung der Muskeln zuständig, genauer gesagt der Bereich der Basalganglien. Hier werden die Bewegungsprogramme durch unsere tägliche Bewegung erschaffen und verändert, also auch durch unsere eingeschränkten Bewegungsprofile.

Die Muskeln werden sowohl im Ruhezustand als auch bei Bewegungen angesteuert. Führen wir bestimmte Bewegungen immer wieder aus, so ziehen sich die entsprechenden Muskelfasern immer wieder zusammen: Sie kontrahieren. Je öfter wir das tun, desto mehr summieren sich diese Kontraktionssignale, und es entstehen Restkontraktionen. Weiter vorne hatten wir in einem entsprechenden Eigenversuch beschrieben, wie der Armmuskel nach mehreren Armbeugungen mit einem Gewicht reagiert. Das Gehirn, das uns immer helfen will, »merkt sich« diese Kontraktionen und sendet mehr Anspannungsenergie in die entsprechenden Muskeln. In der Folge steigen die Ruhespannung und die Arbeitsspannung bis hin zu schmerzhaften Dauerkontraktionen. Gute Beispiele hierfür sind der untere Rücken, der Nacken oder auch die Waden. Je höher die Spannungen in den Muskelfasern, desto größer die Belastung der Gelenke und der Wirbelsäule und aller daran beteiligten Strukturen (Knorpel, Menisken, Bandscheiben, Sehnen usw.), desto größer die Intensität der Schmerzen, die alarmieren.

Überall, wo die Muskelspannung ansteigt oder sogar Dauerkontraktionen entstehen, werden die durch die Gewebe laufenden »Rohrleitungen« – Blutgefäße, Lymphgefäße und Nerven – eingeengt oder völlig abgedrückt. So entstehen Symptome wie nachts oder auch dauerhaft einschlafende Füße, Beine, Hände und Arme sowie geschwollene Beine durch gestaute Lymphe. Kribbeln und Gefühllosigkeit sowie schmerzende, brennende Nerven wie der Ischias im Gesäß deuten auf eingeengte Nerven hin. All dies sind bekannte Phänomene, die in biologischer Weise oft mit Schmerzen und Verschleiß verbunden sind.

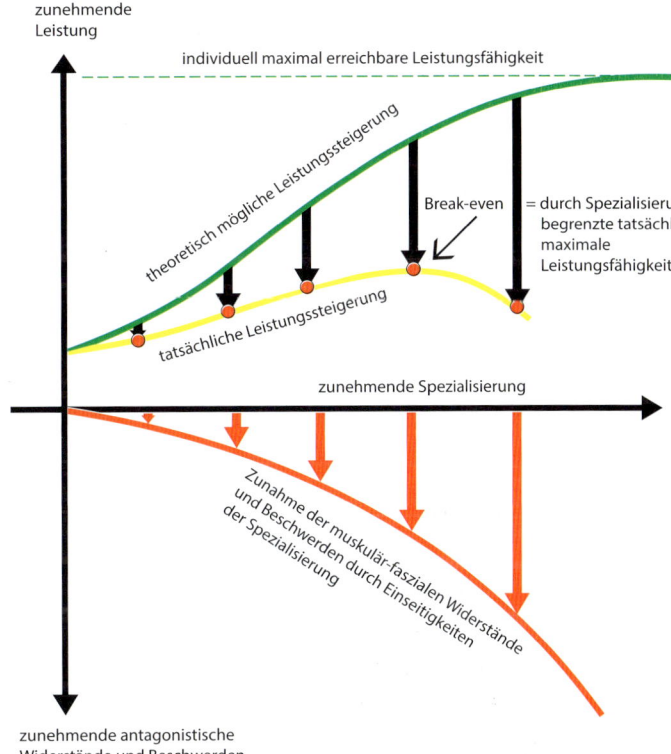

Diese Darstellung zeigt, dass die tatsächliche Leistungssteigerung (gelbe Kurve) im Vergleich zur theoretisch möglichen (grüne Kurve) deutlich gemindert ist. Der Break-even-Point zeigt, dass ab einem bestimmten Grad der Spezialisierung die Leistung nicht nur nicht mehr höher werden kann, sondern dass sie sogar aufgrund der überhand nehmenden muskulär-faszialen Widerstände und Beschwerden wieder abfallen wird. Auch wenn diese Darstellung keinen Anspruch auf mathematische Korrektheit hat, so wird doch deutlich, dass es unsere Aufgabe sein muss, das Training der Spezialisierung so weit wie möglich zu betreiben, aber die bei herkömmlichem Training sich mehr und mehr verstärkenden Beschwerden abzubauen. So kann die tatsächliche Leistung der theoretisch möglichen immer weiter angenähert werden.

Eingeschränkte Bewegung lässt die Faszien verfilzen

Wie Sie bereits wissen, sind die Faszien an jeder Bewegung beteiligt. Sie reagieren auch bei jeder Ansteuerung der Muskeln, sie passen sich an, werden ständig umgestaltet. Verantwortlich dafür sind die Bauarbeiter der Faszie, die Fibroblasten, die das dreidimensionale Fasziengeflecht ununterbrochen so umbauen, wie es die Belastungen durch die Bewegungen der Muskeln erfordern. Der Architekt unseres Bindegewebes, der 24 Stunden täglich Baupläne erstellt, ist dabei unser Bewegungsprofil. Natürlich reagiert die Faszie auch auf die Kräfte und Spannungen, die durch andere Faszien ausgelöst werden. Aber entscheidend ist das aktive Auslösen der Bewegung durch die Muskelfasern. Je weniger Bewegungsmöglichkeiten genutzt werden, umso stärker verändert sich die Faszienstruktur und umso weniger entspricht sie dem Ideal. Die ideale Struktur ist vergleichbar mit der Scherengitterstruktur einer Damenstrumpfhose: So dehnfähig und hochflexibel wie eine Damenstrumpfhose sollten unsere Faszien sein.

Robert Schleip konnte nachweisen, dass die wunderbar geordnete Scherengitterstruktur gesunder Faszien mit nachlassender Bewegung immer mehr verschwindet. Die Faszie verfilzt, wird unnachgiebig, unelastisch und reißanfällig. Dadurch erhöht sich die Belastung der Gelenke und der Wirbelsäule. Schmerzen, Verschleiß und immer höhere Verletzungsanfälligkeit sind die Folgen.

Die Faszienspannung beeinflusst die Knochen

Die nächste Körperstruktur, die unter den lebenslang immer weiter steigenden Zugspannungen leidet, sind die Knochen. Betroffen sind vor allem die Bereiche, an denen die Sehnen festgewachsen sind, denn hier kommt die Kraft an, die von den Muskeln und Faszien transportiert wird. Ist diese Kraft für den Knochen und die Knochenhaut zu hoch, kommt es zu Überreaktionen, weil der Körper den überlasteten Bereich reparieren oder verstärken möchte. Die Symptome dieser Reaktion werden oft als Entzündung missverstanden, die bekämpft werden muss, Cortison und entzündungshemmende Mittel kommen zum Einsatz. Wenn die Schmerzen dann nachlassen, glaubt man, der Grund dafür sei die durch das Cortison gestoppte Entzündung. Wir halten das für einen weiteren Irrtum. Bitte realisieren Sie, dass Cortison das Bindegewebe »aufweicht«. Der Schmerz wird unserer Erfahrung nach deswegen geringer, weil das dann weichere Bindegewebe elastischer ist und dadurch die Zugspannungen, die ja hauptsächlich für den Schmerz verantwortlich sind, abnehmen. Es findet also keine echte Heilung statt. Es ist sogar riskant, denn die »aufgeweichten« Faszien können überfordert sein, wie das beipielsweise bei längeren Cortisongaben mit Achillessehnen passiert, die reißen.

Durch die höheren Zugkräfte verformen sich die Knochen mit der Zeit. Dort, wo an der Knochenhaut gezogen wird, hebt diese ab, und in diese entstehenden Hohlräume wandern knochenbildende Zellen ein (Osteoblasten). Dadurch entstehen knöcherne Auswulstungen. Wir kennen das vom Fersensporn, bei dem die meisten davon ausgehen, dass es der Sporn ist, der schmerzt. Doch der Knochen selbst schmerzt nicht, wenn Druck auf ihn ausgeübt wird. Was schmerzt, sind die an dieser Stelle aktivierten Alarmschmerzrezeptoren. Diese sitzen in der Knochenhaut und sind desto druckempfindlicher, je mehr Zugspannungsstress an dieser Stelle herrscht.

Schmerzen gezielt behandeln

Bei den Alarmschmerzrezeptoren handelt es sich um freie Nervenendigungen (interstitielle Rezeptoren). Besteht Gefahr für Gelenke oder die Wirbelsäule, sind sie vom Alarmschmerzprogramm »scharf geschaltet«. Früher dachte man, diese interstitiellen Rezeptoren seien strukturell festgelegte Schmerzrezeptoren. Heute weiß man, dass sie verschiedene Aufgaben wahrnehmen können, und zwar je nachdem, was der Körper als wichtig empfindet. So fungieren sie im Falle von Schmerzen als Alarmschmerzrezeptoren.

Und jetzt wird es spannend: In den letzten 30 Jahren haben wir an den Knochen des Menschen 72 Stellen systematisieren können, an denen die interstitiellen Rezeptoren

als Alarmschmerzrezeptoren geschaltet sind. An diesen 72 Punkten, Linien oder Flächen können wir nahezu alle Schmerzen, unter denen Menschen leiden, beseitigen oder drastisch mindern. Und das schon in der ersten Behandlung, innerhalb von Minuten. Selbst wenn die Schmerzen viele Jahre chronisch waren oder/und schwerste Schädigungen wie Arthrose, Bandscheibenvorfälle, Spinalkanalstenosen, Gleitwirbel, Meniskusschäden oder ähnliche Diagnosen gestellt wurden. Ach ja, übrigens auch bei Migräne oder Fibromyalgie. Wir wissen, dass diese Sätze wieder mit Entrüstung oder zumindest Argwohn gelesen werden. Das ist auch gut so. Bleiben Sie kritisch. Wenn Sie es sich nicht vorstellen können und selbst betroffen sind, probieren Sie es einfach aus und gehen Sie zu einem Arzt oder Therapeuten, der nach Liebscher & Bracht therapiert.

Damit Sie verstehen, warum unsere Therapie so gut – und vor allem so schnell – wirkt, erklären wir Ihnen, was bei der Behandlung im Körper passiert. Wenn unsere LNB Therapeuten einen sehr gezielt platzierten und dosierten Druck auf diese 72 Knochenpunkte geben – dabei wissen sie, welche Stellen sie bei welchem Schmerz behandeln müssen –, senden die Rezeptoren Signale direkt an das Gehirn. Der Druck auf diese Punkte löst sofort eine Löschung oder positive Veränderung der krankhaft überhöhten Anspannungsprogramme in den Basalganglien aus. Wir konnten das schon 2009 bei einer kleinen Studie mittels EMG (Elektromyographie) direkt bei

Patienten messen. Sowie die Spannung geringer wurde oder sich veränderte, ließ der Schmerz nach.

Warum geht das so schnell? Die Bewegungsprogramme in den Basalganglien sind wie die Programme eines Computers. Sie drücken ein paar Tasten, und die Programme sind gelöscht, verändert oder durch andere ersetzt. Das gleiche Prinzip wenden wir bei unserer Osteopressur an. Wir drücken auf die »richtigen Tasten« (Alarmschmerzrezeptoren) mit dem Ziel, einen bestimmten Schmerz zu beseitigen. Herauszufinden, welches die richtigen Tasten sind, war die größte Arbeit der letzten 30 Jahre. Diese speziellen Rezeptoren am Knochen schalten in dieser Sekunde zum Gehirn durch und reduzieren das überhöhte Anspannungsprogramm.

Durch den Druck auf die Alarmschmerzrezeptoren werden die krankhaft überhöhten Anspannungsprogramme in den Basalganglien des Gehirns sofort positiv verändert oder gelöscht. Als Folge reduziert das Gehirn den Schmerz oder stellt ihn völlig ab.

Es gibt viele andere Rezeptoren in Muskeln, Faszien, Knochen und Knochensehnen. Wenn man sie manualtherapeutisch stimuliert, hat dies meist irgendeine – oft entspannende – Wirkung. Der Unterschied zu anderen Verfahren wie Triggerpunkte, FDM, Akupressur, Sehnenfriktion, Rolfing usw. liegt in der Intensität und Dauer der ausgelösten Wirkung. Die von uns systematisierten Punkte an den Knochen wirken so intensiv, weil sie direkt mit dem Gehirn verknüpft sind. Dorf findet quasi ein »Reset«

statt, eine Zurückstellung auf den genetisch optimalen Ausgangszustand.

In der Folge steuert das Gehirn die verantwortlichen Muskelfasern anders an. Dadurch wiederum messen die unzähligen Rezeptoren andere Spannungen, Drücke und Kräfte, also die Belastungen der Struktur. Diese anderen Messergebnisse senden die Rezeptoren in Richtung Gehirn. Dort werden die Messwerte abgeglichen, und es wird darüber entschieden, ob die Struktur weniger oder gar nicht mehr gefährdet ist. In dem Maße, um das sich die Gefährdung verringert hat, wird der Schmerz niedriger oder ganz abgestellt.

Der Körper entscheidet

Bei alldem handelt es sich um einen völlig natürlichen Prozess. Der Schmerz wird nicht »abgestellt« oder unterdrückt wie bei der Gabe von Schmerzmitteln, bei einer Narkose oder wenn die Nerven durchtrennt werden. Das wäre fatal, denn dann bewegt sich der Mensch »schmerzlos« weiter und bewegt sich in immer schlimmere Verschleißzustände und Schädigungen hinein, da der Körper ja nicht mehr warnen kann.

Bei der LNB Schmerztherapie gehen wir völlig körpergerecht vor. Wir nutzen die eingebauten Rezeptoren, um die Spannungssituation zu normalisieren. Und dann lassen wir den Körper entscheiden, ob er den Schmerz abstellen möchte. Denn nur er weiß, ob das richtig ist. Dadurch ist es völlig unmöglich, einen Schmerz wegzunehmen, den der Körper noch »braucht«, um sich zu schützen. Wenn zum Beispiel ein unerkannter Armbruch vorliegt, gelingt es zwar, den Schmerz für einen kurzen Augenblick zu senken, aber er ist sofort wieder da.

Deswegen eignet sich unsere Therapie so gut zur Differentialdiagnose. Nimmt ein Schmerz mit unserer Therapie drastisch ab oder verschwindet er ganz, können wir mit hoher Sicherheit davon ausgehen, dass er – trotz eventuell vorliegender schlimmster Arthrose oder Wirbelsäulenschäden – muskulär-faszial verursacht ist. Dann kann er mit unserer Therapie vollständig und langfristig abgestellt werden. Ist ein Schmerz jedoch nicht sehr deutlich beeinflussbar, bedeutet das Gefahr, denn dann kann eine bedrohliche Krankheit vorliegen. Unsere Therapeuten sind angewiesen, solche Patienten sofort zu allen in Frage kommenden Fachärzten zu schicken, damit das sicher abgeklärt wird.

Die Fehlentwicklung zu Schmerz und Verschleiß im Überblick

- Unser Bewegungsprofil besteht aus engwinkeligen Bewegungen (Laufen, Essen) und einwinkeligen Positionen (Stehen, Sitzen).
- Im Gehirn werden in den Basalganglien Bewegungsprogramme erschaffen und immer wieder angepasst.
- Durch das eingeschränkte Bewegungsprofil ist die vom Gehirn angesteuerte Spannung in Muskeln und Faszien zu hoch.
- Die Faszien verlieren ihre perfekte Scherengitterstruktur, wenn sie nur eingeschränkt bewegt werden. Sie verfilzen und werden unflexibel.
- Die überhöhten Zugspannungen wirken sich über die Knochen auf die Gelenke und die Wirbelsäule aus.

- Überall im Körper melden unterschiedlichste Rezeptoren dem Gehirn ihre Messwerte, die eine drohende Schädigung signalisieren. Die Folge sind Schmerzen und aktivierte Alarmschmerzrezeptoren.
- Werden diese Alarmschmerzrezeptoren gezielt behandelt, wird die Spannung reduziert. Es droht keine Schädigung mehr, der Alarmschmerz ist nicht mehr notwendig. Die Programme in den Basalganglien können angepasst bzw. gelöscht werden.
- Die Schmerzen werden nachhaltig reduziert bzw. bleiben verschwunden, wenn die Spannung dauerhaft aufgelöst bleibt. Das gelingt mit FaYo.

Das 4-Herzen-Modell – so entstehen Krankheiten

Schon vor vielen Jahren haben wir bei Patienten mit einer schmerzhaft bewegungseingeschränkten Kalkschulter etwas Interessantes beobachtet: Die im Röntgenbild sichtbaren Verkalkungen nahmen nach dem Löschen des Schmerzes und der Wiedergewinnung der vollständigen Bewegung nach einiger Zeit ab und verschwanden schließlich ganz. Dadurch war klar, dass der Körper offensichtlich dazu in der Lage ist, Ablagerungen, die er selbst produziert hat, auch wieder abzubauen.

Es ist bio-logisch, dass der Stoffwechsel in unbewegten Bereichen niedriger ist als in bewegten, aber wir dachten uns zunächst nicht viel dabei. Es war halt ein positiver Nebeneffekt wie viele andere, die wir bei unserer Schmerztherapie beobachten. Dann aber hatten wir einige Morbus-Sudeck-Fälle, deren Zustand sich immer weiter verbesserte. Bei dieser Krankheit sterben Gewebebereiche praktisch ab oder verändern sich sehr stark, sie degenerieren. Als wir die positive Entwicklung in diesen Fällen beobachteten, wurde uns immer klarer, dass sich bei unserer Therapie der Stoffwechsel geradezu dramatisch verbessern musste, sonst wären solche Effekte nicht möglich.

Schließlich erlebten wir, wie bei einer Teilnehmerin der Schmerztherapie-Ausbildung in den vier Seminartagen ihr zu Beginn akut vollflächig entzündlicher Handrücken abheilte. Ihr Partner – ein Arzt – schüttelte darüber nur verständnislos den Kopf. Nun war es offensichtlich: Wir müssen genauer hinschauen. Und das machen wir jetzt zusammen mit Ihnen.

Herz Nummer 1

Wir wissen alle, wie und durch welche Mechanismen die Nährstoffe und der Sauerstoff, den wir einatmen, zu den etwa 90 Billionen Zellen kommen: durch das Blut. Es strömt durch den Körper und transportiert alles dorthin, wo es gebraucht wird. Wir wissen auch, wodurch das Blut zum Strömen gebracht wird: Das Herz pumpt es durch den Körper. Das Blut wird aus den Venen angesaugt und in das Herz gepumpt, über die Arterien gelangt es wieder in den Kreislauf. Dieses Herz und seine Funktion sind allgemein bekannt. Wir haben es als Herz Nummer 1 bezeichnet.

Herz Nummer 2A – die Venenklappen

In den Arterien herrscht sehr hoher Druck im Vergleich zu den Venen. Werden bei einem Unfall Arterien verletzt, spritzt das Blut heraus, werden Venen geöffnet, fließt es viel langsamer heraus. Denn in dem etwa 160 000 Kilometer umfassenden Kapillarnetz

(Haargefäße) zwischen Arterien und Venen, das durchflutet werden muss, kommt es zu einem enormen Druckabfall. Deswegen spricht man sogar von einem Hochdrucksystem in den Arterien und einem Niedrigdrucksystem im Bereich der Kapillaren und Venen.

Obwohl das Herz kräftig pumpt, reicht seine Leistung nicht annähernd aus, die vollständige Rückströmung zu gewährleisten. Deswegen sind in Venen Klappen eingebaut, die verhindern, dass Blut entgegen der Fließrichtung zurückfließen kann. Dadurch haben sie eine ähnliche Pumpfunktion wie das Herz. Während das Herz die Pumpbewegung durch den Herzmuskel erzeugt, benötigt die Venenpumpe andere Muskeln, um das Blut zum Fließen zu bringen. Sie nutzt dafür den Druck umliegender Muskeln, die sich beim Bewegen zusammenziehen.

Wenn die neben der Vene liegenden Muskeln kontrahieren, wird Druck auf die Gefäßwand ausgeübt. Dadurch kommt es zur Druckerhöhung in der Vene. Das Blut, das sich in diesem Bereich befindet, drückt gegen die Gefäßwand und gegen die Venenklappen. Durch deren Anordnung wird die eine Klappe geschlossen, während die andere sich öffnet. Das Blut strömt durch die sich öffnende Klappe, und die Fließrichtung zurück Richtung Herz wird sichergestellt.

Da diese Venenklappen so wichtig dafür sind, dass der Blutfluss zurück zum Herzen gesichert ist, haben wir sie als Herz Nummer 2A bezeichnet. Bei unserer Beschreibung lassen wir übrigens den kleineren Lungenkreislauf außer Acht, da dort bezüglich des Durchströmens im Prinzip das Gleiche geschieht.

Herz Nummer 2B – die Kapillarklappen

Wenden wir uns nun dem riesigen Netz der Kapillaren zu. 160 000 Kilometer – diese unglaubliche Menge an Haargefäßen passt nur in unseren Körper, weil sie winzig im Durchmesser sind, etwa sechs Tausendstel eines Millimeters. Diese feinsten Blutgefäße verbinden Arterien und Venen miteinander und sorgen für den Austausch von Stoffen zwischen Blutgefäßen und Gewebe. Es sind so feine Schläuche, dass die roten Blutkörperchen sich verformen müssen, um hindurch-

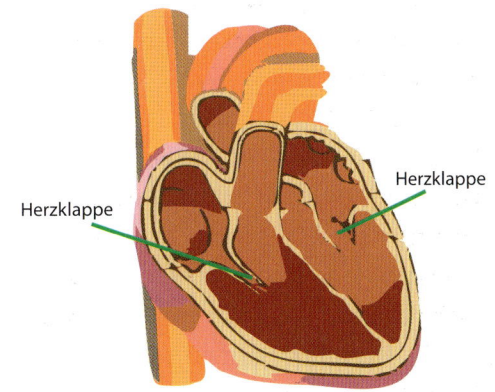

Herzklappe

Herzklappe

Das Herz ist der immer pumpende Hauptmotor des Blutes. Es ist eine geniale Konstruktion, denn die Klappen zum Erzeugen der Fließrichtung sind in einen Muskel, der für den Antrieb sorgt, hineinkonstruiert.

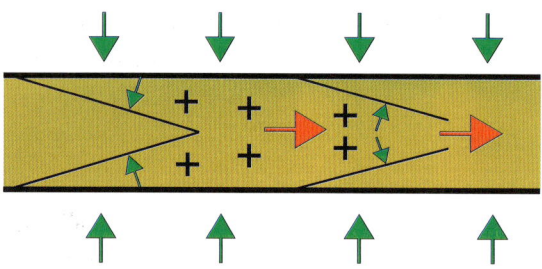

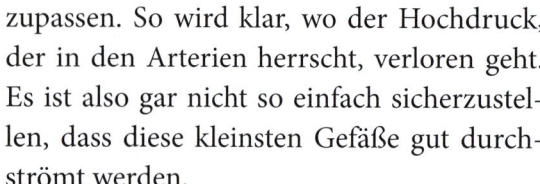

Die Venenklappen sorgen dafür, dass das Blut nur in eine Richtung strömen kann.

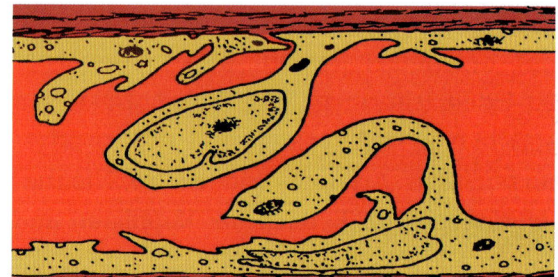

Auch wenn die Klappen deutlich weniger speziell »konstruiert« sind, so kann man doch die Funktion gut erkennen.

zupassen. So wird klar, wo der Hochdruck, der in den Arterien herrscht, verloren geht. Es ist also gar nicht so einfach sicherzustellen, dass diese kleinsten Gefäße gut durchströmt werden.

Ein Ingenieur für Strömungstechnik, der den Auftrag hätte, solch ein System zu konstruieren, würde mit hoher Wahrscheinlichkeit zusätzliche Pumpen in die Kapillaren einbauen, um ihre gute Durchströmung sicherzustellen. Und tatsächlich gibt es solche Pumpen auch in den kleinsten Gefäßen: winzigste Bindegewebsschleierchen, die in die Kapillaren hineinwachsen und dort die gleiche Aufgabe übernehmen wie die Venenklappen in den großen Venen. Solche Schleierchen sind in der westlichen Medizin in dieser Funktion allerdings nicht bekannt. Russische Forscher stießen in den 1950er Jahren darauf. Vladimir Nazarov, ein Professor für Biomechanik, zeigte in Tierversuchen, wie Muskeln durch diese Schleierchen in den Haargefäßen als regelrechte Blutpumpen funktionieren. Wegen ihrer Wichtigkeit

für die Mikrodurchblutung der Gewebe sind die Klappen im venösen Kapillarsystem und vermutlich auch in den feinsten Lymphgefäßen bei uns Herz Nummer 2B.

Herz Nummer 3 – das Fasziengewebe

Nun müssen Sie sich vorstellen, dass der Sauerstoff und die Nährstoffe durch die halbdurchlässige Kapillarwand in den Zwischenzellbereich diffundiert sind. Von dort müssen sie zu den Zellen gelangen. Der Zwischenzellraum – die extrazelluläre Matrix – ist für unsere Gesundheit äußerst wichtig. Dorthin gelangen Sauerstoff und alle Nähr- und Baustoffe, welche die Zelle braucht, alle Abfallstoffe, welche die Zellen entsorgen, müssen von dort abtransportiert werden. Zwischen den Zellen befindet sich das Fasziennetz, und der Zwischenraum ist mit der Zwischenzellflüssigkeit gefüllt.

Wie bereits beschrieben, haben gesunde, bewegte Faszien eine scherengitterähnliche

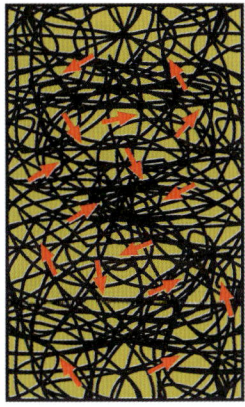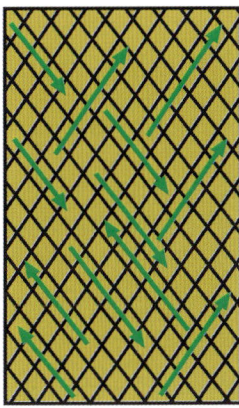

Schwergängigkeit und Blockaden oder leichtes Fließen

Struktur. Diese Struktur beinhaltet Strömungskanäle und ist durchlässig genug, damit die Nährstoffe hindurchtransportiert werden können. Verfilzungen im Fasziengewebe erschweren dies natürlich. Wenn wir alle Bewegungen ausführen, die genetisch vorgesehen sind, ordnen sie die Struktur der Faszie so, dass der Zwischenzellraum besser durchflutet werden kann. Nährstoffe und Sauerstoff können dann besser zu den Zellen gelangen, die Abfallstoffe des Zellstoffwechsels werden besser zurück zu den venösen Kapillaren und den Lymphgefäßen transportiert.

Inzwischen diskutiert die neueste Faszienforschung die Rolle von Faszienverfilzungen bei der Entartung der Zellen, also auch beim Krebs. Es könnte sein, dass Zellen auch deswegen entarten, weil Faszien verfilzt sind und der Zwischenzellraum so zugesetzt ist mit Abfall, dass weder Nährstoffe und Sauerstoff in ausreichender Menge zu den Zellen gelangen, noch Abfallstoffe abtransportiert werden können. Die Zellen würden quasi ersticken. Wäre das nicht ein nachvollziehbarer Grund dafür, dass Zellen auf einen Stoffwechsel umsteigen, der ohne Sauerstoff auskommt, um zu überleben? Zusätzlich weiß man, dass Tumorzellen sich mit einer Barriere aus Bindegewebe umgeben, um sich vor der Vernichtung durch unser Immunsystem zu schützen. Oder wird hier die Henne mit dem Ei verwechselt, und Krebs entsteht dort, wo verfilzte Faszien den Stoffwechsel blockieren? Wie auch immer – auch das macht deutlich, wie wichtig es ist, das Fasziennetz durchlässig und gut strukturiert zu halten. Wegen der Wichtigkeit des Fasziennetzes für den Transport der Stoffe ist es bei uns das Herz Nummer 3.

Im Zwischenzellraum, auch extrazelluläre Matrix genannt, befinden sich das Fasziennetz und die Zwischenzellflüssigkeit.

Herz Nummer 4 – die elektrisierenden Piezoeffekte

Nun kommt der Endspurt für die Nährstoffe auf ihrem Weg in die Zelle. Sie haben sich an der Zellwand versammelt und bitten um Einlass. Dieser Einlass wird ihnen durch verschiedene Tore gewährt.

Die Passagen können aber nur ungehindert ablaufen, wenn die Zellwand eine Spannung von 70 bis 90 Millivolt hat. Nur dann kann die Zelle Signale und Steuerbefehle

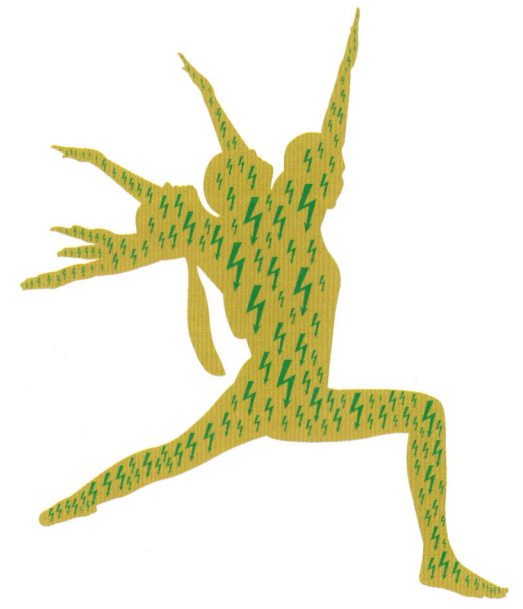

*Wenn man die Felder sehen könnte,
würde bei Bewegung alles flimmern.*

erkennen, den An- und Abtransport organisieren und Informationen initiieren. So hält die Zellwandspannung den optimalen Ionenaustausch aufrecht und kontrolliert den Zellstoffwechsel. Es geht dabei um »schlappe« 100 000 Vorgänge pro Sekunde, die biologisch gesteuert und geregelt werden müssen. Und das pro Zelle, von der wir 90 Billionen oder sogar mehr haben. Unglaublich, oder? Bei Krebskranken werden übrigens nur etwa 20 bis 30 Millivolt gemessen. Das zeigt, wie wichtig eine gesunde Zellwandspannung ist.

Woher kommt nun diese Spannung? Sie ist das Ergebnis biochemischer sowie biophysikalischer Prozesse, wobei letztere heute noch wenig Beachtung finden, obwohl schon vor 100 Jahren Strom therapeutisch eingesetzt wurde. In den 1960er Jahren erforschte der amerikanische Arzt Dr. Becker die Körper-

elektrizität und beschrieb, dass die Bindegewebe und vor allem die Knochen als Kristalle wirken und bei Bewegung und der daraus folgenden Belastung piezoelektrische Wechselspannungsfelder erzeugt werden. Diese Wechselspannungsfelder werden über das Kalzium der Knochen gleichgerichtet. Aus den Gleichspannungsfeldern beziehen die Zellen die elektrische Energie, um ihre Zellwände mit genügend hoher Spannung zu versorgen.

Der Biologe Dr. Ulrich Warnke forschte ebenfalls in diesem Bereich. Unter anderem durch diese Forschungen entstanden Geräte, die solche Felder künstlich erzeugen. Mittlerweile existiert ein ganzer Markt an sogenannten Magnetfeldgeräten, meist in Form von Matten, auf die man sich legt, um sich von deren elektromagnetischen Feldern »anregen« zu lassen. Damit soll der natürliche Weg der Spannungserzeugung durch eigene Körperbewegung durch Hilfe von außen ersetzt werden. Wir empfehlen, mit solchen Magnetfeldmatten vorsichtig umzugehen. Böse Zungen behaupten, es gäbe Matten auf dem Markt, die im Grunde genommen Elektrosmogfelder erzeugen. Wenn man solche technischen Hilfsgeräte nutzt, sollte man sicher gehen, dass die elektrisch erzeugten Felder sich positiv auf unsere Biologie auswirken.

Wir bevorzugen den natürlichen Weg über die Bewegung und haben uns darauf spezialisiert, unsere persönlichen Energiefelder durch optimales Bewegen zu erzeugen. Die auf diese Weise erzeugten Felder sind mit Sicherheit die besten, da sie genetisch bekannt sind.

Es gibt jedoch einen Tipp für Menschen, die sich nicht mehr ausreichend selbst bewegen können: Legen Sie sich auf einen sogenannten Chi-Trainer. Das ist ein Gerät, auf dem Sie in Rückenlage Ihre Fußgelenke ablegen, diese Ablagefläche schwingt dann in einstellbaren Geschwindigkeiten seitlich hin und her. Dadurch werden ohne eigenes Zutun so viele Bewegungsbelastungen im Bindegewebe und den Knochen erzeugt, dass nach 15 Minuten ein energetisierendes Kribbeln auftritt, das Sie am ganzen Körper deutlich spüren. Das glaubt man erst, wenn man es selbst gefühlt hat. Probieren Sie es aus, es lohnt sich. Und der Chi-Trainer ist für jeden geeignet. Trotzdem noch mal: Wenn Sie dazu in der Lage sind, ist es bestimmt die bessere Wahl, sich selbst zu bewegen.

Die selbst angesteuerte Bewegung oder solche Passivbewegungen des eigenen Körpers sind übrigens unserer Einschätzung nach einige der wenigen Möglichkeiten, ein durch Elektrosmog angerichtetes elektrisches Chaos im Körper wieder auszugleichen. Wie weit die eigene Bewegung dazu in der Lage ist, können wir nicht einschätzen. Aber wir sind optimistisch. Denn wenn Fremdfelder Unheil in uns anrichten, dann könnten eigene Felder das Gleiche in positiver Richtung schaffen. Da eine gesunde Zellwandspannung für den Zellstoffwechsel unverzichtbar ist, sind diese Piezoeffekte mit Umwandlung von Bewegung in elektrische Energie bei uns Herz Nummer 4.

Auf dem Weg in die bewusste Inkompetenz

Mit all den neuen Informationen, die Sie erhalten, kommen Sie mehr und mehr in die bewusste Inkompetenz. Das hat große Vorteile, kann aber auch bedrohlich sein. Der riesengroße Vorteil ist, dass Sie immer mehr merken, dass Schmerzen und Krankheiten nicht zufällig entstehen. Sie verstehen so langsam, wie Bewegen oder besser Nichtbewegen Grundlage dafür sein können, ein Leben lang krank zu sein und Schmerzen zu haben. Allein dies nährt den Gedanken, dass echte Hoffnung besteht.

Aber – und das ist das Bedrohliche – es wird ein bisschen ungemütlich. Denn wenn das alles wahr ist, was wir schreiben, kann man sich nicht mehr darauf ausruhen, allein die Umwelt oder das Schicksal für seine Schmerzen und Krankheiten verantwortlich zu machen. Aber keine Angst. Wir schla-

---

Die 4 Herzen

Herz 1:	Das Herz
Herz 2A:	Die Venenklappen
Herz 2B:	Die Kapillarklappen
Herz 3:	Das Fasziengewebe und seine Struktur
Herz 4:	Die elektrisierenden Piezoeffekte der Knochen und der Faszien

gen Ihnen ja auch Lösungen vor. Und wenn Sie merken, wie einfach diese Lösungen umzusetzen sind, werden Sie erleichtert sein. Wir haben immer schon sehr viel Wert darauf gelegt, dass unsere Vorgehensweisen bei möglichst geringem Aufwand ein optimales Ergebnis bringen.

Gesundheit ist ganz einfach – der direkte Weg

Nachdem wir nun viele Fakten gesammelt haben, führen wir diese hier zusammen. Was können wir auf der Grundlage dessen, was wir nun wissen, tun, um gesund und schmerzfrei zu werden und zu bleiben?

Die theoretisch mögliche 100-Prozent-Bewegung

Sie erinnern sich, dass wir schon einige Male von möglichst vollständiger Bewegung gesprochen und sie definiert haben. Man könnte sie auch 360-Grad-Bewegung nennen, um auszudrücken, dass alle dreidimensionalen Bewegungsmöglichkeiten genutzt werden. Meist sprechen wir kurz von der 100-Prozent-Bewegung. Aber es geht immer um das Gleiche: unser Bewegungspotenzial so vollständig wie möglich zu nutzen. Lassen Sie uns das bildhaft darstellen.

Diese Fläche stellt die Summe aller Bewegungsmöglichkeiten dar, die ein Mensch individuell hat. Gemäß seiner Größe, seiner Proportionen, der Beschaffenheit seiner Gelenke. Gemäß aller individuell fest eingestellten Größen, die nicht veränderbar sind. Wir setzen die Fläche mit den Geweben gleich, die durch diese Bewegung mitbewegt werden. Bewegen wir uns also vollständig mit 100 Prozent unserer Möglichkeiten, bewegen wir die Gewebe mit den möglichen 100 Prozent mit. Das mag streng mathematisch gesehen im Detail nicht ganz korrekt sein, genügt aber für unsere Gesamtbetrachtung. Und die ist sehr erhellend, wie Sie sehen werden.

Weiter vorne haben wir darüber gesprochen, dass wir Menschen im heutigen Bewegungsalltag durchschnittlich nur etwa 5 bis 1 Prozent unserer Bewegungsmöglichkeiten nutzen. Um mit unseren Überlegungen aber auf der sicheren Seite zu bleiben, erhöhen wir diese Zahl auf 20 Prozent, die wir in unser Bild der 100 Prozent einfügen.

Wie aktiv sind die 4 Herzen im Bereich der bewegten 20 Prozent?

Nun werden wir das 4-Herzen-Modell auf dieses Bild anwenden und stellen dazu eini-

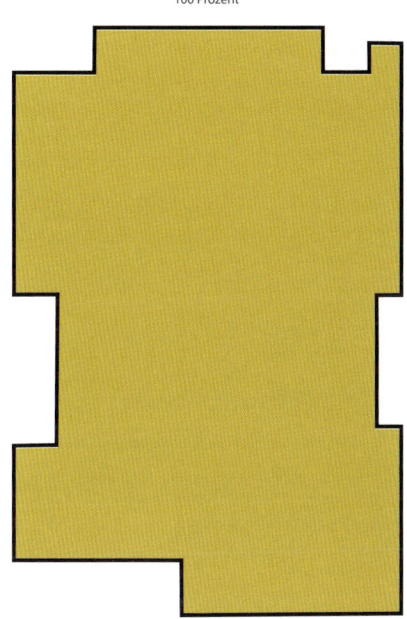

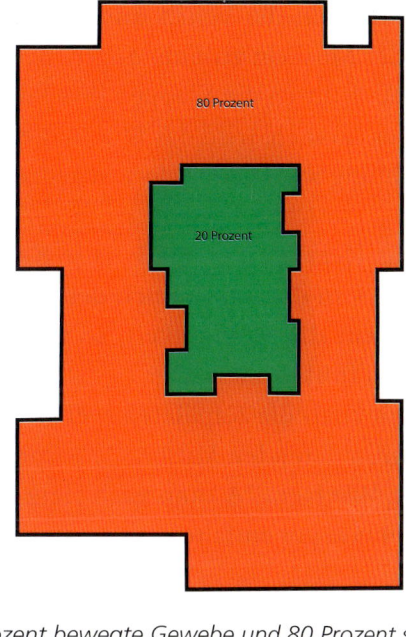

100 Prozent bewegte Gewebe

20 Prozent bewegte Gewebe und 80 Prozent stark minderbewegt oder unbewegt

ge Fragen. Wir beginnen unsere Untersuchung im Bereich der 20-Prozent-Bewegung. Schauen Sie sich die Abbildung an: Hier wird sichtbar gemacht, wie viele Gewebe mit den 20 Prozent »mitbewegt« werden. Dabei ist es völlig egal, welche Gewebe das sind. Ob es sich um Knochen, Faszien, Muskelfasern, Nerven, Gefäße, Fett oder Haut handelt. Es geht um die Zellen in allen Körperstrukturen, denn sie alle müssen ja mit Nährstoffen und Sauerstoff versorgt werden, sie alle müssen Stoffwechselendprodukte und Kohlendioxid ausscheiden können.

Hat das Herz Nummer 1 – das uns allen bekannte Organ – die Möglichkeit, im Be-reich der bewegten 20 Prozent seine Wirkung zu entfalten?

Prinzipiell ja, denn die Kontraktionsbewegung des Herzmuskels geschieht ja unabhängig von Bewegungen des Menschen. Wenn der Mensch sich bewegt, wird das Herz sogar mehr arbeiten, weil sich der Herzschlag beim Bewegen erhöht.

Hat das Herz Nummer 2A – die Venenklappen – die Möglichkeit, in diesem Bereich der bewegten 20 Prozent seine biologische Wirkung zu entfalten?

Im Bereich der bewegten 20 Prozent laufen die biologischen Prozesse wie die Natur es vorgesehen hat. Der Stoffwechsel, also der Transport aller Gase und Teilchen kann in diesem Bereich so funktionieren, wie es nötig ist.

Ja, denn wenn die Venen durch die Bewegung der Muskeln zusammengedrückt werden und dadurch die Klappen ihre Funktion entfalten können, wird das Blut in die richtige Richtung weiter zum Herzen gedrückt.

Hat das Herz Nummer 2B – die Kapillarklappen – in diesem Bereich der bewegten 20 Prozent die Möglichkeit, so wie vorgesehen zu funktionieren?

Ja, denn auch die Kapillaren werden durch die kontrahierenden Muskeln zusammengedrückt. Wie Herz 2A kann auch Herz 2B seine Funktion gut entfalten.

Hat das Herz Nummer 3 – das Fasziengewebe und seine Struktur – im Bereich der bewegten 20 Prozent die Möglichkeit, normal zu funktionieren?

Auch das können wir bejahen, denn wenn die Faszie bewegt wird, konstruieren die Fibroblasten eine gesunde, durchlässige Struktur oder erhalten sie aufrecht.

Kann das Herz Nummer 4 – die elektrisierenden Piezoeffekte der Knochen und der Faszien – im Bereich der bewegten 20 Prozent wie vorgesehen Elektrizität erzeugen?

Ja, denn wenn die Knochen und Faszien bewegt werden, gibt es die Belastungen, die den Piezoeffekt auslösen.

Wie aktiv sind die 4 Herzen im Bereich der unbewegten 80 Prozent?

Nun schauen wir uns die übrigen 80 Prozent der Fläche an, die für den unbewegten oder stark minderbewegten Bereich steht. Dazu stellen wir die gleichen Fragen.

Hat das Herz Nummer 1 – das uns allen bekannte Organ – die Möglichkeit, im Bereich der kaum bewegten 80 Prozent seine Wirkung zu entfalten?

Prinzipiell ja, denn die Kontraktionsbewegung des Herzmuskels geschieht unabhängig von Bewegungen des Menschen. Auch wenn er ruhig liegt, schlägt sein Herz und verrichtet seine Arbeit.

Kann das Herz Nummer 2A – die Venenklappen – in den unbewegten oder kaum bewegten 80 Prozent seine Arbeit wie geplant verrichten?

Nein beziehungsweise nur sehr stark vermindert. Denn die Arbeit der Muskeln und die dabei entstehenden Druckunterschiede sind Voraussetzung dafür, dass die Venenklappen funktionieren. Es gibt nur zwei kleine Einflüsse, die das fehlende Bewegen ein bisschen ausgleichen können. Zum einen erzeugt unser Körper den Tremor, ein unwillkürliches Muskelzittern, damit während Ruhezeiten wie zum Beispiel beim Schlafen eine Mindestversorgung gewährleistet ist. Dieses Zittern ist aber normalerweise so gering, dass man es zwar messen, aber nicht sehen kann, und der Betroffene kann es nicht wahrnehmen. Zum zweiten gibt es den Effekt der indirekten Druckerhöhung auf die Venen durch das Pulsieren der Arterien nach jedem Herzschlag. Dies kann aber nur da helfen, wo die beiden Gefäßarten dicht genug zusammenliegen. Beide Einflüsse sind nicht dazu geeignet, das durch Herz 2A ausgelöste Strömen auch nur annähernd ersetzen zu können.

Wichtig zu wissen: Wenn Menschen im Alltag lange stehen oder sitzen und die Beine grundsätzlich zu wenig bewegt werden, kann es – vor allem wenn man älter ist – dazu kommen, dass das Blut sich in den Venen der Beine staut, wodurch sich die Venen immer weiter dehnen. Schließlich kann es passieren, dass die Durchmesser so groß werden, dass die Venenklappen nicht mehr richtig schließen. Das Blut kann nicht mehr vollständig über die tiefen Beinvenen zurücktransportiert werden und fließt zu einem großen Teil über die oberflächlichen Beinvenen zurück. Diese sind auf Dauer damit überfordert, es entstehen Krampfadern. Somit sind sichtbare Krampfadern immer ein Zeichen dafür, dass die tiefen Beinvenen durch Abflussstörungen des Blutes massiv geschädigt sind.

Kann das Herz 2B – die Kapillarklappen – im nichtbewegten Bereich der 80 Prozent seine Funktion erfüllen?
Ebenso wie beim Herzen 2A wird es hier starke Einschränkungen geben. Denn im

Prinzip gilt ja das Gleiche: Auch hier werden sich der Tremor und die Druckwelle der Arterien im kleinen Rahmen auswirken. Aber die dabei entstehenden Druckkräfte auf die Kapillaren sind natürlich viel geringer und dementsprechend nicht ausreichend für die gesunde Durchflutung der Haargefäße. Ein Indiz dafür ist die Tatsache, dass Menschen, die krankheitsbedingt lange liegen, regelmäßig umgedreht werden müssen, denn Gewebe und Haut werden sonst regelrecht durchlässig, fangen an zu nässen, es entstehen offene Wunden. Das ist auch der Grund, warum Menschen sich normalerweise im Schlaf immer wieder drehen, im Durchschnitt etwa 25-mal in einer Nacht. Dieses nächtliche Drehen ist eine weitere Maßnahme des Körpers, alles dafür zu tun, seinen Stoffwechsel so weit wie möglich zu sichern.

Bezüglich des Tremors ist folgende Überlegung interessant: Die herkömmliche Medizin hält einen stärkeren als den kaum wahrnehmbaren physiologischen Tremor für krankhaft. Könnte es nicht sein, dass ein stärkerer Tremor eine Maßnahme des Körpers ist, eine bessere Durchblutung beziehungsweise mehr Stoffwechselaktivität zu erzeugen? Vielleicht sind auch die »restless legs« eine solche Maßnahme. Sie treten vor allem bei älteren Menschen auf, und die Beine sind die am schlechtesten durchbluteten, herzfernsten Körperregionen. So könnten »restless legs« zur Gruppe der neuen »Sitzkrankheiten« gehören.

Wie aktiv ist Herz Nummer 3 – das Fasziengewebe und seine Struktur – im unbewegten 80-Prozent-Bereich?

Auch hier sieht es schlecht aus. Ziel ist ja eine schöne geordnete Scherengitterstruktur des Fasziengewebes, die für Nährstoffe durchlässig ist und entsprechende Strömungskanäle bildet. Man weiß aber, dass die Struktur der Faszie immer mehr Unregelmäßigkeiten aufweist, regelrecht verfilzt und immer undurchlässiger für Nährstoffe wird, je weniger sie bewegt wird. Geschieht dies über längere Zeiträume hinweg, kann es sich zu einem massiven Problem entwickeln. Die Zellen werden nicht mehr ausreichend mit Sauerstoff und Nährstoffen versorgt, und die Stoffwechselendprodukte sowie das entstehende Kohlendioxid können nicht mehr so abtransportiert werden, wie es biologisch vorgesehen ist. Als Resultat stauen sich mehr und mehr Nährstoffe und Abfallstoffe im Gewebe, die chronische Übersäuerung wird gefördert.

Diese Situation der verfilzten Faszien lässt sich mit einem Teich vergleichen, der »gekippt« ist: Der Teich ist zugewuchert mit Schlingpflanzen, alles staut sich, weil keine Strömung mehr da ist. Man hat das Gefühl, es stinkt, fault und schimmelt, und man müsste alles dringend mal ordentlich durchspülen. Dieses Bild macht unmissverständlich klar, was sich in unseren minderbewegten Körpergeweben abspielen kann, wenn wir uns über Jahre hinweg nicht oder zu wenig bewegen.

Verstärkend kommt hinzu, dass das Nichtbewegen sich auf zwei Ebenen auswirkt. Da ist die zunehmende Verfilzung und die dadurch immer undurchdringlicher werdende mechanische Sperre. Dazu kommen die fehlenden »Umrührbewegungen« durch Druckveränderungen in der Zwischenzellflüssigkeit, die bei Bewegung permanent entstehen würden und die dadurch zur Durchflutung der Strömungskanäle beitragen würden. Auf dieses Desaster kann gar nicht oft genug hingewiesen werden, denn es bietet viele Ansätze, um auch schlimmste Krankheiten zu erklären. Wie weiter vorne schon beschrieben, diskutiert die Forschung mittlerweile sogar die Möglichkeit, dass durch solche Unterversorgungs- bzw. Abfallstauzustände Krebs entstehen kann.

Bei diesen Überlegungen zur Entstehung von allgemeinen und schweren Krankheiten fehlt jedoch noch ein weiterer Faktor, der die bedrohliche Situation in unserem Bindegewebe geradezu explodieren lassen kann: unsere Ernährung, auf die wir im nächsten Kapitel eingehen werden.

Kann das Herz Nummer 4 – die elektrisierenden Piezoeffekte der Knochen und der Faszien – im Bereich der nicht oder nur minimal bewegten 80 Prozent seine Funktion erfüllen?

Bei diesem Herzen nutzen wir gerne das Bild vom Fahrraddynamo. Er wird beim Fahren durch das Rad angetrieben und versorgt die Lampen mit Strom. Was passiert, wenn wir anhalten? Die Lichter erlöschen. Natürlich ist das ein drastisches Bild und im Vergleich mit dem Körper auch etwas übertrieben, weil wir uns ja immer zumindest ein bisschen bewegen, allein schon durch das Atmen. Aber solche deutlichen Bilder machen uns die Wichtigkeit dieser biologischen Abläufe im Körper bewusst, sie rütteln uns auf. Was passiert nun mit diesem 4. Herzen in den unbewegten Bereichen? Darüber müssen wir nicht lange nachdenken: Es wird viel zu wenig Körperelektrizität hergestellt.

Wenn Sie diesen Effekt noch zu wenig nachvollziehen können, kann Ihnen folgendes Beispiel helfen, das Sie vielleicht auch von sich selbst kennen. Wenn man krank ist und längere Zeit im Bett liegt, gibt es einen Punkt, an dem man sich immer noch schwach fühlt, obwohl die Krankheit abgeklungen ist. Steht man dann auf, bewegt sich ein bisschen, macht vielleicht ein paar ganz einfache Gymnastikübungen, ohne jede Anstrengung, fühlt man sich oft sehr viel besser. Wir können nicht behaupten, dass dieser Effekt nur mit dem Herzen Nummer 4 zu tun hat, gehen aber davon aus, dass er eine große Rolle dabei spielt. Wer einen Chi-Trainer hat – wir haben ihn weiter vorne erwähnt –, kann sich in dieser Situation auch 15 Minuten darauf legen und sehen, was passiert. Sie werden erstaunt sein.

Die Lebenskraft, die aus der »Elektrisierung« resultiert, steigt immer bei Bewegung und ist eigentlich direkt spürbar. Viele führen den Effekt aber nicht auf diesen Zusammenhang zurück, da er den meisten unbekannt ist oder sie ihn bei Kraft- oder Ausdauerleistungen nicht wahrnehmen. Sie denken eher an Sauerstoff und Durchblutung, womit sie auch Recht haben, da diese Effekte ja parallel wirken. Sogar die Menschen, die Magnetfeldmatten benutzen, die also überzeugt davon sind, dass bestimmte elektromagnetische Felder etwas mit ihrer Gesundheit zu tun haben, wissen oft nicht, dass die natürliche Art, solche Felder zu erzeugen, die Bewegung des eigenen Körpers ist.

Die Funktionen der 4 Herzen im bewegten und unbewegten Bereich		
	20% bewegt	80% minder- oder unbewegt
Herz 1	✓	✓
Herz 2A	✓	?!
Herz 2B	✓	?!
Herz 3	✓	?!
Herz 4	✓	?!

Die entscheidenden biologischen Mechanismen sind an Bewegung gekoppelt

Nun ist es Zeit, ein Resümee zu ziehen. Wir erkennen, dass grundlegende biologische Mechanismen, die untrennbar an unsere tägliche Bewegung gekoppelt sind, bei den meisten Menschen heute nur sehr stark eingeschränkt ablaufen können. Spätestens jetzt realisieren wir, dass unser Körper eigentlich gar keine andere Möglichkeit hat, als krank zu werden, wenn wir uns so bewegen, wie das für die meisten Menschen Alltag ist. Endlich haben wir eine Vorstellung davon, dass Krankheiten nicht durch eine plötzliche Laune oder zufällig entstehen, sondern durch unser Tun im Leben lange vorbereitet werden.

Ohne in biologisch-medizinische Details eintauchen zu müssen, erkennen wir, dass der Transport von Teilchen und Gasen hin zur Zelle und weg von der Zelle das Grundproblem darstellt. Und dass daraus Versorgungs- und Entsorgungsprobleme entstehen, die in eine sich selbst verstärkende Negativspirale münden. Selbst wenn wir alle anderen Faktoren im Leben, die für beste Gesundheit sorgen, beachten würden: Ohne Bewegung wäre das System nicht überlebensfähig, da die Stoffwechselrückstände sich immer mehr im Zwischenzellbereich stauen würden und dadurch die biologischen Abläufe zunehmend blockieren würden. Der Körper bekäme ein unlösbares »Müllproblem«.

Vielleicht keimt in Ihnen so langsam ein Gedanke auf: Wie wohl würde ich mich eigentlich fühlen können, wie gesund und energiegeladen könnte ich sein, was könnte ich aus mir machen, wenn ich diese wunderbaren Möglichkeiten der 4 Herzen so vollständig wie möglich für mich nutzen würde? Darauf werden wir später noch einmal eingehen, vorab nur dies: Vielleicht werden Sie sich so wohl, so gut, so energiegeladen fühlen, wie Sie es vorher nicht für möglich gehalten hätten.

Die Bewegung unseres Körpers ist Hauptantriebskraft des Lebens

Wir müssen hundertprozentig realisieren, dass wir unser individuell höchstmögliches Maß an Gesundheit nur erreichen können, wenn die 4 Herzen im gesamten Bereich des Körpers ihre Wirkung entfalten können. Dies ist von der Natur gegeben, indem wir uns so vollständig bewegen, wie das für unseren Körper vorgesehen ist, wie es in ihn »eingebaut« ist. Die äußere Bewegung, die wir über 24 Stunden eines Tages ausführen, löst die innere Bewegung aus, die wiederum zur Entfaltung der 4-Herzen-Wirkungen führt.

Dieser einfache Zusammenhang ist weit bedeutsamer, als es die beschriebenen grundlegenden Effekte vermuten lassen. Das Wesen Mensch besteht aus unendlich vielen ineinandergreifenden synergetisch und in gegenseitiger Abhängigkeit ablaufenden Prozessen. Größtenteils sind sie von der Forschung noch nicht annähernd erfasst. Vor allem, wenn wir weg vom biochemischen Bereich gehen und die biophysikalischen Abläufe wie Steuervorgänge und Informationsübertragung betrachten. Dort steht die Forschung erst am Anfang. Das Schöne daran ist: Wenn wir über unsere Bewegungsmuster die 4-Herzen-Wirkung entfalten können, erzielen wir damit unendlich viel mehr Wirkungen, nämlich alle, die in uns »eingebaut« sind. Also die schon bekannten Wirkungen wie auch die noch unbekannten, die erst in vielen Jahren oder nie zur Gänze erforscht sein werden.

Wenn wir unsere Bewegungsmuster qualitativ hochwertig nutzen, erreichen wir, dass alle Geheimnisse von Körper, Geist und Seele grundlegend angesprochen werden. Die hier beschriebenen 4 Herzen stellen »nur« einen grundlegenden Prozess dar, der Voraussetzung für unendlich viele andere Prozesse in unserem Körper ist. Die Bewegung unseres Körpers entpuppt sich so als Hauptantriebskraft, als Hauptmotor des Lebens, der uns bestmöglich gesund halten kann und der auf natürliche Weise durch nichts zu ersetzen ist.

Vielleicht finden Sie das alles ganz spannend, denken aber schon seit einigen Seiten: Nun mal halblang, jeder weiß doch, dass die Ernährung uns gesund oder krank machen kann, dass es den Einfluss der Psyche gibt und dass unterschiedlichste Umweltbelastungen auf uns einwirken. Da haben Sie völlig Recht, wir werden diese Einflussgrößen gleich noch abhandeln. Doch es geht uns darum, dass wir es bei der Bewegung mit einem Einfluss auf unser ganzes Menschsein zu tun haben, der die Grundlage unserer Gesundheit schaffen oder auch zerstören kann. Der darüber hinaus die anderen Einflüsse, wie Ernährung, Psyche und Umfeld, mindern oder verstärken kann.

Wenn unsere Bewegung eingeschränkt ist, verstärkt dies die negativen Einflüsse bzw. mindert die positiven; bewegen wir uns hingegen qualitativ hochwertig, mindert dies die negativen Einflüsse und verstärkt die positiven.

Erinnern Sie sich an die eingangs besprochene Epigenetik? Wir hatten gesagt, dass es mit positiv wirkenden Maßnahmen möglich ist, Gene, die Krankheiten begünstigen, abzuschalten und Gene, die Gesundheit begünstigen, anzuschalten. Und wir hatten von den Telomeren gesprochen, deren ständige Verkürzung nicht nur aufgehalten werden kann, sondern die mit positiv wirkenden Maßnahmen sogar wieder verlängert werden können.

Bewegung beeinflusst unser ganzes Menschsein. Sie kann die Grundlage unserer Gesundheit schaffen oder auch zerstören.

Dreimal dürfen Sie raten, welche positiv wirkenden Maßnahmen das sind. Natürlich die genannten: Bewegung, Ernährung, Psyche und Umfeld.

Bevor wir uns mit der Wirkung der Faktoren beschäftigen, welche die Bewegungseinflüsse ergänzen, müssen wir noch von aktuellen Forschungsergebnissen berichten, die neue Erkenntnisse über die Aufgaben der Muskeln liefern. Sie zeigen wieder, wie vollkommen wir Menschen »konstruiert« sind, indem es eigentlich nichts in uns gibt, was nur eindimensional einem alleinigen Sinn dienen würde. Denken Sie, die Auswirkung muskulärer Arbeit beschränkt sich auf das Bewegen und die geschilderten Effekte der 4 Herzen, was ja schon mehr als genug wäre? Dann lassen Sie sich überraschen. Es geht noch weiter.

Myokine – die Wundersubstanzen aus den Muskeln

Die Professorin Bente Pedersen aus Dänemark endeckte 2007 eine neue hochwirksame Substanz, die vom Körper gebildet wird. Aber nur dann, wenn seine Muskeln aktiv sind, wenn er sich also bewegt. Das war die Geburtsstunde der Myokine, von denen mittlerweile über 300 verschiedene bekannt sind, man aber noch mit vielen tausend mehr rechnet. Es sind hormonähnliche Botenstoffe, die den Stoffwechsel in anderen Organen auf direktem Wege beeinflussen. Sie sind dabei echte »Überredungskünstler«. Als Signalstoffe sind sie ausschlaggebend für die Aktivierung von Stoffwechselvorgängen in den Muskeln, der Leber und im Gehirn. Sie sorgen für die Vermehrung von Blutgefäßen, für Muskelwachstum, erhalten die Struktur und Funktion des Gehirns, kontrollieren die Verteilung von Muskeln und Fett und steuern den Abbau von Fett, insbesondere des gefährlichen Eingeweidefettgewebes. Alarmierend zu wissen: Schon nach nur zwei Wochen körperlicher Inaktivität kann dieses so genannte viszerale Fett um 7 Prozent zunehmen.

Die Myokine führen zur Entstehung eines antientzündlichen Milieus im Körper. Der chronische Entzündungszustand aller Körpersysteme ist ein Nährboden für viele Krankheiten, wie die des Herz-Kreislauf-Systems, Diabetes II, Karzinome, Demenz und Depressionen und vieler mehr. Daher wirken die Muskelhormone diesen immer mehr ausartenden chronischen Erkrankungen entgegen.

Das Interleukin6, das erste Myokin, das gefunden wurde, steigt durch Muskelerschöpfungen auf den 100-fachen Wert und fällt rasch ab, wenn die Bewegung stoppt. Über seine anderen Wirkungen hinaus ist es sogar dazu in der Lage, die Genetik so zu verändern, dass dauerhaft ein erhöhter Energiebedarf besteht. Damit ist es extrem wichtig für das Abnehmen.

Diese Erkenntnisse in Kombination mit den geschilderten Effekten der 4 Herzen machen Bewegung nun endgültig zur Eigentherapie. Durch Bewegung wird die Myokinproduktion aktiviert, was zeigt, dass der Körper eine ganzheitliche Kommunikation nur aufrechterhalten kann, wenn er die Botenstoffe produziert, die spezielle Stoffwechselprozesse im Körper beeinflussen. Auch hierbei kommen wieder unsere Faszien, beziehungsweise der mit Zwischenzellflüssigkeit gefüllte Raum zwischen ihrem Netz, ins Spiel. Ebenso wie die Nährstoffe und die Stoffwechselendprodukte müssen auch die Botenstoffe sich möglichst frei bewegen können. Und das können sie nur, wenn die Struktur der Faszien durchlässig genug ist. Letzteres aber ist nur der Fall, wenn die Faszien durch die entsprechende Art der Muskeltätigkeit wie im 3. Herzen beschrieben gut strukturiert werden.

Sie sehen, wie wunderbar im Körper alles ineinandergreift. Und wieder finden wir als

Motor dieser Prozesse unsere Bewegung, deren Bedeutung für unsere Gesundheit gar nicht hoch genug eingeschätzt werden kann. Wenn Sie jetzt noch erfahren, dass durch die speziellen FaYo-Übungen die Myokine am intensivsten »strömen«, weil Sie Ihre Muskeln und Faszien in gedehnten Positionen intensiv arbeiten lassen, ist das ein weiterer Grund, sich so viel und regelmäßig wie möglich zu bewegen, wie im Praxisteil beschrieben.

Die Formel für unsere Gesundheit

Als vorläufiges erstes Resultat aus den bisherigen Betrachtungen können wir den Weg zu individuell bestmöglicher Gesundheit in einer sehr einfachen Formel zusammenfassen. Diese Formel gilt für unsere Gesundheit insgesamt. Sie gilt für die beste Funktion der 4 Herzen, damit 90 Billionen Zellen sich wohl fühlen. Sie gilt für die optimale Beeinflussung der Gene durch die Epigenetik, damit eine »schlechte« Erbmasse uns nichts mehr oder möglichst wenig anhaben kann. Sie gilt für die Verlängerung der Telomere, damit unsere Zellen sich so lange erneuern können, wie wir auf dieser Erde sind. Sie gilt als Gesamttherapie oder – falls zusätzliche Vorgehensweisen nötig sind – als begleitende Basistherapie für alle Krankheiten.

Diese Formel ist dazu in der Lage, den besten Arzt dieser Welt – den inneren Arzt – zu rufen und optimal in seiner Arbeit zu unterstützen. Große Denker haben immer wieder formuliert: Das Einfache ist das Wahre. Warum sollte das bei unserer Gesundheit anders sein.

Die Formel für unsere Gesundheit

Gesundheit = Gutes hineintun – gut umrühren – Schlechtes entsorgen

Gutes hineintun: gute Ernährung, ein gutes Umfeld mit wenig Umweltgiften und Belastungen und ein psychisch wohltuendes Leben möglichst frei von Disstress

Gut umrühren: mit geeigneter hochwertiger Bewegung

Schlechtes entsorgen: ebenfalls mit geeigneter hochwertiger Bewegung

---

So wirken Ernährung, Psyche und Umfeld auf unsere Gesundheit

Was hochwertige Bewegung angeht, so haben wir die theoretischen Grundlagen gelegt. Nun müssen wir klären, was wir unter guter Ernährung, einem guten Umfeld und einem psychisch wohltuenden Leben verstehen. Wir müssen die körperlichen Konsequenzen dieser Einflussgrößen aufzeigen, um zu wissen, worauf wir bei unserer Lebensführung unbedingt achten sollten.

Petra praktiziert seit über 30 Jahren als ganzheitlich arbeitende Ernährungsärztin, und für sie ist es unbegreiflich, wie lange es gedauert hat, bis die extrazelluläre Matrix, das Bindegewebe sowie die Faszien endlich in den Fokus der Wissenschaft gerückt sind. Es gab durchaus einige Vorreiter in der Medizin, zum Beispiel Alfred Pischinger oder Prof. Lothar Wendt, die bei der Entstehung von Krankheiten die Bindegewebsstrukturen in den Vordergrund stellten. Doch sie fanden in der orthodoxen Schulmedizin kein Gehör. Schlimmer noch – sie wurden für ihre Beobachtungen belächelt. Lassen Sie uns einen Blick in die Vergangenheit werfen, um zu erfahren, wie das geschehen konnte.

Das medizinische Weltbild im Wandel der Zeiten

Bis ins 18. Jahrhundert wurde der Mensch auch in der Medizin als eine Einheit gesehen und dementsprechend behandelt und therapiert. Zurückzuführen ist dieses medizinische Weltbild auf den Urvater der westlichen Medizin, Hippokrates von Kos (460–377 v. Chr.).

Dieser große Arzt wusste, dass Krankheiten durch fehlerhafte Lebensweise und durch falsches Denken entstehen. Er ging davon aus, dass es nur einen wesentlichen Grund für Krankheiten gibt, nämlich »Unordnung« in Körper, Seele und Geist. Die Basis für diese sogenannte Humoralmedizin war die Auffassung, dass für die Gesundheit des Menschen vier Säfte entscheidend sind. Diese werden den vier Elementen Luft, Feuer, Wasser, Erde zugeordnet und müssen sich im Gleichgewicht befinden. Aus wissenschaftlicher Sicht kann die Humoralpathologie nicht nur als Wegbereiter für die Entdeckung der Körpersäfte, sondern letztlich auch für die Entdeckung der Hormone, Immunkörper und Neurotransmitter erachtet werden.

Die gesamte damalige Ärzteschaft war angehalten, jedem Patienten seine individuelle »Diät« zu verordnen. Der Begriff »Diät« ist dem altgriechischen »Diaita« entlehnt und umfasst weit mehr als nur eine Ernährungsveränderung. Das jeweilige Leben des Erkrankten sollte durch eine »Ordnungstherapie« behandelt werden. Das bedeutete, sein Leben den biologischen Notwendigkeiten anzupassen und den Körper mit den notwendigen Reizen zu versorgen, um sich auf allen Funktionsebenen bestmöglich zu entfalten.

Diese ganzheitliche Vorgehensweise prägte die Medizin über 2000 Jahre, bis ins 18. Jahrhundert. Das Bindegewebe gehörte selbstverständlich zu jeder Therapie.

Von Virchow über Pischinger zu Schleip

Im 19. Jahrhundert leistete der Pathologe Rudolf Virchow (1821–1902) mit seiner Zellularmedizin zweifellos Großes. Er entdeckte, dass Organe aus zellulären Strukturen bestehen, und führte fortan die Entstehung von Krankheiten auf Zellveränderungen zurück. Diese neue Sichtweise ermöglichte tiefe Einblicke in das Stoffwechselgeschehen der einzelnen Zelle. Allerdings wurde durch die Konzentration auf diese kleinsten Funktionseinheiten der Mensch als Ganzes vernachlässigt. Der ursprüngliche ganzheitliche (humorale) Ansatz wurde durch die neuen Erkenntnisse zunächst völlig verdrängt.

Doch dank der Forschungsarbeiten des Pathologen Alfred Pischinger (1899–1993) wurde das Verständnis der ganzheitlichen Medizin aufrechterhalten und schließlich wissenschaftlich begründet. Er beschreibt die gesamte extrazelluläre Matrix als hochvernetztes humorales, ganzheitliches System, das für jegliche Veränderungen im Körper verantwortlich ist.

Heute wissen wir, dass das Bindegewebe – die Faszie – Teil der extrazellulären Matrix ist und die Verbindung zwischen jeder einzelnen Zelle und deren Nachbarzelle darstellt. Das Fasziengeflecht füllt den ganzen Körper aus und verbindet alles miteinander. Die extrazelluläre Matrix besteht aus der Grundsubstanz und den Fasern und funktioniert wie ein Filtersystem. Jegliche Nähr- und Abfallstoffe werden durch sie transportiert und führen zu den vielfältigsten zellulären Reaktionen.

Trotzdem orientiert sich die moderne Medizin immer noch am »lokalen«, also auf die Organe beziehungsweise Zellen bezogenen Denkmodell. Medizinische Forschung ist heute so spezialisiert, dass die Wissenschaftler ein unglaubliches Detailwissen in ihrem jeweiligen Spezialgebiet haben. Das hat zu hervorragenden Leistungen, beispielsweise bei der Operationstechnik, der Diagnostik und in der Notfallmedizin geführt.

Was aber fehlt, ist die Zusammenführung all dieses Spezialwissens, um wirksame Therapien gegen Schmerzen und chronische Erkrankungen wie Herz-Kreislauf-Krankheiten, Allergien, Krebs und Autoimmunerkrankungen zu entwickeln. Denn diese sind trotz aller medizinischen Fortschritte bisher nicht systematisch in den Griff zu bekommen. Unserer Einschätzung nach liegt das zu einem nicht unerheblichen Teil daran, dass die den gesamten Menschen verbindende Struktur – das Bindegewebe – ignoriert wurde und ignoriert wird.

Dank Forschern wie Robert Schleip könnte das gesamte Wissen der Zellmedizin mit dem der ganzheitlichen Medizin zusammenfließen. Würden wir darüber hinaus endlich auch die Erkenntnisse der Biophysik anerkennen und integrieren, wären die Menschen Schmerzen und den modernen Zivilisationserkrankungen nicht mehr so ausgeliefert. Gut, dass Robert Schleip kein Mediziner ist. Denn dann wäre es ihm möglicherweise so ergangen wie seinen Vorreitern, und er

Wir müssen endlich die Tatsache berücksichtigen, dass alle Funktionsebenen des Menschen vernetzt sind. Vernetzt durch das Wundergeflecht des Bindegewebes und der Faszien.

würde bis heute noch kein Gehör finden. Oft werden große Veränderungen und Weiterentwicklungen in der Medizin erst durch Quereinsteiger, Querdenker und durch andere wissenschaftliche Disziplinen möglich. So haben auch die höchst interessanten Forschungen der Molekularbiologie, der Epigenetik ein völlig neues Bild unserer Gene gezeichnet.

Was fasziale Strukturen mit den Genen zu tun haben

Wie schon weiter vorne beschrieben, wissen wir heute, dass die Gesundheit letztlich nur zu einem kleinen Teil über die Gene festgelegt wird. Denn die Wissenschaft der Epigenetik weist nach, dass Gene an- und abgeschaltet werden können. So kann man durch tägliche richtige Bewegung, gute Ernährung,

Psychohygiene und Optimierung des persönlichen Umfelds »schlechte« Gene ab- und »gute« Gene anschalten.

Je nach Zustand des Bindegewebes werden Signale an die guten oder auch weniger guten Gene des Zellkerns übermittelt. Die Gene werden also nicht aus sich heraus aktiv, sondern beziehen ihre Befehle von außen, sie sind quasi Befehlsempfänger. Eigentlich ist das wunderbar. Wir sind nicht weiter Opfer unserer Gene, sondern haben die Möglichkeit, die Verantwortung für unser Leben, für unsere Gesundheit in die eigene Hand zu nehmen.

Ist das Bindegewebe ein zusätzliches und eigenständiges Kommunikationssystem?

Vermutlich denken Sie, dass sich die Hauptsteuerungszentrale unserer Lebensvorgänge im Gehirn und Rückenmark befindet. Lösen wir uns einmal von diesem Gedanken und schauen uns das Bindegewebe mit einem neuen Denkmodell an.

Tatsache ist, dass die extrazelluläre Matrix etwa 20 Prozent unseres Körpergewichtes ausmacht. Sie enthält 10 bis 15 Liter Flüssigkeit, die im ständigen Austausch mit dem Zellinneren und der Blutflüssigkeit steht. Sie durchzieht alle Zwischenzellräume des gesamten Organismus und erreicht jede einzelne Zelle. Könnte es nicht auch sein, dass damit auch jede unserer 90 Billionen

Zellen jede Information zur gleichen Zeit erhält?

Allen Molekülen in dem fantastischen Gewebe ist gemeinsam, dass sie über fast unzählige positive oder negative Ladungen verfügen. Dadurch kommt es zu einem stetigen Wechselspiel von Anziehung und Abstoßung und zur Übertragung von Signalen. Vorausgesetzt, der Mensch ist gesund. Eine optimale Signalübermittlung hängt von fünf wesentlichen Faktoren ab: von der Qualität des Bindegewebes selbst, von der Qualität der Wassermoleküle der Bindegewebsflüssigkeit, von der Wasserbindungskapazität des Gewebes, von den gelösten Nährstoffen sowie Abfallstoffen in dieser Gewebsflüssigkeit und natürlich von der Qualität und Quantität unserer Bewegung. Rufen Sie sich das 4-Herzen-Modell in Erinnerung! Kein einziges Organsystem, kein einziger auch noch so kleiner Zellverbund arbeitet für sich abgeschlossen.

Und jetzt wird es spannend. Sollte es tatsächlich so sein, das die extrazelluläre Matrix eine ebenso große Rolle in der Steuerung zellulärer und zwischenzellulärer Kommunikation und Koordination spielt wie das Gehirn, das Nervensystem und das Rückenmark? Wird jetzt verständlich, weshalb der Zustand der Faszien und des Bindegewebes von solch großer Bedeutung für die Gesundheit des Menschen ist? Verfilztes, unflexibles Bindegewebe blockiert nicht nur die Bewegung der Nährstoffe und Abfallstoffe, sondern auch die Informationsübertragung, egal ob aus

dem Zentralnervensystem oder aus untergeordneten Regelkreisen. Dies führt bei länger anhaltenden Blockaden zu negativen Auswirkungen auf den Gesundheitszustand – zur Krankheit.

Was hat unsere Ernährung mit einem gesunden Bindegewebe zu tun?

Unsere Vorfahren aus der Steinzeit ernährten sich hauptsächlich von Pflanzen sowie einem kleinen Anteil tierischer Nahrung. Nun hat jedes Nahrungsmittel sogenannte saure und basische Anteile. Sind die Basen in der Überzahl, wird das Lebensmittel als basisch eingestuft. Dies ist vor allem bei frischer pflanzlicher Nahrung wie Früchten, Blättern, Wildpflanzen, Salaten und unveränderten Gemüsesorten der Fall. Überwiegt der Anteil der Säuren, spricht man von sauren Nahrungsmitteln. Das ist vor allem bei eiweißhaltiger Kost, also Fleisch, Wurst, Eiern, Fisch, Milchprodukten und Getreide der Fall. Die hauptsächlich pflanzliche Ernährung unserer frühen Vorfahren war also basenbetont.

Was bedeutet das für uns? Die genetischen Veränderungen zwischen uns und unseren Vorfahren aus der Steinzeit sind extrem gering, laut Berechnungen weniger als 0,1 Prozent. Unser Organismus ist also immer auf eine hauptsächlich basische Ernährung eingestellt. An die moderne Ernährung konnte er sich noch lange nicht anpassen. Sie führt durch den hohen tierischen Anteil auch in Form der vielen Milchprodukte in unserer täglichen Nahrung zu einem deutlichen Säureüberschuss. So basisch, wie die Nahrung unserer Vorfahren war, so sauer ist sie heute.

Mit solch einer gravierenden Veränderung kommt unser Stoffwechsel, der immer noch an Basenkost angepasst ist, kaum zurecht. Dieses Dilemma sehen wir täglich. Nur noch selten verlässt ein Mensch diese Welt, weil er aufgrund seines hohen Alters verstorben ist. Wir hatten weiter vorne darüber geschrieben. Vielmehr wächst auch durch die heutige Ernährung die Wahrscheinlichkeit, dass entweder eine Herz-Kreislauf-Erkrankung, ein Krebsleiden oder eine der anderen modernen Volkskrankheiten wie Altersdiabetes oder Autoimmunerkrankungen für ein qualvolles Ende eines Lebens sorgen.

Prof. Lothar Wendt und die Eiweißspeicherkrankheit

Glücklicherweise gibt es immer wieder Ärzte, die eine geniale Beobachtungsgabe haben und deswegen vermeintlich gesichertes »Wissen« in Frage stellen. Solch ein Arzt war Prof. Lothar Wendt. Trotz seiner großartigen Lehrbücher wurde er allerdings nicht annähernd so beachtet, wie er das verdient. Das holen wir zumindest für die Leser dieses Buches jetzt nach.

Schon in der Mitte des letzten Jahrhunderts beschrieb dieser Frankfurter Mediziner die »Eiweißspeicherkrankheit«, hervorgerufen durch eine zu hohe Eiweißzufuhr. Er stellte bereits damals einen Zusammenhang her zwischen der übermäßigen Zufuhr tierischer Eiweiße – insbesondere durch Fleisch und Wurst in der damaligen Nachkriegszeit – und einer Übersäuerung des Körpers und seinen Folgen: die heute weit verbreiteten Zivilisationskrankheiten wie Bluthochdruck, Gefäßverkalkung, Herzinfarkt, Schlaganfall, Parodontose, Altersdiabetes, Rheuma und andere Autoimmunerkrankungen.

Prof. Wendt ging davon aus, dass sich in der extrazellulären Matrix überschüssiges Eiweiß ablagert, das den Körper übersäuert. Eine gewisse Menge kann in der Zwischenzellflüssigkeit soweit verdünnt werden, dass sie der Gesundheit und den Körperfunktionen so wenig wie möglich schadet. Ist dieser Raum aber irgendwann übersäuert und nicht mehr aufnahmefähig, so lagert der Körper den Überschuss in den Innenwänden der Gefäße ab, was zu den genannten Krankheiten führt.

Prof. Wendt war auch der Meinung, dass nicht der hohe Blutzuckerspiegel die Ursache für einen Diabetes ist. Vielmehr fand er als Grund eine Verdickung der kleinsten Kapillargefäße durch eingelagerte Eiweißmoleküle, die es den Zuckermolekülen erschweren, in die Zelle zu gelangen, um dort in Energie umgewandelt zu werden. Der entstehende hohe Blutzuckerwert müsse also als Kompensationsversuch des Körpers verstanden werden, um zu überleben. Diese Mechanismen sind ausführlich in seinen Lehrbüchern beschrieben. Die Konsequenz seiner Erklärung des Diabetes ist biologisch. Nicht der Blutzuckerspiegel muss gesenkt werden, sondern die verdickten Gefäßwände müssen wieder in ihren alten Zustand zurückgeführt, also die Ablagerungen abgebaut werden. Ebenso wie die Gefäße sollte das Bindegewebe von solchen Ablagerungen befreit und gereinigt werden.

Die therapeutischen Konsequenzen, die Prof. Wendt aus seinen Studien zog, waren ebenso logisch und auch von Erfolg gekrönt. Er verordnete seinen Patienten Tiereiweiß-Fasten. Sie sollten sich hauptsächlich von Obst, Gemüse, Salaten sowie Kartoffeln ernähren.

Mittlerweile konnten die meisten Erklärungsschritte von Prof. Wendts Eiweißspeicherkrankheit belegt werden. Nach wissenschaftlichen Kriterien fehlt zum medizinischen Beweis seines Modells nur noch eine kontrollierte klinische Langzeitstudie. Diese ist allerdings extrem aufwendig, sehr kostenintensiv und verspricht kaum finanziellen Gewinn. Daher ist sie für die meisten potenziellen Investoren uninteressant.

Prinzipiell müsste zum Thema, welche gesundheitliche Konsequenzen eine dauerhaft überhöhte Aufnahme an tierischen Eiweißen hat, noch viel geforscht werden. Es ist uns unverständlich, dass sich nicht nur die Mediziner, sondern auch die Ernährungswissenschaftler erstaunlich wenig damit beschäftigt haben, während Auswirkungen einer zu hohen Fett- oder Kohlenhydratzufuhr gut untersucht sind.

Zu viel Säure macht krank

Lassen Sie uns den tragischen Ablauf der Ereignisse im Körper zusammenfassen. Heute besteht ein großer Teil unserer täglichen Nahrung aus industriell veränderten Lebensmitteln und weist einen extrem hohen Anteil an tierischen Eiweißen (Fleisch, Wurst, Käse und alle anderen Milchprodukte) auf. Gleichzeitig ist unsere körperliche Tätigkeit massiv eingeschränkt. Beides bringt eine maximale Säurebelastung mit sich. Weil schon kleinste Abweichungen im Säure-Basen-Haushalt lebensbedrohlich werden können, hat unser Körper Puffersysteme eingebaut.

Während die Lunge die Kurzzeitregulation durch das Abatmen von Säuren übernimmt, scheiden die Nieren ständig Säuren aus. Die Knochen und das gesamte fasziale Gewebe mitsamt der Zwischenzellflüssigkeit haben eine wichtige Funktion für den ausgeglichenen Säure-Basen-Haushalt, indem sie in extremen Situationen die Konzentration ausgleichen können. Als Notmechanismus verwendet der Körper das Kalzium der Knochen. In einer neueren Studie wurde das nachgewiesen, was in der Naturheilkunde schon lange bekannt ist. Dass eine chronische Übersäuerung den Abbau von Knochen fördert, knochenaufbauende Zellen hemmt und zusätzlich große Mengen von Kalzium aus den Knochen zieht. Dieses Kalzium gleicht die steigende Übersäuerung der Zwischenzellflüssigkeit aus und macht sie basischer. Osteoporose, die insbesondere in den westlichen Nationen mit dem weltweit höchsten Verzehr von industrieller Nahrung und Milchprodukten massiv zunimmt, ist die Folge. Daraus folgend ist die »Verordnung«, dass Frauen Milchprodukte zu sich nehmen sollten, um Osteoporose zu verhindern, völlig kontraproduktiv. Diese Frauen fördern damit unwissentlich die Entstehung ihrer Osteoporose.

Das Fasziengewebe leidet unter der Übersäuerung

Durch die chronische Übersäuerung werden die Puffersysteme zunehmend überfordert. Als Folge sinkt die Wasserbindungskapazität des Bindegewebes. Dies besteht zu großen Teilen aus Zucker-Eiweiß-Bestandteilen, den Proteoglykanen, die aussehen wie unendlich viele Federn. Die Enden jedes einzelnen Federfädchens sind negativ geladen, damit sich dort große Mengen an Wassermolekülen anlagern. Diese sorgen für Flexibilität und Elastizität des Bindegewebes und damit des ganzen Körpers.

Das gebundene Wasser wird beispielsweise in den Gelenkknorpeln zum Abpuffern genutzt, indem es wie aus einem Schwamm ausgedrückt wird. Sinkt die Belastung, kann das Bindegewebe das Wasser wieder aufsaugen.

Und nun kommt ein wichtiger Punkt: Befinden sich zu viele Säuren im Raum zwischen Zellen und Bindegewebe, binden diese sich an die negativ geladenen Federfädchen. Sie neutralisieren die Ladung, und dadurch verliert das Bindegewebe seine Kapazitäten, Wasser zu binden. Das hat vielfältige negative Folgen. In den Gelenken kommt es zur verminderten mechanischen Abpufferung. Bindegewebe und Faszien sind immer weniger belastbar. Sie werden steif und unflexibel, die Gleitfähigkeit wird immer schlechter, die Verletzungsgefahr steigt – das System »hängt«. Die Gewebe des ganzen Körpers werden immer trockener, gleichzeitig nimmt die »Vermüllung« zu. Die Zwischenzellflüssigkeit kann den Stoffwechselabfall aus den Zellen immer weniger aufnehmen, die Versorgung der Zellen wird immer schwieriger, die Signalübermittlung wird blockiert. Der Weg für die Entstehung unterschiedlichster – auch schlimmster – Erkrankungen ist bereitet.

Übersäuerung als indirekte Ursache für Schmerzen

Auch für Schmerzen ist diese Entwicklung mitverantwortlich. Denn durch die fehlende Elastizität der Faszien sinkt natürlich die Nachgiebigkeit der Funktionseinheit

Muskeln-Faszien, wenn sie bei Gelenkbewegungen länger werden müssen. Die Verkürzungen und Unnachgiebigkeiten, die durch die Verfilzung der Faszien entstehen, werden also noch einmal gesteigert. Dadurch werden die auf die Gelenke und die Wirbelsäule einwirkenden Kräfte ebenfalls stärker. Durch diese zunehmende Belastung projiziert der Körper noch einmal mehr Schmerzen. Damit sorgt die steigende Übersäuerung durch die Ernährung indirekt zur Verschlimmerung der Schmerzen, die direkt durch eingeschränkte Bewegungsprofile verursacht werden.

Als ob das noch nicht genügen würde – es gibt einen weiteren Effekt, der erst durch die modernste Faszienforschung erkennbar wurde. Robert Schleip entdeckte, dass es in den Faszien kontraktile Zellen gibt – sogenannte Myofibroblasten –, die sich ähnlich wie Muskelzellen zusammenziehen können. Sie sind aber nicht für Bewegung konzipiert, können also nicht wie Muskeln über unsere Nerven angesteuert werden. Die Myofibroblasten reagieren auf andere Reize, nämlich den Zustand der Zwischenzellflüssigkeit. Und nun dürfen Sie dreimal raten, wann diese Zellen kontrahieren. Richtig, sie reagieren auf zunehmende Übersäuerung dieser Flüssigkeit. Ihre Kontraktionskräfte sind zwar sehr gering, doch wir gehen davon aus, dass sie dazu beitragen, die Unnachgiebigkeit zusätzlich zu steigern. Da es bei den Myofibroblasten nicht darum geht, Bewegungen auszulösen, sondern nur darum, das

Gewebe weniger flexibel zu machen, könnte dieser Effekt auch für die Schmerztherapie und Bewegungseinschränkungen eine Rolle spielen. Ein genaueres Bild werden wir über die aktuellste Faszienforschung erhalten.

Da all diese Effekte indirekt zustande kommen, haben wir die Ernährung als ersten der drei indirekten Faktoren der Schmerzentstehung sowie auch direkt der Krankheitsentstehung klassifiziert.

Wir haben drei Faktoren klassifiziert, die indirekt zur Entstehung von Schmerzen und direkt zur Krankheitsentstehung beitragen: Ernährung, Psyche und Umfeld.

So essen Sie Ihr Bindegewebe gesund

Sich so zu ernähren, dass Ihr Bindegewebe wieder gesund wird, ist einfacher, als Sie vermuten. Sie müssen auf nichts verzichten, aber Sie dürfen, wenn Sie möchten. Gibt es ein paar säurebildende Lebensmittel, die Sie unter keinen Umständen von Ihrem Speiseplan streichen möchten? Dann verteilen Sie doch einfach um: Essen Sie weniger säurebildende und mehr basenbildende Nahrungsmittel. Dazu müssen Sie nur die Mengen auf Ihrem Teller vertauschen. Zukünftig wird die Beilage aus Salat oder Gemüse den größten Teil Ihres Tellers einnehmen, der Braten, die Wurst, das Schnitzel, das Rührei, der Fisch einen kleineren Teil – und schon haben Sie weniger Säure bei einer Mahlzeit.

Immens wichtig für die Gesundheit Ihrer Faszien ist auch die Reduzierung von Zucker und »schnellen« Kohlenhydraten. Eine zu »süße« Ernährung fördert die Entstehung von großen Kristallstrukturen im Bindegewebe, die Faszien karamellisieren regelrecht, werden spröde, reißanfällig und unnachgiebig. Diese Prozesse kommen zu den zuvor beschriebenen noch hinzu.

Diese Vorgehensweise kann man sich antrainieren wie alles andere auch. Dass eine gewisse Willenskraft dazugehört, versteht sich von selbst. Aber wir hoffen, dass Sie es kaum abwarten können zu spüren, wozu Ihr Körper in der Lage ist. Schließlich haben Sie dieses Buch bisher noch nicht zur Seite gelegt. Gehören Sie zu den Menschen, die sofort möglichst viel Verantwortung für die eigene Gesundheit übernehmen wollen, dann warten wunderbare Veränderungen durch gezielte Änderungen Ihres Speiseplans auf Sie.

Sie können mit einer Fastenzeit beginnen, in der Sie über einen bestimmten Zeitraum, den Sie individuell festlegen, beispielsweise nur grüne Smoothies und klare Gemüsesuppen zu sich nehmen. Was die Dauer angeht, so ist alles möglich. Von einem Tag, jede Woche bis zu einer kompletten Woche oder auch zwei Wochen. Je länger Sie fasten, desto intensiver wird Ihr Körper entsäuert. Man sagt, man solle einmal täglich fasten, einmal in der Woche einen Tag, einmal im Monat drei Tage und zweimal jährlich sieben Tage. Wenn wir uns überlegen, wie viele Stoffwechselrückstände sich bei vielen Menschen ansammeln, ist das sinnvoll. Im Praxisteil finden Sie eine ausführliche Anleitung für eine Bindegewebs-Intensiv-Kur mit Smoothiefasten.

Wollen Sie etwas sanfter in die Basenkost oder das Eiweißfasten einsteigen, so essen Sie reichlich reifes Obst, frische Beeren, viel Gemüse, durchaus auch in roher Form, und bereiten Sie sich herrliche Salate mit vielen frischen Kräutern und wenn möglich auch Wildkräutern zu. Sind Sie bereits erkrankt oder möchten lieber mit einer Begleitung den neuen Weg in die Gesundheit gehen, wenden Sie sich an einen Arzt oder Heilpraktiker, der sich mit dem Thema Entsäuern und Basenfasten auskennt. Im Praxisteil finden Sie neben dem Smoothiefasten auch einen Vorschlag zum Basenfasten.

Sie sehen also: Es ist nicht schwer, durch die Ernährung den Zustand Ihrer Zwischenzellflüssigkeit und damit Ihres Bindegewebes und Ihrer Faszien günstig zu beeinflussen.

So wirkt sich Ihre Ernährung auf Schmerzen und Ihre Gesundheit aus

Wie können wir die Auswirkungen der Ernährung in unserer Systematik einbauen? Lassen Sie uns die besprochenen Zusammenhänge noch einmal sortieren.

Essen und Getränke, die uns nicht gut tun, führen auf der Ebene des Gehirns dazu, dass dort auf Schutz und Abwehr geschaltet wird. Letztlich wird der Kampf-oder-Flucht-Reflex aktiviert, wie wir weiter vorne bereits geschrieben haben. Das führt dazu, dass sich im gesamten Körper die Muskelspannung erhöht. Die steigende Übersäuerung der Zwischenzellflüssigkeit führt zunehmend zur Veränderung der Fließeigenschaften des Wassers. Es wird aus dem Bindegewebe verdrängt, wodurch dieses steifer und reißanfälliger wird, seine Nachgiebigkeit nimmt ab. Der Transport von Sauerstoff und Nährstoffen wird ebenso behindert wie der Abtransport von Stoffwechselendprodukten und Kohlendioxid. Zusätzlich kontrahieren die Myofibroblasten in den Faszien, dadurch werden sie noch unflexibler. Diese Reaktionen auf eine Ernährung, die nicht gut tut, steigern die negativen Folgen unserer eingeschränkten Bewegung. Hingegen lindert eine Ernährung, die Ihrem Körper gut tut, diese Folgen und unterstützt die Wirkung unserer Osteopressur, der therapeutischen Engpassdehnungen oder auch der FaYo-Übungen.

Was haben Faszien mit der Psyche zu tun?

Was bitte haben Faszien mit der Psyche zu tun? Was haben Schmerzen und Bewegungseinschränkungen mit der Psyche zu tun? Was haben Krankheiten mit der Psyche zu tun? Was haben körperliche Zustände mit der Psyche zu tun?

Die Formel für unsere Gesundheit

Gesundheit = Gutes hineintun – gut umrühren – Schlechtes entsorgen

Gutes hineintun: möglichst hochwertige Lebensmittel, vor allem aus dem basischen Bereich

Gut umrühren: mit geeigneter hochwertiger Bewegung alle 4 Herzen in volle Funktion bringen, am besten mit FaYo, wodurch die am wenigsten ausgeübten Bewegungswinkel wieder erschlossen werden

Schlechtes entsorgen: ebenfalls mit geeigneter hochwertiger Bewegung abgelagerte Stoffwechselrückstände, Gifte, Säurebelastung maximal ausschleusen

Über diese Thematik kann man endlos diskutieren, es existieren unendlich viele Abhandlungen darüber. Viele unterscheiden sich voneinander, oft widersprechen sie sich diametral. Wir möchten in dieses Thema gar nicht groß einsteigen, denn es ist nicht unsere Kernkompetenz. Dennoch haben wir aufgrund unserer praktischen Erfahrungen einiges dazu zu sagen, was einigen Spezialisten aus den Bereichen Psychologie, Psychotherapie, Psychiatrie etc. vielleicht wertvolle Hinweise liefern könnte.

Wir haben den Eindruck, dass bei den Wirkmechanismen zwischen der Psyche –

Gedanken, Emotionen, wir rechnen auch seelische Dispositionen hinzu – und körperlichen Zuständen einige wichtige übersehen werden oder vielleicht vielen Therapeuten noch unbekannt sind.

Nie werden wir unsere ausufernden Diskussionen zum Thema Psyche und Schmerzen vergessen. Auf der einen Seite ein Techniker, der leidenschaftlich Kampfkunst betreibt, der also sehr stark darauf fixiert ist zu berechnen, wie Körperstruktur, Kräfte, Drehmomente und Hebelarme zusammen und aufeinander wirken. Auf der anderen Seite eine Ärztin, für die intuitiv zweifelsfrei klar ist, dass die Psyche auf alles im Wesen und Leben eines Menschen Einfluss nehmen kann. Unsere Fragestellung war: Wie kann die nicht-materielle Psyche so eine Last auf den Schultern eines Menschen erzeugen, dass ihn deswegen Rückenschmerzen plagen, als würde er einen Zentner Kohlen tragen?

Die Anzahl psychischer Erkrankungen nimmt zu

Lassen Sie uns vorab die Situation sondieren. Immer mehr Menschen leiden an psychischen Erkrankungen. Das hat beträchtliche Folgen für die Betroffenen, für deren Familien und für die gesamte Volkswirtschaft. Die Daten der Krankenkassen zeigen: Seit Jahrzehnten steigt die Anzahl der Arbeitsunfähigkeitstage wegen psychischer Erkrankungen, 2012 waren es bundesweit 60 Millionen

Tage! Auch der relative Anteil dieser Erkrankungen bei Krankschreibungen stieg in den letzten vier Jahrzehnten von rund 2 auf fast 15 Prozent. Noch vor 20 Jahren kamen sie kaum vor. Interessanterweise steigen die Zahlen der Schmerzzustände ähnlich. Könnte es sein, dass ein Zusammenhang besteht? Fakt ist, dass Menschen, die an Angstzuständen, Burn-out-Syndrom, Bore-out-Syndrom, Depressionen, Psychosen, Schizophrenie sowie Zwängen erkrankt sind, oft auch an Schmerzen leiden.

Schon Wilhelm Reich (österreichisch-US-amerikanischer Psychiater, Psychoanalytiker, Sexualforscher und Soziologe) beschrieb den nach ihm so benannten Reich'schen Muskelpanzer. Er sah, dass psychisch Kranke bestimmte Körperhaltungen einnahmen und weniger beweglich wurden. Er fand heraus, dass Körper- und Bewegungstherapien Betroffenen helfen können.

Heute wissen entsprechend ausgebildete Ärzte und Therapeuten, dass die Psyche bei Menschen, die durch schreckliche Erlebnisse traumatisiert werden, diese negativen Bewusstseins- und Erinnerungsenergien in den Körper abschiebt, um das psychische Überleben zu gewährleisten. So begrenzt sie das Leiden bei schlimmen Erlebnissen, damit die Betroffenen überhaupt in der Lage sind, ihr Leben weiter zu führen. Diese Negativenergien, die nach dem Energieerhaltungssatz nicht einfach verschwinden, sondern nur umgewandelt werden können, finden sich im Körper als winzige Muskelfaserkontraktionen wieder. Die Anspannungen bestimmter Muskelgruppen, je nach den psychischen Zuständen, führen zu der von Reich beobachteten Körperpanzerung. Sie tragen dazu bei, dass Schmerzen entstehen, da sie die Unnachgiebigkeit der Muskeln und Faszien vergrößern. Zusätzlich führen schwere traumatische Erlebnisse allein schon durch Dauerkontraktionen zu Übersäuerungseffekten. Dadurch verändern sich wie schon beschrieben die Gleitfähigkeit sowie die Flexibilität der Faszien, die Myofibroblasten kontrahieren und vergrößern die Unnachgiebigkeit noch einmal.

Psychische Belastungen führen zu verfilzten Faszien

Bringen wir diese Zusammenhänge mit unserem Wissen über die Entstehung von Schmerzen und Krankheiten zusammen, können wir die Frage, was Faszien mit der Psyche zu tun haben, bio-logisch beantworten.

Die psychische Belastung führt zu Kontraktionen der Muskelfasern, diese verkürzen und schränken den Bewegungswinkel ein. Dies wirkt sich auf die Struktur der Faszie aus, die Ordnung der Scherengitter nimmt ab, das Gewebe verfilzt. Die Gleitfähigkeit zwischen den Faszienschichten vermindert sich, die Myofibroblasten kontrahieren. Das alles macht die Faszie steifer, verletzungsanfälliger, und das Herz Nummer 3 wird in

seiner Funktion eingeschränkt. Zu den steigenden Schmerzen aufgrund der höheren Zugkräfte kommen immer mehr Bewegungseinschränkungen. Aufgrund der negativen psychischen Grundstimmung besteht wenig Motivation, sich zu bewegen, so werden die Zellen immer weniger versorgt, die Stoffwechselrückstände werden nicht vollständig entfernt – Krankheiten brechen aus.

Unser heute leider fast allgegenwärtiger Stress beeinflusst die Faszien zusätzlich auf einer anderen Wirkebene. Die Forscher fanden heraus, dass bei Stress frei werdende Botenstoffe die Fibroblasten geradezu überaktiv werden lassen. Sie verdrahten die Netze dann besonders dicht, wodurch die Flexibilität massiv leidet – die Faszie kontrahiert quasi. Das Schlimme daran: Diese Verhärtungen bleiben bestehen und tragen natürlich zur Erhöhung der sowieso meist schon drastisch überhöhten Spannungsgefüge bei. Sie können nur durch Vorgehensweisen, wie sie hier beschrieben und im FaYo umgesetzt sind, wieder abgebaut werden.

Sie sehen: Zwischen der psychischen und der körperlichen Ebene bestehen handfeste, physiologisch nachvollziehbare Zusammenhänge, die Sie allen anderen Erkenntnissen über das Zusammenspiel zwischen der Psyche und den körperlichen Zuständen des Menschen hinzufügen können.

Psychische Belastung führt zu Kontraktionen der Muskelfasern, diese verkürzen und schränken den Bewegungswinkel ein. Das wirkt sich auf die Struktur der Faszie aus: Sie verfilzt, wird steifer und verletzungsanfälliger.

Der »eingebaute Psychotherapeut«

Bei der Anwendung der Osteopressur beobachten wir immer wieder, dass Patienten plötzlich scheinbar grundlos weinen und schlimme, längst vergessene psychische Traumata hochkommen, um danach zu verschwinden. Zurück bleibt eine deutlich spürbare Entlastung und Erleichterung. Dieser Effekt könnte mit der durch die Osteopressur ausgelösten Entspannung der Muskeln zu tun haben. Die in ihnen abgelagerte Anspannungsenergie wird befreit, verwandelt sich zurück in die emotionale Empfindung, wird **Ist die Psyche dazu bereit, können vollständige Körperbewegungen unter anderem auch dazu beitragen, psychische Traumata positiv zu beeinflussen.** durchlebt und löst sich auf. Ähnliches haben wir auch schon erlebt, wenn Patienten intensiv mit dem Training der Engpassdehnungen begonnen haben oder bestimmte Winkelstellungen beim FaYo eingenommen wurden.

Wenn sich traumatisierte Menschen alle paar Tage immer wieder einmal in ihre möglichen Gelenkwinkel zu 100 Prozent hineinbewegen, ziehen sie automatisch an den durch die traumatischen Erlebnisse »verkürzten« Muskel- und Fasziensträngen. Die vollständigen Körperbewegungen ziehen also an den durch traumatische Anspannung verkürzten Muskelgruppen. Ist die Psyche bereit, die traumatische Erfahrung zu durchleben, wird die Bewegung zugelassen, und der Körper befreit sich selbst durch die Bewegung vom psychischen Trauma oder mindert es entsprechend dem vom Gehirn »zugelassenen« Bewegungswinkel. So funktioniert der »eingebaute Psychotherapeut«.

Nach und nach verbreitet sich die Erkenntnis, wie wirksam die körperliche Bewegung in der Trauma- oder Psychotherapie ist. Dies führte in den vergangenen Jahren dazu, dass Psychotherapeuten in den USA zunehmend Laufbänder und andere Trainingsgeräte in ihren Praxen aufstellen. Manche behaupten, dass die Heileffekte teilweise größer sind und schneller eintreten als bei Therapien, welche die körperliche Ebene nicht einbeziehen. Wir können diese Erfahrungen bestätigen. Immer mehr Psychotherapeuten, Psychologen und Psychiater besuchen unsere Schmerztherapie-Ausbildung, weil sich herumspricht, dass es möglich ist, Patienten mit Hilfe unserer Osteopressur weitaus schneller zu »öffnen«, so dass schneller und effizienter mit der Gesprächstherapie begonnen werden kann.

Kommen wir nun zu einer wichtigen Frage: Warum ist der »eingebaute Psychotherapeut« heute fast außer Funktion? Wahrscheinlich können Sie sich die Antwort schon denken. Da wir Menschen heute durchschnittlich weniger als 5 bis 10 Prozent unserer Bewegungsmöglichkeiten nutzen, entfällt in der Regel das »Ziehen« an diesen im Körper abgelegten negativen Erinnerungsenergien. Der in jedem Menschen genetisch installierte Psychotherapeut, sozusagen der Bruder des »inneren Arztes«, kann deswegen seine Aufgabe nicht oder nur eingeschränkt erfüllen. Dadurch nimmt die Psycholast immer mehr zu – und auch die damit einhergehenden Schmerzen. Diese Tatsache spiegelt sich in den eingangs genannten Zahlen der psychischen Krankheiten wider und auch in den immer weiter steigenden Schmerzzuständen.

Im Bewegungsteil haben wir beschrieben, dass wir uns immer eingeschränkter bewegen. Immer weniger Bewegung heißt, dass immer weniger der im Körper abgelegten traumatischen Erinnerungsenergien abgebaut werden, und das wiederum heißt, dass psychische Erkrankungen zunehmen.

Die Formel für unsere Gesundheit

Gesundheit = Gutes hineintun – gut umrühren – Schlechtes entsorgen

Gutes hineintun: gute psychische Stimmung, positives angenehmes Umfeld

Gut umrühren: mit geeigneter hochwertiger Bewegung an möglichst vielen verschiedenen Muskeln und Faszien immer wieder ziehen, idealerweise an den muskulär faszialen Engpässen, die im FaYo angesprochen werden

Schlechtes entsorgen: ebenfalls mit Hilfe geeigneter hochwertiger Bewegung abgelagerte Negativ-Emotionen und Traumata »freilassen«

Gesunde Faszien durch ein gesundes Umfeld

Hiermit sind wir beim letzten der indirekten Faktoren für die Entstehung von Schmerzen und Krankheiten: dem Umfeld, in dem Menschen sich hauptsächlich bewegen. Die Einflüsse des Umfelds sind vielfältig. Elektrosmog, giftige und den Körper belastende Chemikalien in Möbeln, Bodenbelägen, Kleidung und Kosmetika, schädigende Abluft aus Druckern und Kopiergeräten – die Liste könnte endlos weitergeführt werden. Alle diese Strahlungen, Gase oder Stoffe, die schädlich für den Menschen sind, können seine Gesundheit einschränken, empfindlich stören oder sogar das Leben vorzeitig beenden.

Wie bei der Ernährung gibt es auch bei den Einflüssen der Umwelt auf unsere Gesundheit völlig unterschiedliche Meinungen. Jede dieser Meinungen stützt sich auf Studien oder »Expertenaussagen«. Oft sind die Quellen nicht neutral und daher nicht objektiv. Ein gutes Beispiel für absolut konträre Aussagen ist der Elektrosmog. Mit Elektrosmog beschreibt man eine erhöhte Konzentration elektromagnetischer Felder mit schädlichen Auswirkungen auf die Gesundheit von Menschen, Tieren, aber auch Pflanzen. Die Verfechter der Ansicht, dass diese Auswirkungen schädlich für die Gesundheit sind, verweisen auf unzählige Beobachtungen und Studien. Die Gegner verweisen darauf, dass sämtliche Studien über die negativen Auswirkungen Mängel hätten.

Diese gegensätzlichen Auffassungen verunsichern seit Jahren jeden Interessierten.

Wir folgen hier der Einschätzung des Baubiologen Wolfgang Maes, den wir seit über 25 Jahren kennen. Er erkannte in Deutschland als einer der ersten die großen Probleme der Elektrizität, der Handystrahlung und anderer Einflüsse des Umfelds, der Wohnung und vor allem des Schlafplatzes, welche die Gesundheit bedrohen.

Wir gehen sogar so weit zu sagen, dass diejenigen, die an Plätzen schlafen, die nicht zumindest baubiologisch untersucht sind, mit ihrer Gesundheit spielen – zumindest wenn man lange Zeiträume betrachtet. Wir haben zu diesem Thema in den letzten 30 Jahren Dinge bei Patienten erlebt, die uns zu dieser Einschätzung bringen, die aber den Rahmen dieses Buches sprengen würden. Aber auch bei diesem Thema können Sie wieder hervorragend Ihren gesunden Menschenverstand und Ihre allwissende – zumindest was Sie persönlich betrifft – Körperintelligenz einsetzen.

Setzen Sie Ihren gesunden Menschenverstand ein

Lassen Sie uns mit dem gesunden Menschenverstand beginnen. Überlegen Sie Folgendes: Wir Menschen sind nur an das angepasst, was wir lange genug kennengelernt haben, damit wir uns im langen Lauf der Evolution daran anpassen konnten. Nur so hatten wir die Chance, genetische Abwehrmechanismen zu entwickeln, die unser Überleben sicherstellen konnten. Das bedeutet: Je kürzer die Zeiträume sind, in denen wir Belastungen oder Einflüssen ausgesetzt sind, desto größer ist die Wahrscheinlichkeit, dass wir nicht oder nur schlecht mit ihnen umgehen können. Die gleiche Überlegung hatten wir schon bei der Ernährung angestellt.

Wir schlagen also auf jeden Fall vor, den gesunden Menschenverstand einzusetzen und uns die Frage zu stellen, an was der Mensch genetisch angepasst ist. Natürlich an Umweltverhältnisse, die seit langen Zeiten herrschen. Gab es in dieser Umwelt von Strom durchflossene elektrische Leitungen und Motoren, Transformatoren, Induktionskochfelder, Mikrowellengeräte, Mobilfunk, Rundfunk, WLAN, Radar und als neueste Errungenschaft Elektroautos? Wohl kaum. Unser Körper arbeitet zwar selbst auch mit bioelektrischer Spannung. Sie liegt aber nur in einem Bereich bis maximal ungefähr 70 bis 90 Millivolt. Sollten wir unserem Körper Spannungen und daraus resultierende elektromagnetische Felder zumuten, die weitaus stärker sind? Es ist einleuchtend, dass es riskant für den Körper sein könnte, wenn die feinen bioelektrischen Abläufe in ihm, die von weitaus kleineren Spannungen gesteuert werden, solchen ungewohnt hohen Dosierungen ausgesetzt werden.

Wie oft gab es das schon in der Geschichte, dass sich vermeintlich gesundheitlich unbedenkliche Techniken, die man voller

Glauben an die Wissenschaft bedenkenlos einsetzte, Jahrzehnte später als hochgradig gesundheitsschädlich herausstellten. Als Beispiel sei die Unsitte genannt, in den 1950er Jahren die Passgenauigkeit neuer Schuhe mit Röntgenapparaten zu überprüfen.

Solange man also nicht genau weiß, wie sich die Belastungen durch Elektrosmog auswirken, sollten Sie diese vernünftigerweise minimieren, wo Sie können. Vor allem am Schlafplatz. Denn dort soll der Körper während der Nacht regenerieren. Dazu braucht er maximale Entspannung und minimale Störeinflüsse, denn er richtet seine volle Aufmerksamkeit nach innen und reduziert seine Abwehrbereitschaft gegen Einflüsse von außen auf ein Minimum. Lassen Sie deswegen Netzfreischalter installieren, die nicht genutzte Leitungen spannungsfrei schalten. Verbannen Sie alle entbehrlichen Elektrogeräte wie 220-V-Radiowecker, Heizdecken, Fernsehgeräte, Trafos und vor allem Mobilfunktelefone aus Ihrem Schlafzimmer, und schalten Sie nachts unbedingt das WLAN aus.

Wie wirkt diese dritte Gruppe der indirekten Faktoren? Natürlich wieder über den Anstieg der Grundspannung, aber auch über die Übersäuerung, die der Stress solcher Felder oder Giftstoffe auslöst. Und da man überhaupt noch nicht einschätzen kann, inwieweit Elektrosmogfelder oder auch Giftstoffe auf die Steuerung des Wachstums oder der Strukturierung der Faszien Einfluss haben, sollten wir uns eventuellen Gefahren möglichst wenig aussetzen.

Die Formel für unsere Gesundheit

Gesundheit = Gutes hineintun – gut umrühren – Schlechtes entsorgen

Gutes hineintun: möglichst wenig – am besten keine – Giftstoffe, Strahlungen, Gase hineinlassen

Gut umrühren: mit geeigneter hochwertiger Bewegung den Körper so vielfältig wie möglich ansteuern

Schlechtes entsorgen: ebenfalls mit geeigneter hochwertiger Bewegung störende Stoffe vollständig ausschleusen beziehungsweise durch die Piezoeffekte die bioelektrischen Zustände wieder so weit wie möglich ausgleichen und normalisieren

Der Schmerzsee

Das Bild des Schmerzsees gibt den Gesamtüberblick über die Einflüsse der Bewegung und der indirekten Faktoren auf die Entstehung von Bewegungseinschränkungen, Schmerzen und Krankheiten und deren Umkehr ins Gegenteil.

Der Grund des Sees steht dabei für vollkommenes muskulär-fasziales Gleichgewicht. Das bedeutet, dass die Gelenke – als Kugeln im Wasser schwebend dargestellt – von gesunden Spannungszuständen umgeben sind. Dort funktionieren die 4 Herzen wie biologisch

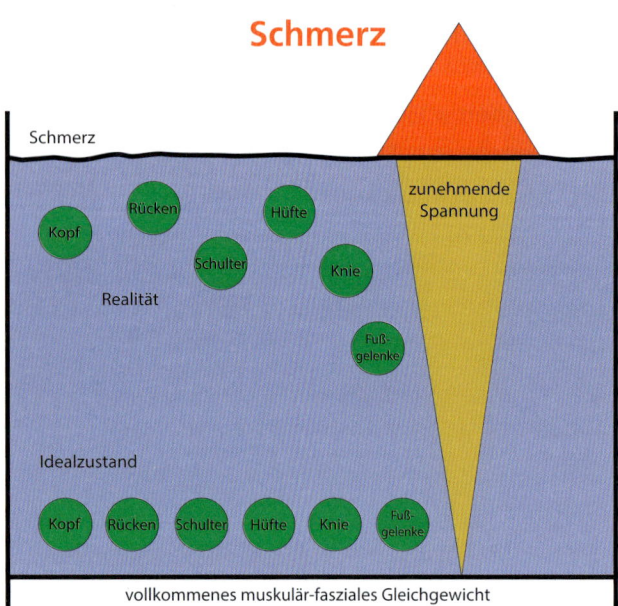

Schmerz

Schmerz

zunehmende Spannung

Kopf
Rücken
Schulter
Hüfte
Knie

Realität

Fuß-gelenke

Idealzustand

Kopf · Rücken · Schulter · Hüfte · Knie · Fuß-gelenke

vollkommenes muskulär-fasziales Gleichgewicht

Der Schmerzsee

gedacht, es gibt weder Schmerzen noch Bewegungseinschränkungen noch eingeschränkten Stoffwechsel. Je mehr der Einfluss von engwinkeligen Bewegungen und einwinkeligen Positionen die Spannungen erhöht, umso weiter steigt die entsprechende Gelenkkugel nach oben. Kurz vor dem Erreichen der Wasseroberfläche sind die Spannungen stark erhöht, die Bewegungen sind »schwergängiger«. Beim Durchbrechen der Wasseroberfläche wird Schmerz ausgelöst, weil der Verschleiß größer ist die Reparaturfähigkeit.

Die Grundeinstellung der Gelenke wird durch unser Bewegungsprofil über die 24 Stunden jeden Tages vorgenommen. Die hier gezeigten »Einstellungen« entsprechen ungefähr dem Bevölkerungsdurchschnitt,

wie wir ihn »erfahren« haben. Je höher die Kugeln im Wasser schweben, umso mehr ist der Stoffwechsel eingeschränkt und die Gefahr für Krankheiten gestiegen. Befinden sich die Kugeln voll im Schmerzbereich, ist das Gelenk quasi blockiert, der Stoffwechsel ist drastisch gemindert, Zellen werden nicht mehr ausreichend versorgt, der Stoffwechselabfall kann kaum noch abtransportiert werden. Das System entgleist auf allen Ebenen immer mehr. Je höher viele der Gelenkkugeln sind, desto größer wird die Gefahr von Krankheiten.

Verschärfend kommen nun die negativen Einflüsse der indirekten Faktoren, der Ernährung, der Psyche und des Umfeldes hinzu. Das heißt vor allem, dass die ohnehin zu hohen Spannungen am ganzen Körper ebenso wie die Übersäuerung noch einmal erhöht werden. Zugleich werden die Versorgungswege und die Abfallentsorgung, die sowieso schon minimiert sind, zusätzlich eingeschränkt.

Diese sich selbst verstärkende Negativspirale, die mehr und mehr alle Funktionsebenen der betroffenen Menschen erfasst, kann durch die im Praxisteil beschriebenen FaYo-Übungen und – wenn Sie möchten – durch die Positivnutzung der Einflüsse der indirekten Faktoren direkt herumgedreht werden. Wenn das geschieht, setzen die sich selbst verstärkenden Effekte eine gewaltige Positivspirale in Gang.

Bestimmen Sie aktiv über Ihr Leben

Welches Resümee lässt sich aus all dem ziehen? Es muss sicherlich noch sehr viel geforscht und entdeckt werden, um die Einflüsse von Ernährung, Psyche und Umfeld immer besser zu verstehen. Nichtsdestoweniger sind die schon bekannten mehr als deutlich. Vor allem wenn wir überlegen, welche Auswirkungen bereits die einzelnen Faktoren haben, wird der Handlungsbedarf klar erkennbar.

Allein die vorher beschriebenen Einflüsse eingeschränkter Bewegung sind drastisch. Ernährung, Psyche, Umfeld könnte man als zusätzlichen Input ins System betrachten, gemäß unserer Formel für die Gesundheit:

Gesundheit = Gutes hineintun – gut umrühren – Schlechtes entsorgen.

Je mehr Schlechtes wir hineintun und das Umrühren massiv einschränken, desto schneller dreht sich die Negativspirale, bis die Ordnung des Systems Mensch unausweichlich kollabiert – unsere Gesundheit.

Wenn wir diese Zusammenhänge begreifen, ist es ganz klar, dass wir Verantwortung übernehmen müssen – am besten sofort. Wir können uns nicht darauf verlassen, der Lebensweise unserer Eltern, Verwandten, Freunde oder des Mainstreams blind und kritiklos zu folgen. Wir sollten eine Richtung einschlagen, in der wir über unseren Zustand aktiv mitbestimmen können.

Von 0 auf 100 – der effizienteste Weg, in Bewegung zu kommen

Nun entwickeln wir die effizienteste Vorgehensweise, um jeden Menschen von seinem individuellen Startpunkt aus in Richtung volle Beweglichkeit »in Bewegung zu versetzen«. Dabei ist es gleichgültig, in welchem Zustand er sich befindet. Die Kriterien und Informationen dafür, wie jeweils am besten vorzugehen ist, liefert uns der Körper des Betroffenen selbst. Das planen wir auch völlig unabhängig davon, wie alt er ist. Um es ganz deutlich zu sagen: Das Alter an sich ist kein Hindernis. Bitte erinnern Sie sich daran, dass unser Körper bis ans Lebensende trainierbar ist – und auf dieses Training auch reagiert.

Zunächst betrachten wir die Hindernisse, die uns anscheinend dabei im Weg stehen, uns mehr oder »erweiterter« als bisher zu bewegen. Dies kann uns ungemein dabei helfen, die eigene Psyche zu verstehen: sich quasi von außen zu betrachten und zu erkennen, was diese Person – die man selbst ist – davon abhält, endlich aktiv den Allerwertesten zu heben und loszulegen.

Faulheit ist genetisch »eingebaut«

Beginnen wir mit dem schwerwiegendsten Grund, der uns daran hindert, uns zu bewegen: nicht einzusehen, dass man sich bewegen muss, es schlichtweg für Zeitvergeudung und völlig überflüssig zu halten, für etwas, was man aus tiefstem Herzen als unnötige Energieverschwendung ansieht. Und wissen Sie was? Die Menschen, die das empfinden, fühlen »richtig«, denn sie hören auf ihr genetisches Programm.

Was für ein genetisches Programm soll das denn sein, denken Sie jetzt? Es ist das Energiesparprogramm, das in jedem Menschen eingebaut ist, um in Zeiten, in denen Nahrungsmittel knapp sind, nicht zu viel Energie für überflüssige Bewegungen zu verschwenden. Für unsere frühen Vorfahren war zu wenig Bewegung kein Problem, denn als Selbstversorger hatten sie sowieso täglich ihr Maximalprogramm zu leisten, um zu überleben – freiwillige Bewegung darüber hinaus war nicht notwendig und bei Nahrungsknappheit sogar schädlich. Obwohl wir solche Zeiten heute nicht mehr kennen, wirkt dieses Programm immer noch und sorgt leider dafür, dass wir jedes Mal, wenn wir uns freiwillig bewegen sollen, Willenskraft einsetzen müssen. Wenn diese Willenskraft größer ist als das eingebaute Energiesparprogramm, bewegen wir uns, wenn nicht, dann nicht.

Drei Quellen für Willenskraft

Doch woraus können wir genug Willenskraft schöpfen? Prinzipiell aus drei Quellen, aber auch diese müssen wir uns erarbeiten. Die erste ist Information. Information, wie wir sie Ihnen im vorliegenden Buch geben. Diese Information sollte möglichst überzeugend sein, denn umso größer ist der Antrieb, sich zu bewegen. Oft stärkt auch der eigene verbesserungswürdige Zustand die Willenskraft – Schmerzen, Krankheiten, Übergewicht und vieles andere –, verbunden mit der Information, was man dagegen tun kann.

Wie immer ist der erste Schritt der schwerste, denn mit jedem weiteren Tag, an dem man sein Programm absolviert, baut sich immer mehr die zweite Quelle auf: die Gewohnheit. Das dauert aber eine Weile, da erst die Gewohnheit, sich nicht zu bewegen, abgebaut werden muss. Im Normalfall können Sie aber schon nach 14 Tagen mit deutlich mehr Anschub für Ihre Willenskraft rechnen. Es fällt Ihnen immer leichter, Ihre Bewegungsübungen zu absolvieren, egal was Sie sich vorgenommen haben. Die Gewohnheit wird täglich stärker. Natürlich wird es Schwankungen geben, aber der Trend ist ganz eindeutig.

Mit jedem Üben von FaYo-Positionen oder Abläufen entwickelt sich parallel zur Gewohnheit die wahrscheinlich stärkste dritte Quelle: die Lust auf das Wohlgefühl, das Sie nach dem Üben spüren. Aus dieser dritten Quelle werden Sie zukünftig so viel

Antrieb beziehen, dass es Ihnen nicht nur von Woche zu Woche leichter fallen wird, Ihre Übungen zu machen, sondern dass Sie aktiv Energie investieren werden, um Hindernisse zu beseitige, die Ihren Übungen im Weg stehen. Das mag sich zunächst übertrieben anhören, aber unsere Übungen lösen so viel Wohlbefinden aus, dass man einfach nicht mehr darauf verzichten möchte. Probieren Sie es einfach aus.

Bewegungshindernis körperliche Schwäche oder Blockade

Das nächste Hindernis ist körperliche Schwäche oder dass eine bestimmte Bewegung schmerzlos blockiert ist. Man möchte die Bewegung ausführen, es geht aber einfach nicht. Außer bei Folgen einer Verletzung, einer Operation oder einer Erkrankung wie Schlaganfall oder ähnliche gibt es zunächst keinen Grund, warum Sie eine bestimmte Bewegung dauerhaft nicht ausführen können, wenn Sie es möchten. Selbst bei einem Schlaganfall oder bei Spasmen gibt es Möglichkeiten, durch bestimmte Techniken das Gehirn so umzuprogrammieren, dass die »fehlende« Bewegung durch andere Areale angesteuert oder der Spasmus durch Löschung verantwortlicher Programme gemindert wird.

Bei strukturellen Blockaden kommt es natürlich darauf an. Versteifungen oder ähnliche knöcherne Blockaden können natürlich unbeeinflussbar sein. Wir haben aber die Erfahrung gemacht, dass muskulär-fasziale Blockaden, zum Beispiel auch Verklebungen nach Operationen, sehr wohl verändert werden können. Natürlich verlangen solche Erschwernisse mehr Einsatz und Geduld. Aber oft gilt: Steter Tropfen »höhlt die Blockade«. Es ist auf jeden Fall einen Versuch wert.

Da die Betroffenen ohnehin bis zur Blockade üben sollen, um den maximalen Bewegungsbereich bis zur Grenze zu nutzen, »klopfen« sie sowieso jedes Mal daran an. Es ist also kein zusätzlicher Zeitaufwand nötig. Also empfehlen wir in solchen Fällen, bis zur Blockade zu üben und – nicht übertrieben, aber intensiv – »anzuklopfen«. Dann besteht keine Notwendigkeit, immer wieder zu diskutieren, ob etwas möglich ist oder nicht. Durch das Tun wird es sich zeigen, und dieses Ergebnis kann nicht diskutiert werden.

Die erste Quelle für Willenskraft ist Information. Die zweite Quelle für Willenskraft ist Gewohnheit. Die dritte Quelle für Willenskraft ist die Lust auf das Wohlgefühl, das Sie nach dem Üben spüren.

Die Regel ist also ganz klar: Jeder – nahezu egal, in welcher körperlichen Verfassung er ist – versucht alles mitzumachen und stoppt einfach dort, wo es nicht weitergeht. Da unsere Übungen mit einer klar definierten und begrenzten Belastung gemacht werden und durch die langsame Ausführung keine Beschleunigungskräfte auftreten, sind Überlastungen oder gar Verletzungen so gut wie ausgeschlossen.

Bewegungshindernis Schmerzen

Sehr viele Menschen können sich nicht mehr bewegen, weil sie Schmerzen haben. Wir haben schon zu Beginn ausführlich darüber gesprochen, dass vor allem die über 50-Jährigen davon ausgehen, das sei normal und irgendwann sei es halt so weit, dass die Gelenke kaputtgehen. Wir haben viele Patienten, die diesen Irrtum als frustrierende Realität hinnehmen, aber sehr darunter leiden. Sie würden gerne laufen oder ihren Sport treiben, trauen sich aber nicht, weil sie befürchten, dass dies ihre Schmerzen verschlimmern oder den Verschleiß beschleunigen würde. Oder weil sie so starke Schmerzen haben, dass sie es sowieso nicht aushalten würden. In einer ähnlichen Lage sind Sportler, die immer erst Schmerzen bekommen, während sie Sport machen oder danach.

Für alle diese Menschen mit Schmerzen haben wir eine sehr gute Nachricht: In den allermeisten Fällen können wir es den Betroffenen mit unserer Therapie und der ersten Stufe der Übungen, den therapeutischen Engpassdehnungen, möglich machen, nach relativ kurzer Zeit wieder ihren Sport auszuüben oder mit einer Sportart oder Bewegungsübungen zu beginnen. Und zwar unabhängig davon, ob schon Schäden wie Arthrose oder Bandscheibenvorfälle vorliegen oder nicht. Dazu versuchen Sie entweder, sich durch unsere Übungen selbst schmerzfrei zu machen – Anleitungen dazu finden Sie in unserem Buch »Faszien-Rollmassage« –, oder Sie gehen zunächst zu einem unserer LNB Ärzte oder Therapeuten, um die Situation zu klären. Wenn Sie dann erlebt haben, wie schnell die Schmerzen zu reduzieren sind, gewinnen Sie auch Vertrauen und können die Übungen des FaYo mit einem besseren Gefühl machen.

Verletzungen schneller ausheilen

Für diejenigen mit frischen Verletzungen haben wir eine spezielle Information. Sie haben ein Band überdehnt oder gerissen, sich gezerrt, Muskelfasern oder sogar -bündel gerissen? Machen Sie unsere Übungen trotzdem mit – natürlich erst, nachdem die Einblutungsphase beendet ist. Machen Sie die Übungen allerdings noch langsamer und bewusster als in der Normalausführung, sodass Sie nicht in die Zone des Schmerzes geraten. Da Sie Ihren Körper nur in den Winkeln bewegen, in denen er keinen Schmerz meldet, hat er nichts dagegen, ganz im Gegenteil. Sie werden feststellen, dass die Heilung deutlich beschleunigt wird. Sollten Sie eine Schwellung haben, gilt das Gleiche.

Indem wir versuchen, die Bewegung maximal zu erhalten, entfalten die 4 Herzen ihre Wirkung, und das beschleunigt die Heilungsvorgänge drastisch. Es ist ein biomechanischer Irrglaube, dass es die Verletzung verschlimmern könnte, wenn wir uns bewusst hineinbewegen. Verletzungen können nur dynamisch passieren. Ein langsames Hineinbewegen kann niemals solche hohen

Kräfte auslösen, da der Schmerz sofort drastisch warnen würde.

Geradezu gefährlich sind in solchen Fällen Schmerzmittel. Denn sie würden gerade dazu verleiten, in Positionen zu gehen, die der Körper aufgrund der Verletzung unbedingt vermeiden möchte. Bitte suchen Sie bei Verletzungen möglichst schnell einen unserer nach Liebscher & Bracht ausgebildeten Ärzte oder Therapeuten auf, der Ihnen die Schmerzen nimmt. Das klappt meistens, weil die Schmerzen normalerweise nicht von der Verletzung selbst kommen, sondern vom Schock der Verletzung und den dadurch ausgelösten Schutzkontraktionen. Die beste Empfehlung in solchen Verletzungsfällen ist, sehr bewusst in seinen Körper hineinhorchend immer wieder langsam zu versuchen, wie weit dieser die Bewegung schmerzfrei zulässt. Dadurch entsteht gleichzeitig ein sehr wichtiger Nebeneffekt: Man bekommt volles Vertrauen in die Bewegungen, die der Körper zulässt, und ist nicht so sehr einer diffusen Angst ausgeliefert, was man machen darf und was nicht. Vertrauen Sie voll auf Ihren Körper. Die Bewegungen, die Ihrer Verletzung schaden würden, lässt er nicht zu.

Schmerzfreiheit ist möglich

Lassen Sie uns nun das Besprochene auf unser Bild der 100%-Bewegung übertragen. Wir starten bei den 20 Prozent und definieren diese Fläche ebenso wie im letzten Kapitel.

Allerdings unterteilen wir sie noch einmal. In 10 Prozent, die noch bewegt werden können, und weitere 10 Prozent, die durch die Schmerzen nicht mehr ausgeführt werden können.

Der erste Schritt muss zunächst darin bestehen, die durch den Schmerz verursachte Einschränkung der Bewegung wegzunehmen, sodass wieder die 20 Prozent der Gesamtbewegung, die im Alltag genutzt werden, möglich sind. Sich wieder schmerzfrei bewegen zu können, bedeutet eine Steigerung der Lebensqualität, und diese geht einher mit der Steigerung des Stoffwechsels in dem Bereich, der vorher vom Schmerz auch »innerlich stillgelegt« war. Viele Patienten fühlen sich schon allein dadurch so viel besser, dass sie eigentlich gar kein Verlangen haben, darüber hinauszugehen, also den Zustand noch weiter verbessern zu wollen. Wahrscheinlich käme ihnen das schon fast wie Frevel vor, als wäre es eine geradezu unverschämte Forderung ans Leben. Vielleicht wurde ihnen auch gesagt, dass sie nicht so übertriebene Ansprüche stellen sollten: »Wissen Sie eigentlich nicht, dass Schmerzen in Ihrem Alter etwas völlig Normales sind?«

Falls Sie das kennen und vielleicht auch das Gefühl haben, Sie dürften nicht so fordernd sein, hilft Ihnen folgende Überlegung: Sie verlangen ja nicht, etwas umsonst zu bekommen. Sie sind ja bereit, einiges dafür zu tun. Denn ohne Ihre Mitarbeit bekommen Sie bei uns und unseren Therapien nichts Dauerhaftes. Weder in der Schmerztherapie, noch in der Bewegungstherapie LNB Motion,

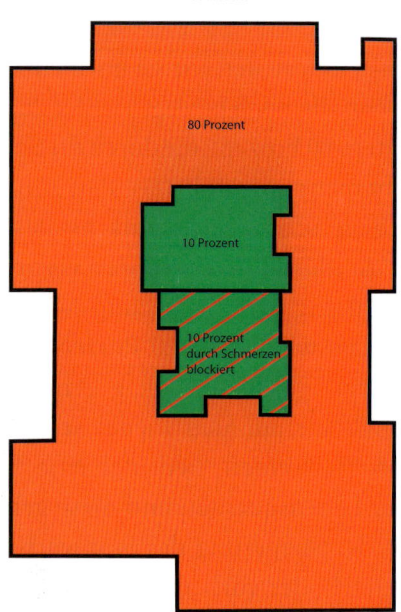

100 Prozent

80 Prozent

10 Prozent

10 Prozent durch Schmerzen blockiert

Die eigentlich verfügbaren 20 Prozent des Durchschnittsmenschen sind bei vielen durch Schmerzen blockiert – in unserem Beispiel zur Hälfte, also zehn Prozent.

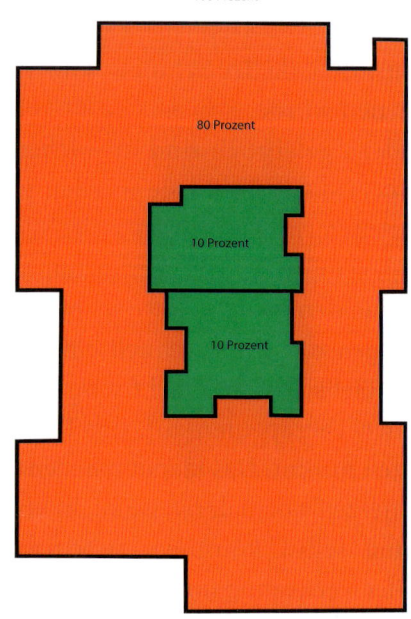

100 Prozent

80 Prozent

10 Prozent

10 Prozent

Im ersten Schritt muss das Ziel sein, zumindest wieder auf die – wenn auch stark eingeschränkte – Durchschnittsbewegung von 20 Prozent zu kommen.

noch in der LNB Gesundheitstherapie, in der es vor allem um Ernährung geht, noch beim FaYo. Wir geben Ihnen Hilfe zur Selbsthilfe. Die Hilfe besteht aus nützlichen Informationen und dem therapeutischen »Anschieben«, den Rest müssen oder besser dürfen Sie alleine machen. Durch Ihr regelmäßiges eigenes Tun kann sich eine immer stärkere Wirkung entfalten, die ein Leben lang anhält.

Die 100 Prozent im Visier

Wir gehen davon aus, dass Sie zu denen gehören, die sich mit der 20-prozentigen Nutzung ihres eigenen Gesundheitspotenzials lange nicht zufrieden geben möchten. Sie wollen viel mehr, Sie wollen sich in Richtung 100 Prozent vorarbeiten und schauen, was es zu entdecken gibt. Doch wie stellt man das am besten an?

Als Erstes kommt meistens die Frage: »Ich bewege mich doch, ich gehe joggen und fahre Rad. Warum reicht das nicht?« Lassen Sie uns dazu noch einmal unsere vorne eingeführte Unterscheidung von Bewegung in ihren quantitativen und ihren qualitativen Aspekten vor Augen halten. Joggen ist toll und für den quantitativen Aspekt des Ausdauertrainings gut geeignet. Aber was ist mit der Bewegungsqualität beim Joggen? Sie ist nicht sehr hoch, weil die Bewegungswinkel sich

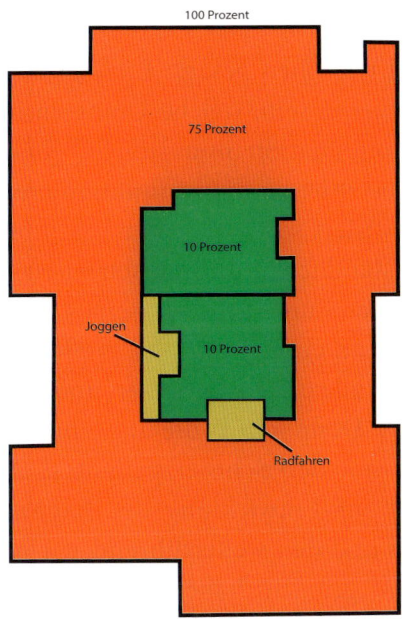

Neben der Alltagsbewegung, zu Joggen und Rad zu fahren, erweitert unser Bewegungsprofil nur geringfügig.

von denen beim Laufen und Gehen nicht sehr unterscheiden. Wie sieht es beim Radfahren aus? Welche Haltung nehmen wir auf dem Rad ein? Richtig, wir sitzen. Natürlich bewegen wir die Beine, und die Kniewinkel gehen etwas weiter in die Beugung. Aber der Fokus liegt auf dem Strecken, bei dem das Gehirn ähnliche Signale erhält wie beim Gehen und Stehen. Darüber hinaus ist die Position der Halswirbelsäule meist noch ungünstiger als die Überstreckung in schlechter Haltung am Schreibtisch oder beim Autofahren. Das bedeutet, die Qualität Ihres Bewegungsprofils ändert sich ein wenig, aber nicht deutlich. Vielleicht kommen Sie sehr positiv eingeschätzt auf 25 Prozent.

Welche Bewegungsarten sind geeignet?

Wenn Sie mit dem Ziel, Ihr Bewegungsprofil deutlich zu steigern, verschiedene geeignete Sportarten kombinieren, können Sie durch geschickte Auswahl durchaus höher kommen. Wie hoch, das liegt an der Zusammensetzung und an der Zeit, die Sie einsetzen möchten. Entscheiden Sie sich beispielsweise für Judo, Klettern und herkömmliches Yoga, Pilates oder eine anspruchsvollere Gymnastik, sind Sie schon gut dabei. Es wäre unseriös, das in konkrete Zahlen zu fassen, aber damit könnten Sie auf über 50 Prozent kommen. Das Problem dabei ist, dass die Übungen je nach Stil und Lehrer sehr unterschiedlich sein können. Es kann eine super Kombination entstehen, sie kann aber auch eine geringere Vielfalt an Winkeln enthalten. Die Chance, dass der Körper viel mehr Winkel abbekommt als im Alltag, ist zwar sehr viel höher, aber niemand kann das genau sagen. Es ist mehr oder weniger dem Zufall überlassen.

Ein weiteres Problem ist die Zeit. Je mehr man im sicheren Bereich großer Winkelvariationen sein möchte, desto mehr Zeit muss man investieren. Und dass Zeit heute eines der knappsten Güter ist, brauchen wir Ihnen wahrscheinlich nicht zu erklären.

Nicht zuletzt ist diese Variante der kombinierten Sportarten oder Bewegungsmethoden für viele gar nicht umsetzbar. Denn je mehr Sie kombinieren, desto mehr unterschiedliche Dinge müssen Sie lernen. Das hält zwar fit, ist aber für viele nicht umsetzbar und auch nicht erstrebenswert, weil sie froh sind, überhaupt eine Sache richtig – regelmäßig und gut – hinzubekommen.

Und ganz zum Schluss: Viele der herkömmlichen Sportarten, sogar Yoga oder Gymnastik legen durch die Auswahl und die Art der Ausführung der Übungen wieder den Grundstein für neue Schmerzzustände. Diese heben sich zwar wieder teilweise auf, teilweise aber auch nicht. Wieder ist es dem Zufall überlassen, ob Sie Schmerzen bekommen oder nicht. Diese Situation kennen wir doch schon, oder?

Ein System für alle

Es war ursprünglich nicht geplant, das FaYo als eine durchgängige systematische Optimierung des Bewegungssystems des Menschen zu entwickeln. Aber da wir alles für die Schmerzpatienten konzipierten, stand die praktische Umsetzung von Anfang an im Vordergrund. Eine Vorgabe zieht sich seit fast 30 Jahren durch alle Bewegungs- und Übungsprogramme hindurch, die wir erstellt haben: Übungen für den Patienten dürfen pro Tag maximal 15 Minuten in Anspruch nehmen. Die zwingende Konsequenz daraus ist, dass unsere Übungen hocheffizient sein müssen. Ansonsten wäre diese Zeit zu kurz.

FaYo wurde mit ständigem Feedback aus der Praxis konzipiert und entwickelt. Kürzer üben mit maximalem Effekt geht nicht.

Und wie oben gesagt: Es soll kein Herumprobieren sein, welche Übungen in welcher Kombination nun sinnvoll sind. Die Übungen müssen direkt funktionieren und systematisiert sein. Alles muss in möglichst gut verständlichen und umsetzbaren Abfolgen auf den Punkt gebracht sein. – An dieser Stelle schon einmal ein sehr großes Dankeschön an alle unsere Patienten und Kursteilnehmer. Denn ohne die täglichen Erfahrungen mit den Schmerzpatienten, die wir parallel zur Entwicklung der Engpassdehnungen und den weiterführenden Übungen des FaYo gemacht haben, wären wir nie so weit gekommen. Ohne die Anleitung und das Feedback der »Patientenkörper« hätten wir die Systematik der Übungen niemals so differenziert ausbauen können. Wie schon einige Kapitel weiter vorne beschrieben, haben wir eigentlich nur die Sprache des Körpers übersetzt, seine Anweisungen befolgt und das so entstehende Übungssystem über die Jahre immer weiter optimiert.

Je mehr Erfahrungen wir sammelten, desto klarer wurde, dass wir ein Bewegungssystem erstellten, besser gesagt konzipierten, das jeder Mensch benötigt. Warum? Egal, was Menschen tun. Ob sie den ganzen Tag auf der Couch liegen und ihr Bewegungsprofil gegen 0 Prozent tendiert. Ob sie Schreibtischarbeiter sind und am Abend so ausgelaugt, dass sie keinen Sport oder kein Hobby mehr ausüben. Ob sie Hobbymusiker oder Berufsmusiker sind. Ob sie Landschaftsgärtner, Gerüstbauer oder Handwerker sind. Ob sie Flugkapitän,

Bus- oder LKW-Fahrer sind. Ob sie Profi-Fußballer, -Golfer oder -Tennisspieler sind. Ob sie Hausfrau, Hausmeister, Hobbysportler, Verkäufer oder Lehrer sind. Völlig egal, was sie sind, was sie tun oder nicht tun. Es geht allen Menschen gleich: Sie bewegen sich kaum, wenig, viel oder sehr viel.

Und bei der Unendlichkeit der Bewegungsmuster, die das individuelle Bewegungsprofil einer Person ergeben, ist es nahezu ausgeschlossen, dass Sie Ihre Muster zufällig so kombinieren, dass Ihr gesamtes Leben lang keine Engpässe entstehen, die dann in die Negativspirale der Schmerzen, des Verschleißes und immer extremeren Stoffwechselnotstands führen. Das ist der Grund dafür, dass der Schreibtischarbeiter exakt die gleichen Rückenprobleme haben kann wie der Hochleistungssportler.

Noch viel unwahrscheinlicher ist es, dass Sie es ganz zufällig schaffen, Ihr persönliches Maximum an Gesundheit und Wohlbefinden durch die bestmögliche Funktion Ihrer 4 Herzen jemals zu erreichen. Dass Sie also nicht bei höchstens 20 Prozent Ihrer biologischen Möglichkeiten herumdümpeln, sondern, von Schmerzen verschont, nach und nach die vollen 100 Prozent ausschöpfen und systematisch immer gesünder werden.

Irgendwann verstanden wir die volle Tragweite von alldem, was wir erarbeitet hatten. Es ist die für jeden Menschen gültige und – möchte man sein volles Potenzial ausschöpfen – eigentlich unverzichtbare

systematische Vorgehensweise, zunächst die Engpässe – egal, wie sie zustande kommen – abzubauen, und so die Schmerzfreiheit herzustellen. Also im ersten Schritt das Leiden zu beenden. Und dann im zweiten Schritt mit der konsequenten Steigerung der genutzten Bewegungswinkel – die 100 Prozent als Ziel anvisiert – auf ein Gesundheitslevel zu kommen, von dessen Existenz die meisten Menschen noch nicht einmal etwas ahnen, geschweige denn es für möglich halten.

Ein befreundeter Arzt aus Ghana, der weltweit nach den effizientesten Therapien sucht, um sie seinem Kontinent verfügbar zu machen, sagte, als er zum ersten Mal verstanden hatte, was wir mit LNB tun: »That's the missing link of the medicine«, und brachte es damit auf den Punkt. Wir ergänzen mit den Mechanismen, die FaYo zugrunde liegen, die Möglichkeiten der Sportmedizin und Sportwissenschaft und liefern eine gut einsetzbare Systematik, ein vollständig ausgearbeitetes Übungskonzept, nach dem Patienten oder an Vorbeugung interessierte Menschen Schritt für Schritt ihr Bewegungssystem – und damit die Voraussetzung zum Erreichen ihrer individuell bestmöglichen Gesundheit – entfalten können, ohne sich Sorgen machen zu müssen, wie sie sich bewegen dürfen oder nicht.

Mit FaYo ergänzen wir die Möglichkeiten der Sportmedizin und Sportwissenschaft. Wir liefern eine gut einsetzbare Systematik und ein vollständig ausgearbeitetes Übungskonzept.

Bewegungsverbote bringen nur Stress

Von 0 auf 100 Prozent ist ein Prinzip, das alle Menschen gleichermaßen einsetzen können. Letztlich bleibt keiner verschont vom »Verzicht« auf Bewegungswinkel. Wir hatten schon darüber gesprochen, dass viele Errungenschaften der Menschen etwas mit Spezialisierung zu tun haben. Und Spezialisierung bedeutet immer auch Spezialisierung auf der Bewegungsebene. Selbst wenn wir uns geistig spezialisieren, hat das Auswirkungen auf unsere Bewegung. Denn auch bei geistiger Tätigkeit bevorzugt man bestimmte Positionen, in denen man besser lesen oder schreiben kann oder was auch immer dazu nötig ist. Wenn man diese Erkenntnis konsequent weiterführt, kristallisiert sich klar heraus, wie wir am besten damit umgehen: Wenn alle Menschen aufgrund ihrer Spezialisierung, welcher Art auch immer sie ist, ihre Bewegungseinschränkungen haben, dann sollte man sie alle so weiterleben lassen und das dabei entstehende Negative einfach ausgleichen.

Der andere Weg, der heute aufgrund fehlender Alternativen üblich ist, sieht vor, alle möglichen Bewegungswinkel und Positionen zu verbieten und Bewegungsabläufe vorzuschreiben. Dies verursacht bei den Betroffenen, die sich krampfhaft daran halten wollen, ununterbrochen Stress. Weil die Menschen ständig ihre Bewegungen kontrollieren sollen, entsteht dabei oft das Gegenteil vom erwünschten Ergebnis: Verspannung.

Leben Sie, wie Sie möchten – FaYo gleicht die Nachteile aus

Völlig easy und entspannend dagegen ist unser Vorschlag: Leben Sie so weiter wie bisher, die dabei entstehenden Verkürzungen und Spannungserhöhungen können Sie wieder ausgleichen. Wir sagen Ihnen, wie das geht. Oder etwas zugespitzt formuliert: Liegen Sie ruhig den ganzen Tag auf der Couch – sitzen Sie den ganzen Tag am Schreibtisch – stehen Sie den ganzen Tag am Fließband – treiben Sie intensiv verkürzendes Krafttraining – trainieren Sie Ihren Leistungssport – musizieren Sie den ganzen Tag auf Ihrem Instrument. Gestalten Sie Ihren Tag, wie Sie wollen, aber nutzen Sie 15 Minuten Ihres Tages, um Ihre FaYo-Übungen zu trainieren. Damit können Sie die ungünstigen Einflüsse der restlichen 23 Stunden und 45 Minuten ausgleichen. So viel Power haben diese Übungen.

Natürlich muss man den Alltag nicht so extrem gestalten, wie wir das eben so plakativ beschrieben haben. Natürlich ist es vernünftig, nicht den ganzen Tag auf der Couch zu liegen und verkürzende, spannungserhöhende Aktivitäten, die nicht unbedingt nötig sind, zu reduzieren. Aber das sollte freiwillig geschehen, als Folge des zunehmenden Körpergefühls kombiniert mit dem Wissen darüber, welche Positionen und Bewegungen einschränkende Wirkungen haben. Wenn Sie damit beginnen, sich intensiv mit Ihrem Körper zu beschäftigen, werden sich viele Fragen von selbst beantworten.

Welchen körperlichen Belastungen dürfen Menschen sich aussetzen?

Wie bereits beschrieben, driften die Empfehlungen oder Richtlinien von Ärzten, Therapeuten oder Trainern, welche Menschen in welchem Zustand welche körperlichen Übungen machen dürfen oder nicht, oft weit auseinander. Wir selbst haben das große Glück, auf Rolands fast 50-jährige Erfahrung in diversen Kampfkünsten zurückgreifen zu können. Er hat unendlich viel praktische Erfahrung darin, was Menschen gut aushalten können, ohne dass Überbeanspruchungen oder Verletzungen passieren.

In seinen Kursen spricht Roland oft davon, »von der anderen Seite« zu kommen. Was meint er damit? Bei der Kampfkunst geht es letztlich darum, durch geschickten Umgang mit seinem Körper die physikalische Energie eines Angreifers unschädlich für uns zu machen, sie ins Leere laufen zu lassen und selbst Energie einzusetzen, um ihn daran zu hindern, uns weiter anzugreifen. Es gibt also Kollisionen aufeinanderprallender Kräfte, letztlich im gesamten Bereich des Körpers. Da Roland zudem meist im Vollkontakt trainiert hat, geht das in den verschiedenen Stilrichtungen oft bis an die Belastungsgrenze – teilweise auch darüber hinaus. Durch all diese Erfahrungen kann er sehr gut einschätzen, was Menschen aushalten können, ohne dass es zu Verletzungen kommt.

Ganz im Gegenteil dazu sind therapeutisch arbeitende Berufe grundsätzlich darauf bedacht, den Patienten psychisch und physisch keinesfalls zu stark zu belasten, vielmehr möchten sie ihn so weit wie möglich schonen, man könnte fast sagen streicheln, um Wohlgefühl zu erzeugen.

Das meinen wir mit »von der anderen Seite«.

Die richtige, wirkungsvolle Intensität der Behandlung

Wie sind der Auffassung, dass genau dieses, unserer Meinung nach oft viel zu weit getriebene Schonen verantwortlich dafür ist, dass beim Patienten oder auch beim vorbeugend Trainierenden nicht die positiven Effekte eintreten, die eintreten könnten. Das gilt übrigens für therapeutische Anwendungen ebenso wie für das Training. Zum Beispiel erklärt das, warum physiotherapeutische Sitzungen oft relativ wenig Effekt haben. Wir haben es so oft erlebt, dass Schmerzpatienten, die vorher lange Zeit ein- bis zweimal pro Woche ohne größeren Erfolg physiotherapeutisch behandelt wurden, schon nach der ersten Liebscher & Bracht-Behandlung deutliche Verbesserungen spürten und deswegen völlig fassungslos waren.

Für uns ist es offensichtlich, dass neben der Technik, die angewendet wird, die Intensität der Behandlung eine ausschlaggebende

Rolle spielt. Eigentlich zeigt sich das bei vielen Methoden, aber irgendwie wird es nicht als Konzept erfasst, geschweige denn umgesetzt. Jeder, der sich regelmäßig massieren lässt, kann gut zwischen dem Wirkungsgrad einer »Streichelmassage« und einer deutlich stärkeren Sportmassage unterscheiden. Möchte man einfach nur genießen, liebt man die Streichelmassage. Hat man ein Problem, verlangt man intuitiv, dass der Masseur kräftiger hinlangt, denn sonst bringt es nichts. Das spürt man und ist vielen bewusst. Auch aus anderen Branchen kennt man das Prinzip. So weiß man in der Werbung, dass ein Alles-oder-Nichts-Gesetz gilt. Investiert man zu wenig in Flyer, Anzeigen oder ähnliche Dinge, dann tut sich wenig bis gar nichts. Doch an einem bestimmten Punkt wendet sich das Blatt. Ab einem bestimmten Einsatz von Geld und Mühe ist plötzlich ein deutlicher Effekt zu sehen.

Diesen Punkt, ab dem unser Einsatz einen Effekt zeigt, müssen wir bei der Osteopressur wie auch bei den Übungen überschreiten. In der Werbung haben wir kaum eine Möglichkeit, diesen Punkt genau zu bestimmen. Wir werden deswegen immer zu wenig oder zu viel investiert haben, bis wir uns durch Versuch und Irrtum an das Optimum herangetastet haben. Bei unserer Thematik ist es viel einfacher. Wir haben es mit dem Körper zu tun, und den können wir fragen.

Die Intensität bei der Behandlung und den körperlichen Übungen spielt eine entscheidende Rolle.

Wie bekommen wir diese Information vom Körper? Richtig, Sie haben es erraten: über den Schmerz. Aber wir nutzen gleichzeitig auch das Gefühl von Anstrengung oder Unwohlsein.

Wenn Sie verstanden haben, wie Sie Ihre Wahrnehmung einschätzen und nutzen können, wird es ganz einfach. Stellen Sie sich vor, Sie gehen in eine Dehnung und lösen einen sogenannten Dehnungsschmerz aus. Meistens wird empfohlen, mit der Dehnung aufzuhören, wenn der Schmerz anfängt. Aus unserer Sicht ist diese Regel kontraproduktiv, denn dann hat die Dehnung – verglichen mit dem, was möglich ist – kaum einen Effekt. Da aber viele Menschen vor Schmerz zurückschrecken und sie nicht gelernt haben, zwischen verschiedenen Intensitäten zu unterscheiden, wird sie meist völlig unkritisch übernommen. Aber Sie müssen jetzt keinen Schreck bekommen, weil Sie denken, FaYo tue weh. Davon sind wir weit entfernt. Aber erinnern Sie sich an das oben Gesagte: Erst ab einem bestimmten Punkt stellt sich ein deutlicher Effekt ein, vorher passiert sehr wenig oder fast nichts.

Eine Schmerzskala von 0 bis 10 und darüber

Wie finden wir jetzt diese Schwelle, ab der die Wirkung eintritt? Das Dehnen der Muskeln und Faszien spielt im FaYo eine sehr große Rolle, also mussten wir ein System finden, das für jeden gültig und anwendbar ist. Jeder soll die Belastung so dosieren können, dass sie für ihn optimal ist. Die Lösung bestand darin, dass wir eine Schmerzskala für Schmerzen und andere Negativempfindungen entwickelten, die bei 0 beginnt und bis 10 genutzt wird.

0 bedeutet, dass Sie nichts wahrnehmen. Keinen Schmerz, kein Unwohlsein, kein Anstrengungsgefühl. 10 bedeutet, dass Sie einen solchen Schmerz, solch ein Unwohlsein oder solch eine Anstrengung verspüren, dass Sie diese nur aushalten können, wenn Sie dagegen anspannen oder ankämpfen. Entweder körperlich oder mental oder beides. Sie halten die Luft an, spannen Ihre Muskeln dagegen und haben das Gefühl, die Belastung möglichst bald beenden zu müssen.

Schauen wir uns den Bereich zwischen 0 und 10 genauer an. Wir beginnen an der Grenze zur 10, wir nähern uns also der 10, berühren sie aber nicht. Ganz kurz davor steigern wir die Intensität nicht weiter. Dieser Zustand lässt sich exakt einstellen, er ist dadurch gekennzeichnet, dass man die Belastung ertragen kann, ohne sich dagegen »wehren« zu müssen. Man kann also körperlich und mental entspannt bleiben. Keine Muskeln spannen dagegen, kein mentaler »Durchhaltestress« entsteht, die Atmung bleibt ruhig und tief. Während auf 10 und darüber ein Lächeln gezwungen aussieht und eher ein »Aushaltegrinsen« wird, ist es knapp darunter zwar leicht gequält, aber echt und natürlich. In der Dehnung unter 10 kann

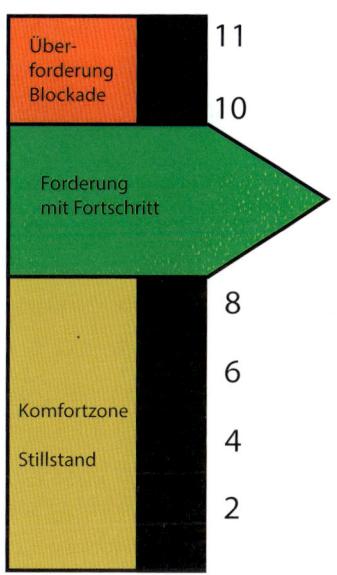

Entwicklungsregel für alle Bereiche des Lebens: größer 8, kleiner 10

man sich gedanklich an einen Karibikstrand legen, kann meditieren, gerade noch mit unbeeinflusster Konzentration ein Buch lesen, ein Kreuzworträtsel lösen oder ein kniffeliges Problem durchdenken.

Nun gehen wir herunter zur 0 und steigern von da aus langsam die Intensität der Belastung. Zuerst spüren wir einen Zug im Gewebe, vor allem in den Muskeln und Faszien. Damit liegen wir etwa im Bereich 1 bis 3. Dieser Zug wird immer intensiver (4) und geht in einen leichten Schmerz über (5). Dann wird er immer deutlicher (6) und wird zu einem Schmerz, der uns dazu bringt, die Belastung langsamer zu steigern (7). Wir wissen intuitiv, dass wir nun vorsichtig sein müssen (8). Tasten wir uns vorsichtig immer weiter hinein (über 8), wird der Schmerz immer schlimmer, bis er immer mehr unserer Aufmerksamkeit fordert, um ihn ohne Gegenwehr aushalten zu können (dicht an 10). Ohne Fokus auf den Schmerz und Bewusstsein für das, was wir tun, würden wir instinktiv die Intensität mindern und die Belastung stoppen. Gehen wir aber noch ein Stückchen weiter, müssen wir unsere Abwehrreaktionen unterdrücken, mental und körperlich gegenhalten, um den Schmerz auszuhalten (größer 10).

Steigern wir die Belastung nun weiter (12 bis 14), werden die Abwehrreaktionen immer größer und irgendwann so groß, dass wir aufgeben müssen, weil der innerliche Schrei nach Aufhören nicht mehr zu ertragen ist (15 oder mehr). Letztlich wird also die Dehnungsintensität in unseren Übungen dadurch optimal begrenzt, dass wir unter 10 bleiben. Darüber werden wir mehr Anspannungsprogramme ins Gehirn eintrainieren als wegnehmen.

Der für uns entscheidende Korridor für die Dehnung liegt zwischen größer 8 und kleiner 10. Die vorhin beschriebene Intensität, die es zu überwinden gilt, um voll in die Wirksamkeit zu kommen, liegt genau bei 8. Alles darunter mag kleinere Veränderungen bewirken, ist aber nicht zu vergleichen mit dem Effekt, der sich bei über 8 einstellt.

Wir bezeichnen alles unter 8 als Komfortzone. In der Komfortzone fühlen wir uns wohl. In ihr zu verweilen ist behaglich, deswegen verlassen viele Menschen sie nicht oder nur ungern. Warum sollten wir uns

Anstrengungen aussetzen, wenn man es auch bequem haben kann? Wozu dieses Bequeme führt, haben wir bereits ausführlich erörtert.

Der Dehnungsschmerz ist ein Produkt der Trägheit

Weiter vorne haben wir erläutert, was wir unter »Sackgasse der Evolution« verstehen. Diese Erläuterung ergänzen wir hier um einen Aspekt: Vermutlich ist der Dehnungsschmerz genetisch gar nicht vorgesehen. Denn wir gehen davon aus, dass keines unserer Gelenke überflüssig ist, sondern dass alle Gelenke dafür da sind, dass wir sie benutzen, und zwar in allen Winkelstellungen, die möglich sind. Wenn dies so ist, dann ist Dehnung bei »Gebrauch des menschlichen Körpers gemäß der genetischen Bedienungsanleitung« eigentlich nicht nötig. Denn warum Faszien dehnen, wenn sie doch sowieso immer wieder auf ihre volle physiologisch mögliche Länge gebracht werden? Das Gleiche gilt für die Vorspannungsprogramme des Gehirns.

Wenn also Dehnung eigentlich nicht nötig ist, dann ist auch der Dehnschmerz etwas, was nie vorgesehen war, außer zum Schutz des Körpers, wenn ein Gelenk bis an die Grenze belastet wird. Genau da sollte man auf seinen Schmerz auch hören. Wir reagieren aber auf einen Schmerz, den wir nur spüren, weil wir durch unsere Lebensweise unsere Körperintelligenz ausgetrickst haben. Und so kommt es zum Desaster, was wir bei so gut wie allen Menschen, vor allem ab 60 aufwärts, beobachten können. Die Menschen, die nichts über diese Zusammenhänge wissen, geraten immer mehr in Bewegungseinschränkungen, weil der Dehnschmerz, der diesen Prozess umkehren könnte, aufgrund des Schmerzes gemieden wird.

Wenn Sie sich das bewusst machen, dann können Sie mit einem anderen Gefühl, mit einer anderen Einschätzung über die 8 gehen. Sie wissen dann, dass es nötig ist.

Bewusst die Komfortzone verlassen

Um unseren Körper zu optimieren und uns weiter in Richtung Gesundheit und Schmerzfreiheit zu entwickeln, müssen wir also die Komfortzone verlassen. Wir müssen bewusst etwas mehr Schmerz zulassen, als wir das ohne diese Erklärungen tun würden. Allerdings sollten wir es nicht übertreiben. Denn wir wollen unseren Körper fordern, aber nicht überfordern.

Wir verlassen uns darauf, dass unser Körper am besten einschätzen kann, wie viel er sicher aushält, bevor er verletzt wird. Diese maximale Belastung liegt bei 9,9 – also dicht an der 10. Und selbst sie enthält noch einen beruhigend großen Sicherheitspuffer, bis wirklich etwas passiert. Genau hier helfen uns wieder Rolands Erfahrungen aus der Kampfkunst. Ein Schmerz, bei dem es noch möglich ist, ruhig zu atmen, bei dem wir nicht körperlich oder mental gegenspannen müssen, kann niemals verletzen, wenn er kontrolliert und bewusst »eingestellt« wird.

Wenn wir uns vollkommen auf unser Alarmschmerzsystem verlassen wollen, ist es daher unverzichtbare Voraussetzung, dass wir in der Nähe dieser Grenze auf Geschwindigkeit verzichten. Warum? Weil bei schnelleren Bewegungen Schwungkräfte entstehen, die es nicht möglich machen, sehr dicht an Grenzen zu gehen, die durch Schmerz gesetzt werden. Wenn wir uns schnell bewegen und der betroffene Körperteil mit Geschwindigkeit über die Grenze geht, kann es zu spät sein, die Bewegung zu stoppen. Je höher die Schwungmasse ist und je größer die Geschwindigkeit, desto größer ist das Risiko, dass Körperstrukturen überfordert werden. Nur so übrigens passieren Verletzungen. Ob ein Knochen bricht, Bandscheiben, Sehnen oder Muskelfasern reißen – das passiert nur in dynamischen Bewegungen oder mit schnell steigender Beanspruchung bei ruckartigem Belasten. Nur dann nämlich wird das körpereigene Schutzsystem ausgehebelt, weil die Bewegung an der Grenze der Belastbarkeit nicht mehr rechtzeitig gestoppt werden kann.

Verletzungen können nur bei dynamischen Bewegungen oder bei schnell steigender oder ruckartiger Belastung passieren.

Schonung ist gefährlich

Wir hatten die Belastung unter der gefühlten 8 als Komfortzone bezeichnet. Das ist genau die Zone, in der unser Körper nicht ausreichend gefordert wird. In ihr findet die Schonung statt. Geschont wird meist in den Situationen, in denen jemand – oft ein Arzt oder Therapeut – intellektuell entscheiden muss, welche Belastung den Betroffenen nicht schädigt. Natürlich wird diese Empfehlung immer einen gewissen Sicherheitsabstand lassen, damit das Risiko minimal gehalten wird. Doch immer, wenn von außen beurteilt wird, was für einen Körper richtig oder falsch ist, passieren Fehleinschätzungen. Diese führen nicht nur dazu, dass Verletzungen viel länger zum Heilen brauchen, als das nötig wäre, sondern auch zu massivem Abbau von Knochen, Muskeln und anderem Gewebe. Der Oberschenkelknochen eines Menschen, der sechs Wochen liegen muss, verliert fast die Hälfte seiner Substanz. Nach einem Achillessehnenabriss sind Wadenmuskeln einige Wochen später so stark geschrumpft, dass kaum einer es schafft, sie wieder gänzlich aufzubauen. Aber das wundert Sie als Leser dieses Buches nicht mehr, denn Sie wissen aufgrund der Funktion der 4 Herzen, wie massiv der Stoffwechsel herunterfährt, wenn die Bewegung fehlt.

Was bedeutet das für uns? Schonung ist immer sehr gefährlich, denn Schonung heißt, dass die beteiligten Gewebe mehr oder weniger massiv abgebaut werden. Zum Beispiel schonen und schwächen Einlagen in Schuhen das Fußgewölbe oder das Fußgelenk, je nach Art der Einlagen. Zum Beinlängenausgleich können sie sogar eine Fehlpositionierung des Hüftgelenkes dauerhaft einzementieren. Bandagen und andere stabilisierende Hilfsmittel veranlassen den Körper, genau da abzubauen und zu schwächen, wo die Stabilisierung wirkt. Schnürstiefel, die in der Winterzeit häufig getragen werden, sind oft der Grund, dass beim ersten Joggen im Frühjahr bei einem Fehltritt die Bänder reißen. Diese Schuhe haben im Winter die muskulär-fasziale Struktur um das Fußgelenk zu schwach werden lassen. Auch Tapes sollten zurückhaltend eingesetzt werden. Je mehr sie halten und ziehen, desto mehr wird abgebaut. Diesen biologischen Zusammenhang, dem wir nicht entkommen können, beschreibt der folgende einprägsame Satz: Use it or lose it.

Es gibt keine »falschen« Bewegungen

Großen schwächenden Einfluss haben auch die oft verbotenen »falschen« Bewegungen. Hier liegt der Fehler bereits im Denkansatz. Wie kann ein Mensch eine falsche Bewegung ausführen? Was soll das denn sein, eine falsche Bewegung? Eine Bewegung, die ein Mensch machen kann, ist immer eine richtige Bewegung, denn sie ist ja »eingebaut«.

Leider ist diese Mär von »falschen« Bewegungen weit verbreitet und ein Desaster für die Menschen, die auf solche Ratschläge vertrauen. Denn was wird passieren, wenn »falsche« Bewegungen nicht ausgeführt werden? Zum einen gibt es großen Stress, denn man muss ja permanent darauf achten, dass man bestimmte Bewegungen nicht ausführt. Zum anderen trainiert man sich eine Bewegungseinschränkung an. Also das Gegenteil vom Erweitern unserer Bewegungsqualität, was wir als großen Segen für unsere Gesundheit erkannt haben. Und das Schlimmste ist: Die Ausheilung nach Verletzungen dauert viel länger, wenn die Bewegung über längere Zeit eingeschränkt wird. Wir wissen, dass das unglaublich klingt, doch höchstens die Hälfte, vielleicht sogar nur ein Drittel der Zeit, die normalerweise zum Wiederaufbau der Muskeln empfohlen wird, ist wirklich nötig. Allerdings muss man spezielle aktive und passive Bewegungsübungen machen. Und wieder brauchen wir Sie eigentlich nicht mehr darauf hinzuweisen, woran das liegt: natürlich an den 4 Herzen und der vom Körper selbst genau dosierten Belastung.

Schonung und das Vermeiden »falscher« Bewegungen, egal ob bei Schmerzen, Verschleiß, Bewegungseinschränkungen oder nach Verletzungen, ist unserer Erfahrung nach der falsche Weg zur Heilung.

Zusammenfassend können wir sagen: Um die Körperstruktur zu halten oder aufzubauen, also Fortschritte zu erzielen, müssen wir

uns fordern. Und zwar auf der Schmerzskala mit einer Intensität über 8. Wir sollten uns aber nicht überfordern, also auf 10 oder höher gehen – Ausnahme sind bestimmte Trainingsziele, bei denen das unter therapeutisch-trainingswissenschaftlicher Kontrolle systematisch gemacht wird. Bleiben wir unter 8, dann baut unser Körper aktiv umso mehr ab, je tiefer wir in die Komfortzone absinken. Dieses Prinzip ist optimal auf das individuelle Bedürfnis des Körpers jedes Patienten abgestimmt. Damit ist es eine Grundlage für sichere und effiziente Entscheidungen, was die Art der Übungen und ihre Intensität angeht.

> Schonung und das Vermeiden »falscher« Bewegungen ist unserer Erfahrung nach der falsche Weg, der die Heilung hinauszögert und als Resultat eine zwar ausgeheilte, aber eher schwächliche Struktur entstehen lässt. Diese muss dann erst noch langwierig aufgebaut werden, wodurch unnötig Zeit verloren geht.

Die bewusste Kompetenz bei Schmerzen und Bewegung macht ruhig

In den letzten Kapiteln bewegten wir uns immer mehr in Richtung bewusste Kompetenz. Denn je besser man die Auswirkungen bestimmter Einflussgrößen einschätzen und nachvollziehen kann, desto deutlicher wird die Richtung, sie wird bewusster. Wir tauchen immer mehr in die beruhigende bewusste Kompetenz ein. In ihr wird immer klarer, warum wir was tun müssen, um uns so wohl wie möglich zu fühlen. Wir geben Ihnen dafür ein ganz praktisches Beispiel, an dem die Beruhigung und Sicherheit fast fühlbar werden.

Wir können uns selbst sehr gut daran erinnern, wie das war, bevor wir uns in diese Thematik einarbeiteten. Wenn wir uns beim Sport verletzten, wenn wir Schmerzen hatten, deren Ursache wir nicht kannten, waren wir immer beunruhigt oder hatten sogar Angst, was der Hintergrund sein könnte. War eine Sehne angerissen, eine Kapsel verletzt? Sollten wir röntgen lassen? Was wäre, wenn der Arzt operieren will? Diese ganzen Unsicherheiten kennen wir schon lange nicht mehr. Lange bevor ein Schmerz entsteht, schon wenn die Spannungen in bestimmten Körperbereichen größer werden, wissen wir genau, was zu tun ist. Sind wir beim Radfahren gestürzt, auf der Treppe gestolpert oder beim Tragen eines Schrankes abgerutscht und haben Schmerzen, dann behandeln wir uns selbst mit der Osteopressur, machen eine Viertelstunde die Faszien-Rollmassage oder machen direkt die passenden Übungen. Dadurch ist sofort geklärt, ob wir eine größere Verletzung haben oder starke Zerrungen beziehungsweise relativ harmlose Muskelfaserrisse.

Patienten machen ähnliche Erfahrungen. Sie kommen zur Therapie, die Schmerzen werden deutlich reduziert, sie machen ihre Engpassdehnungen, die Schmerzen verschwinden meist nach ein bis zwei Wochen völlig und bleiben schließlich weg. Dann drängt sich das genetische Energiesparprogramm wieder in den Vordergrund. Sie machen die Übungen seltener, vielleicht gar nicht mehr – der Schmerz ist ja weg, wozu also? Natürlich kommen die Schmerzen früher oder später wieder. Aber nun haben die Patienten ihre Erfahrungen durch die Schmerztherapie gemacht. Sie haben die Stadien der unbewussten oder bewussten Inkompetenz verlassen und sind in der bewussten Kompetenz. Dies ermöglicht ihnen, den Schmerz nun völlig anders wahrzunehmen. Sie sind ihm nicht mehr ausgeliefert, sondern starten einfach wieder mit ihren Übungen, wohl wissend, dass die Schmerzen damit wieder verschwinden.

Tun Sie es!

Was heißt das für Sie? Egal, wie Ihr Bewegungsprofil über die 24 Stunden eines Tages aussieht: Wenn Sie Schmerzen haben, sind genau diese Schmerzen die Information, die Sie benötigen, um Ihre Schmerzfreiheit zu erreichen. In diesem Fall suchen Sie bitte zunächst einen unserer LNB Therapeuten auf. Durch die Anwendung unserer Osteopressur stellt er sicher, dass die Ursachen im Bereich der Muskeln und Faszien liegen, und wählt die dementsprechenden Engpassdehnungen aus.

Ist der Schmerz nicht so schlimm, können Sie auch gleich selbst gemäß den

Anleitungen in unserem Buch »Faszien-Rollmassage« vorgehen. Sie finden dort Engpassdehnungen und Anleitungen zur Faszien-Rollmassage für Schmerzen in allen Körperbereichen. Falls die Faszien-Rollmassage Ihnen nicht hilft, sollten Sie zur Abklärung einen unserer LNB Therapeuten aufsuchen.

Haben Sie keine Schmerzen, aber Verspannungen oder »schwergängige Bereiche«, wählen Sie die Übungen nach diesen Bereichen aus. Diese gezielten Übungen für Ihre Problemzonen können Sie parallel zu Ihrem FaYo-Training absolvieren. Das kostet zwar etwas mehr Zeit, wird Ihnen aber dabei helfen, schneller alle Körperzonen auf einen Stand zu bringen.

Der sicherste Weg, dass alle im Alltag oder beim Sport entstehenden Ungleichgewichte und zu hohen Spannungen immer wieder beseitigt werden, ist das regelmäßige Trainieren der FaYo-Bewegungen. Da das System so aufgebaut ist, dass alle muskulär-faszialen Engpässe entsprechend ihrer Wichtigkeit »abgearbeitet« werden, sind Sie auf der sicheren Seite.

Auf der Zielgeraden zur bewussten Kompetenz

Mit diesem Kapitel haben wir nun die Theorie abgeschlossen. Wir haben alles getan, um Sie möglichst umfassend in das kalte Wasser der bewussten Inkompetenz zu werfen. Wenn Sie unserer Logik und Erfahrung folgen und Ihr Gefühl Ihnen sagt, dass Sie bei uns richtig sind, dann können wir jetzt damit fortfahren, die bewusste Kompetenz – die wir bis jetzt nur theoretisch vermittelt haben – mit praktischen Inhalten zu füllen. Auch im nun folgenden Praxisteil wird es weitere Erklärungen und Informationen geben. Dies wird Ihnen helfen, Ihre Motivation, FaYo zu trainieren, immer mehr zu steigern. Wenn sich alles in Ihnen sträubt, das bisher Gelesene oder Teile davon zu akzeptieren, sollten Sie einfach mit dem Trainieren der FaYo-Bewegungen beginnen und fühlen, ob es Ihnen guttut. Denn das ist das Wichtigste.

Wie heißt es so schön? »Wissen, das nicht praktiziert wird, ist nutzlos«. Also lassen Sie uns beginnen zu praktizieren.

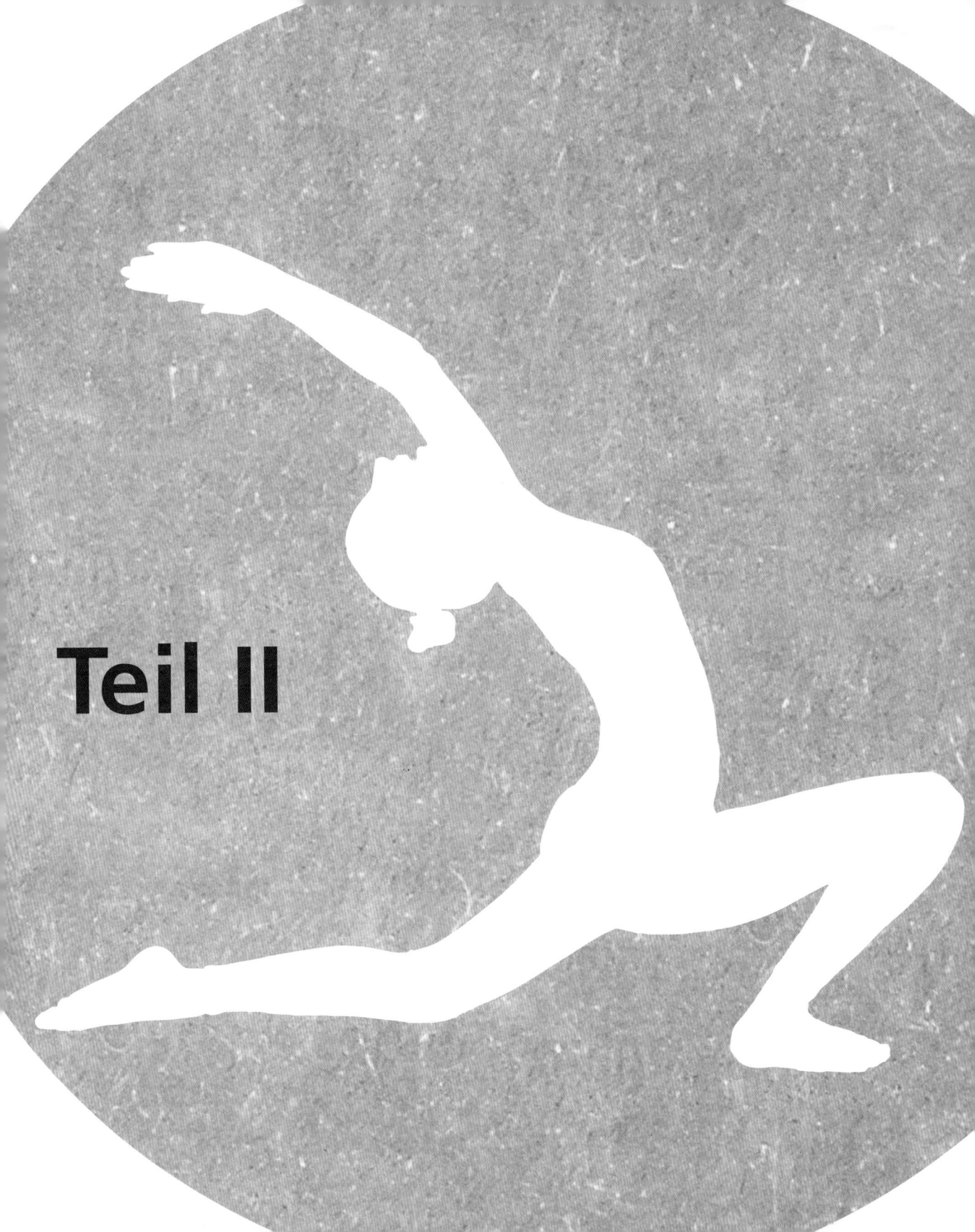

Teil II

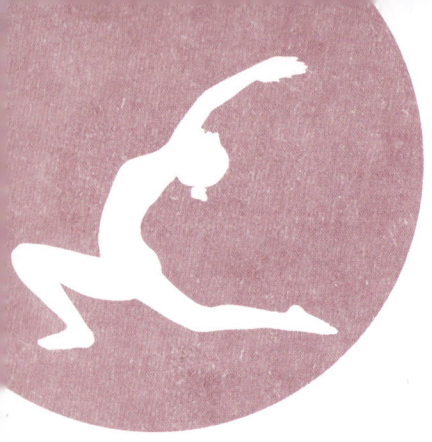

Der Weg zur bestmöglichen Gesundheit

Nun wird es immer konkreter. Bestimmt konnten Sie schon viele Informationen aus dem Theorieteil in bewusste Kompetenz umwandeln. Einfach dadurch, dass Sie für sich Rückschlüsse daraus zogen, was Sie anders machen könnten.

Das ist das wichtigste Ziel im nun beginnenden Praxisteil: Wir möchten Sie motivieren, jetzt loszulegen. Ihre Gesundheit, Ihre Schmerzfreiheit und volle Beweglichkeit jetzt in die eigenen Hände zu nehmen. Sie können niemand anderen dafür verantwortlich machen, dass Sie Arthrose oder Bandscheibenschäden haben. Dass Sie übergewichtig sind, dass Sie sich nicht mehr richtig oder nur unter Schmerzen bewegen können. Dass Sie diese oder jene Krankheit haben.

Das ist der »Nachteil« dieses Buches: Vorher konnten Sie noch sagen, dass Sie es nicht besser wussten. Es hat Ihnen ja niemand erklärt, Sie haben es weder im Kindergarten noch in der Schule, an der Uni, in der Ausbildung oder im Beruf gelernt. Spätestens wenn Sie auf dieser Seite angekommen sind, ist es zu spät. Denn jetzt wissen Sie Bescheid. Sie kennen die Zusammenhänge. Würden Sie jetzt aufhören zu lesen und nie in die Praxis einsteigen, müssen Sie immer damit rechnen, dass eine zukünftige Krankheit, eine Bewegungseinschränkung oder Schmerzen, die mit Verschleiß der Gelenke und der Wirbelsäule einhergehen, vielleicht nie entstanden wären, wenn … ja wenn Sie weitergelesen und die Praxis nach und nach für sich umgesetzt hätten.

Und wissen Sie was? Wir können nicht mit Sicherheit behaupten, dass, was immer da kommt und Ihre Gesundheit mindert, nicht passiert wäre, wenn Sie unsere Vorschläge umgesetzt hätten. Und Sie werden nie sicher wissen, ob eine gesundheitlich negative Entwicklung wirklich nicht vermeidbar gewesen wäre. Es gibt nur eine Möglichkeit für Sie, Sicherheit zu erlangen. Und die besteht nicht darin, lange zu diskutieren. Die einzige Möglichkeit ist die, unsere Vorschläge umzusetzen. Zeit und Willenskraft zu investieren und zu schauen, was passiert.

Wir möchten Sie zu einem Lebensversuch einladen. Das hört sich hochtrabend an, ist aber ganz einfach. Versuchen Sie die hier beschriebene Praxis umzusetzen, mit dem Aufwand, den Sie leisten können. Viel wichtiger als volle Trainingspläne sind kleine Schritte, die aber regelmäßig und konsequent Gewohnheiten erzeugen. Der Rest geht von selbst. »Die längste Reise beginnt mit dem ersten Schritt«, sagen die Chinesen. Machen Sie den ersten Schritt, dann werden Sie sehen, wie die anderen immer leichter werden und sich eine Positivspirale entwickelt, die Ihr Leben bereichern wird.

Wir sind uns sicherlich einig, dass dieses Leben in diesem Körper einmalig ist. Wollen wir, wollen Sie riskieren, dass Sie nicht alles aus diesem Angebot des jetzigen einen Lebens herausholen? Wäre es nicht unverzeihlich, wenn wir uns am Ende dieses Lebens fragen müssten, was gewesen wäre, wenn wir mehr für uns und unser Leben getan hätten? Also machen Sie mit – wir tun es auch.

Jeder Tag ist ein kleiner Kampf gegen das Energiesparprogramm und für die eigene Gesundheit. Sie können ihn täglich gewinnen. Und wenn Sie an einem Tag mal verlieren, gibt es am nächsten Morgen immer eine neue Chance. Wir wünschen Ihnen viel Spaß – und kämpfen Schulter an Schulter mit Ihnen für ein langes, schmerzfreies und gesundes Leben in voller Beweglichkeit.

Sie haben die Freiheit und die Chance, die Verantwortung für Ihr Leben und für Ihre Gesundheit zu übernehmen. Das nötige Wissen haben Sie schon, nun geht es darum, aktiv zu werden.

Die Werkzeuge des Faszien-Yoga

Das Faszien-Yoga setzt sich aus verschiedenen Elementen zusammen.

Die FaYo-Bewegungsübungen sind das wichtigste Werkzeug, um unseren Körper zur Schmerzfreiheit, vollen Beweglichkeit und bestmöglichen Gesundheit zu führen. Sie bestehen aus geschmeidigen Bewegungsabläufen (Flows): EarthFlow und SkyFlow. Die beiden Flows ergänzen einander perfekt. Sie sind sozusagen die tragenden Säulen unserer Bewegungslehre FaYo.

Die FaYo-Rollmassage ist eine allgemeine Stoffwechselhilfe und bereitet auf das Training der Flows vor.

Die Ernährung ist die Grundlage, um die körperlichen Veränderungen, die unser Ziel sind, schneller zu erreichen. Mit ihr können wir unseren Körper mit den wertvollsten Treibstoffen und Baustoffen versorgen, um ihm den Umbau möglichst leicht zu machen.

Werkzeuge des FaYo

EarthFlow: die Engpassdehnungen der wichtigsten Engpässe werden effizient aneinandergereiht, Bewegungsmöglichkeiten werden erweitert, es können verschiedenste Trainingsreize gesetzt werden.

SkyFlow: führt die nun möglich gewordenen dreidimensionalen Bewegungswinkel aus, die 100%-Bewegung als Ziel.

FaYo-Rollmassage: dient zur Anregung des gesamten Stoffwechsels, zum Abbau der Verfilzungen sowie zur Entspannung, erhöht die Gleitfähigkeit der Muskeln und Faszien, ist eine Vorbereitung für die Flows.

Optimierte Ernährung: hilft dabei, die körperlichen Veränderungen, die das Ziel des FaYo sind, schneller und leichter zu erreichen.

Mit optimierter Ernährung entsäuern, entgiften und beste Stoffwechselvoraussetzungen schaffen

Da die Ernährung für sich steht und alles andere unterstützen soll, beginnen wir mit ihr. Wie weit Sie sich darauf einlassen möchten, überlassen wir natürlich Ihnen. Wir möchten Ihnen nur empfehlen, unsere Ratschläge zumindest einmal für einige Zeit auszuprobieren. Falls Sie das nicht möchten, sondern sich auf die Bewegung konzentrieren wollen, überschlagen Sie diesen Abschnitt und machen mit der FaYo-Rollmassage weiter. Das Thema Ernährung läuft Ihnen nicht weg, die anderen Werkzeuge werden Ihr Leben bereits drastisch verbessern. Durch Ihre Erfahrung mit FaYo und Ihrem steigenden Wohlbefinden mögen Sie irgendwann Lust bekommen, sich nun auch in diesem Bereich zu optimieren. Dann ist dieser Zeitpunkt genau der richtige für Sie.

Mit dem Thema Ernährung tun sich viele Menschen schwer, ohne zu wissen warum. Die Antwort liefern Psychologen. Unsere Ernährung ist untrennbar mit der Mutterliebe verknüpft und dadurch wiederum mit der Ernährungsweise, die unsere Mutter uns hat zukommen lassen. Entscheiden wir uns für eine Ernährung, die von dieser abweicht, ist das gleichbedeutend mit der Loslösung von der Mutter. Das ist bei den meisten Menschen ein unbewusster Prozess und erklärt, warum erwachsene Menschen bei diesem Thema unwillig werden, aggressiv reagieren, manchmal sogar regelrecht ausrasten oder es einfach nur ablehnen. Aber auch hier ist Wissen Macht. Lesen Sie also weiter und erfahren Sie auf den folgenden Seiten, wie Sie Ihre Ernährung optimieren können.

Smoothie-Fasten und basische Ernährung

Wir knüpfen nun an das Ernährungskapitel im Theorieteil an, in dem es vor allem darum ging, dass die extrazelluläre Matrix, also die Flüssigkeit zwischen den Faszien und den Zellen, entscheidend ist für unsere Gesundheit.

Wir haben zwei Pläne entwickelt, die wir Ihnen hier vorstellen. Einen Plan für ein beliebig langes, aber zeitlich begrenztes Smoothie-Fasten und einen zweiten für eine basische Ernährung, die Sie zeitlich begrenzen, aber auch zur Grundlage Ihrer langfristigen Ernährung machen können.

Außerdem erhalten Sie diverse Rezepte: für Smoothies allgemein, für einen speziellen FaYo-Smoothie und für die Zubereitung einer Gemüsebrühe.

Gutes hineintun …

Erinnern Sie sich? Unsere Formel für bestmögliche Gesundheit war: Gutes hineintun – gut umrühren – Schlechtes entsorgen.

Gemäß dem ersten Schritt »Gutes hineintun« schlagen wir Ihnen vor, einen praktischen Versuch zu starten. Je weniger Sie in den letzten Jahren auf gesunde Ernährung geachtet haben, je ungesünder Sie insgesamt gelebt haben, je kränker Sie sind, desto wichtiger ist es jetzt, Ihrem Körper ein Zeichen zu setzen.

Aus Erfahrung wissen wir, wie viele unerwünschte Ablagerungen, Gifte und Stoffwechselendprodukte – all der Müll aus dem Zwischenzellraum, den Gefäßen und Organen – frei werden, wenn Körper, die lange nicht vielseitig bewegt wurden, trainiert werden, mit Engpassdehnungen oder der Faszien-Rollmassage. In dieser Situation kann Ihr Körper jede nur denkbare Unterstützung durch hochwertige Nahrung gebrauchen, damit er die Energie hat, alles schnellstmöglich zu entsorgen. Und vor allem sollen Sie nicht sofort jede Menge an unerwünschten Stoffen wieder aufnehmen.

Beginnen wir mit dem Smoothie-Fasten. Ihr Körper wird es lieben, gönnen Sie es ihm, solange Sie sich gut dabei fühlen. Die ersten Tage, an denen der Körper mit dem Entzug vor allem der tierischen Eiweiße zu kämpfen hat, werden nicht einfach sein. Doch wenn Sie diese überstanden haben, wird es Ihnen im wahrsten Sinne des Wortes immer leichter fallen.

Smoothie-Fasten nach Dr. Petra Bracht – die Intensivkur für das Bindegewebe

Jedes Fasten beginnt mit einem Vorbereitungs- oder Entlastungstag. Damit fährt der Verdauungsstoffwechsel bereits etwas herunter, bevor das eigentliche Fasten beginnt, dies erleichtert den Übergang. Am besten beginnen Sie schon heute damit, Ihren Verdauungstrakt so zu nutzen, wie er es am liebsten mag. Realisieren Sie, dass der Verdauungsprozess im Mund beginnt. Also kauen Sie ausgiebig und so lange, bis der Speisebrei im Mund flüssig wird. Das erleichtert dem restlichen Verdauungstrakt die Arbeit erheblich und hilft ihm, zur Ruhe zu kommen. Sehr wichtig: Das gilt auch für die Smoothies, die langsam gelöffelt und »gekaut« werden sollen. Das hilft auch dabei, den befürchteten zu schnellen Zuckeranstieg zu vermeiden.

Der Entlastungstag

Zur Vorbereitung auf das Fasten gehört auch die Darmentleerung. Dazu trinken Sie direkt nach dem Aufstehen ein Glas Wasser, in dem Glaubersalz oder Bittersalz aufgelöst wird. Das erhalten Sie in der Apotheke, die genaue Menge entnehmen Sie bitte der Packungsbeilage. Eine Alternative ist der Einlauf, den Sie am Abend zuvor durchführen. Einen Irrigator bekommen Sie in der Apotheke oder im Sanitätshaus. Der Einlauf wird mit 35 bis 38 Grad warmem Waser gemacht. Am besten lassen Sie das Wasser in Rückenlage auf dem Boden liegend – die Beine hochgelegt auf das Waschbecken oder den Badewannenrand – in den Darm einlaufen. Versuchen Sie die Flüssigkeit möglichst lange im Darm zu halten und bewegen Sie sich dabei, indem Sie beispielsweise die Knie abwechselnd vor die Brust ziehen.

Diese abführenden Maßnahmen sollten Sie jeden zweiten Tag durchführen, am besten abends.

Am Entlastungstag essen Sie nur leicht verdauliche Speisen wie Pellkartoffeln, rohes und gekochtes Gemüse, Salate und frisches Obst. An diesem ersten Tag sollten Sie sich möglichst ganz auf sich konzentrieren, nehmen Sie sich nichts vor, was Stress verursachen könnte.

Ein bis zwei Stunden nach dem Aufstehen trinken Sie eine Kanne Kräutertee nach Ihrem Geschmack (0,5 bis 0,75 Liter). Anschließend essen Sie einen frisch zubereiteten Obstsalat. Zum Mittagessen gibt es zwei Pellkartoffeln mit Gemüse. Verwenden Sie möglichst wenig Salz, würzen Sie am besten mit frischen Kräutern wie Basilikum, Schnittlauch, Petersilie oder Koriander. Vor dem Mittagessen trinken Sie eine weitere Kanne Kräutertee.

Essen Sie bereits um 17 Uhr zu Abend, zum Beispiel einen kleinen Salat oder eine kleine Rohkostplatte. Zwei Stunden vor dem Schlafengehen trinken Sie einen beruhigenden Gute-Nacht-Tee, Kamillentee oder eine entsprechende Mischung.

Zusätzlich zum Tee trinken Sie über den Tag verteilt 1 bis 2 Liter stilles Wasser.

Bitte trinken Sie nicht während der Mahlzeiten, sondern kurze Zeit davor und dann erst wieder zwei Stunden nach den Mahlzeiten. Dies gilt für alle Tage, an denen Sie feste Nahrung zu sich nehmen. Also immer, außer an den eigentlichen Fastentagen.

Die Fastentage

Alle Fastentage verlaufen nach dem gleichen Schema.

Nach dem Aufstehen duschen Sie erst einmal in aller Ruhe. Zum Abschluss brausen Sie sich für 1 bis 2 Minuten kalt ab, um Ihren Kreislauf zu aktivieren.

Direkt nach dem Duschen sollten Sie Ihr körperliches Übungsprogramm absolvieren. Anschließend belohnen Sie sich mit einem Kräutertee. Frischer Minztee, Melissentee, aber auch Rosmarintee machen munter und fit für den Tag. Probieren Sie verschiedene Tees, und entdecken Sie Ihre Lieblingssorten. So bringen Sie Abwechslung und Genuss in den Fastenalltag.

Zum Tee nehmen Sie bitte ein Entsäuerungs- bzw. Basenpräparat ein (beispielsweise Basen-Detox von LNB oder ein anderes möglichst hochwertiges Präparat).

Dann geht es los mit der Zubereitung Ihres Smoothies. Am Morgen bietet sich ein grüner Obst-Smoothie an. Dies ist ein Smoothie, der etwa zu gleichen Teilen aus Obst und dunkelgrünem Blattgemüse besteht. Kombinieren Sie, was Ihnen schmeckt, Ihrer Phantasie und Kreativität sind keine Grenzen gesetzt. Servieren Sie Ihren Smoothie wie eine Suppe in einer schönen Schale, und löffeln Sie ihn langsam und genussvoll.

Die Smoothies sollten Sie immer möglichst frisch zubereiten, am besten direkt vor dem Trinken. Falls das nicht möglich ist, bereiten Sie die Smoothies am Morgen vor und füllen sie zum Beispiel in eine Thermoskanne, damit sie frisch bleiben.

Ablauf eines Fastentags

Morgens
Duschen, danach Übungsprogramm (FaYo)
Kräutertee, dazu das Entsäuerungs-
bzw. Basenpräparat
300–400 ml grüner Obst-Smoothie
Mittags
Tee, Gemüsebouillon und
300–400 ml grüner Gemüse-Smoothie
Abends
Tee und Gemüsebouillon,
evtl. 300–400 ml Gemüse-Smoothie,
dazu das Entsäuerungs- bzw.
Basenpräparat
Spaziergang, danach Vollbad
Im Laufe des Tages
Leberwickel oder Sauna
Übungsprogramm (Ausdauer)

Die Mittagsmahlzeit besteht aus einem Gemüse-Smoothie mit nur wenig Obst und einer klaren Gemüsebouillon. In den Smoothie geben Sie nur so viel Obst, wie Sie brauchen, dass der Geschmack angenehm für Sie ist. Trinken Sie keinen Smoothie, der Ihnen nicht schmeckt. Mit unterschiedlichen Smoothies und Gemüsebrühen bringen Sie auch Abwechslung in den Speiseplan.

Da Sie mit den Smoothies während der Fastentage nur flüssige Mahlzeiten zu sich nehmen, können Sie Ihren Kräutertee auch kurz davor, danach oder je nach Geschmack auch dazu trinken, ohne Wartezeiten einzuhalten.

Essen Sie möglichst zwischen 17 und 18 Uhr zu Abend. Zum Tee nehmen Sie nochmals das Entsäuerungs- bzw. Basenpräparat.

Danach gibt es wieder eine klare Gemüsebouillon, gerne dürfen es auch zwei Teller sein. Mit sehr fein gehackten frischen Kräutern bringen Sie Abwechslung in die Mahlzeit. Probieren Sie Basilikum, Thymian, Minze, Schnittlauch oder Petersilie. Sollten Sie einen anstrengenden Abend vor sich haben, den Sie in Ihrer Fastenzeit nicht verlegen konnten, können Sie zur Abendmahlzeit noch mal einen Gemüse-Smoothie trinken. Doch das sollte die Ausnahme bleiben.

Beenden Sie den Fastentag mit einem kleinen Spaziergang und einem warmen Vollbad, in das Sie ein Duftöl Ihrer Wahl geben. Wenn Sie die Möglichkeit haben, gönnen Sie sich abends eine sanfte Massage. Idealerweise gehen Sie gegen 22 Uhr schlafen.

Die Ausleitung der Giftstoffe unterstützen Sie mit einem täglichen Leberwickel. Dafür füllen Sie eine Wärmeflasche mit warmem Wasser und wickeln sie in ein feuchtes, warmes Tuch. Dieses Päckchen legen Sie auf ein trockenes Leinen- oder Baumwolltuch auf Ihre Leber, also unterhalb der rechten Brust. Anschließend wickeln Sie einen Schal um den gesamten Oberbauch, so dass der Wickel an seiner Stelle bleibt. Während des Leberwickels liegen Sie gemütlich für etwa 30 Minuten auf dem Sofa oder in Ihrem Bett. Denn im Liegen wird die Leber wesentlich besser durchblutet als im Sitzen oder Stehen. Seien Sie nicht verwundert, wenn Sie in dieser Zeit einschlafen. Ein solcher Wickel wirkt ebenso entspannend wie ausleitend.

Wenn Sie sich wohl fühlen, können Sie auch gerne eine Sauna besuchen. Hier sollten Sie aber auf gemäßigtes Saunieren achten. Also die Höhe der Temperatur, die Anzahl der Saunagänge und auch die Dauer nicht übertreiben.

Das Fastenbrechen

Jetzt beginnt der schwierigste Teil des Fastens, nämlich das Abfasten. Und das wusste schon George Bernard Shaw, Nobelpreisträger für Literatur und Vegetarier. Er prägte die Aussage, Fasten könne ein Jeder, aber abfasten nur ein Weiser.

Das Abfasten umfasst drei Aufbautage, in denen der Organismus wieder nach und nach auf feste Nahrung umgestellt wird.

Ihr Übungsprogramm, das Sie während der Fastenzeit gemacht haben, sollten Sie unbedingt fortführen, wenn Sie nicht anderweitig Sport treiben. Während der Aufbautage nach dem Fastenbrechen ebenso wie danach.

Übungsprogramm an den Fastentagen

Absolvieren Sie täglich Ihr mindestens 15-minütiges FaYo-Übungsprogramm. Die FaYo-Übungen entnehmen Sie dem Praxisteil. Da Sie beim Fasten FaYo-Übungen mit Ausdauer- und Kräftigungsübungen kombinieren, dauert das Übungsprogramm etwa 30 Minuten länger.

Als Ausdauerübungen eignen sich zum Beispiel Spazierengehen, Walken, Nordic-Walken, Joggen, Radfahren oder Rudern. Sie sollten die Bewegung etwa 20 bis 30 Minuten durchführen, je mehr Muskeln dabei eingesetzt werden, desto effizienter. Im Winter ist Ski-Langlauf eine hervorragende Möglichkeit. Schon strammes Gehen an der frischen Luft für nur 20 bis 30 Minuten unterstützt den Entsäuerungs- und Ausleitungsvorgang perfekt.

Als Kräftigungsübungen eignen sich Liegestütze und Kniebeugen. Die Liegestütze können Sie stehend gegen die Wand oder kniend am Boden mit steigendem Abstand zwischen Knien und Händen ausführen. Bei den Kniebeugen achten Sie darauf, dass die Fersen am Boden bleiben und Sie die Knie nur so weit beugen, wie Sie sich nicht nach vorne festhalten müssen.

Statt täglich Ausdauerübungen (20 Minuten) und Kräftigungsübungen zu kombinieren, können Sie auch Ausdauer und Kräftigung abwechseln. Also an drei Wochentagen 30 Minuten Ausdauer und an den anderen drei jeweils etwa 20 Minuten Krafttraining. Trainieren Sie die erste Variante, sollten Sie die Übungen variieren.

Durch Fasten werden keine Muskeln abgebaut

Dieses tägliche Übungsprogramm sorgt dafür, dass Sie während des Fastens nicht an Muskelmasse verlieren.

Dieses Thema wird oft von Fastenkritikern angeführt. Da während der ersten drei Fastentage vermehrt Eiweiße ausgeschieden werden, befürchten sie, dass Muskeln abgebaut werden, vor allem der Herzmuskel. Doch der Körper scheidet nur Eiweiße aus, die er nicht benötigt. Da die meisten Menschen viel zu viel »Eiweißmüll« in sich haben, nutzt der Körper das Fasten, diesen schnellstmöglich los zu

werden. Bitte machen Sie sich darüber hinaus klar, wie abwegig es ist, dass der Körper seinen Strömungsmotor Herz abbaut, das doch ununterbrochen schlägt – also beweist, dass diese Bewegung dringend gebraucht wird.

Der Ausdauerteil sorgt dafür, dass der Herzmuskel sogar über den Alltagspuls hinaus intensiver gefordert wird, die Kräftigung und die FaYo-Übungen sorgen für die intensive Forderung der gesamten Bewegungsmuskulatur, vor allem in den oft vernachlässigten Engpässen.

Erster Aufbautag nach dem Fastenbrechen

Morgens gibt es wie an den Fastentagen Tee und Obst-Smoothie. Danach kauen Sie ausgiebig einen kleinen Apfel.

Zu Mittag gibt es ein kleines Glas Gemüse-Smoothie (200 ml) und etwa eine halbe Stunde danach Kartoffelsuppe. Bitte langsam essen und gut kauen.

Nachmittags trinken Sie eine Kanne Tee. Anschließend können Sie noch eine kleine Portion Rohkost zu sich nehmen, zum Beispiel ein Stück Kohlrabi, Fenchel, Möhre etc.

Das Abendessen besteht aus Kartoffelsuppe sowie einem Tee Ihrer Wahl.

Zweiter Aufbautag nach dem Fastenbrechen

Morgens wie am ersten Tag.

Mittags gibt es ein kleines Glas Gemüse-Smoothie (200 ml) und etwa eine halbe Stunde danach drei kleine Pellkartoffeln mit beispielsweise Möhrengemüse. Bitte langsam essen und gut kauen.

Nachmittags trinken Sie eine Kanne Tee. Anschließend können Sie gerne noch eine kleine Portion Rohkost zu sich nehmen, zum Beispiel ein Stück Kohlrabi, Fenchel, Möhre etc.

Zum Abendessen genießen Sie drei Scheiben Knäckebrot oder drei kleine Pellkartoffeln, dazu Tomaten und Basilikum oder sonstiges frisches Gemüse sowie einen Teller Gemüsebrühe.

Dritter Aufbautag nach dem Fastenbrechen

Morgens wieder wie an den beiden vergangenen Tagen.

Zu Mittag gibt es wieder ein kleines Glas Gemüse-Smoothie (200 ml) und etwa eine halbe Stunde danach drei kleine Pellkartoffeln mit Zucchinigemüse. Bitte langsam essen und gut kauen.

Am Nachmittag trinken Sie eine Kanne Tee. Anschließend können Sie eine kleine Portion Rohkost Ihrer Wahl zu sich nehmen.

Am Abend bereiten Sie sich einen kleinen Salat Ihrer Wahl zu. Dazu passen glutenfreies Blumenbrot oder zwei ungesalzene Reiswaffeln. Wenn Sie Kartoffeln mögen, können Sie gerne wieder drei Pellkartoffeln dazu essen.

Nach dem Fasten

Damit endet Ihre Fastenzeit. Jetzt liegt es an Ihnen, ob Sie Ihren Lebensstil insgesamt verändern wollen. Vielleicht versuchen Sie es damit, sich ein paar Wochen vegan zu ernähren? Haben Ihnen die Smoothies geschmeckt? Dann trinken Sie auch weiterhin täglich einen.

Selbst wenn Sie sich »nur« dazu entschließen, weiterhin auf eins oder einige dieser Produkte (Fleisch, Alkohol, Fisch, Eier, Milchprodukte oder Süßigkeiten) zu verzichten oder einfach weniger davon zu essen, ist dies bereits eine große Hilfe für die Entgiftungsleistung Ihres Körpers.

Während der Fastenzeit werden Sie eine zunehmende Leichtigkeit spüren, in Ihrem Kopf, in Ihren Bewegungen, in Ihrem Körper. Diese Leichtigkeit können Sie auf Dauer haben, wenn Sie Ihre Ernährung umstellen. Durch eine solche Umstellung können auch Krankheitssymptome oder Schmerzen weniger werden, oder sie verschwinden ganz. Bio-logischerweise profitieren Sie von diesen Verbesserungen umso mehr, je mehr sich Ihre Ernährung in Richtung vollwertige Pflanzenkost entwickelt.

Eine gesündere Ernährung hat in jedem Fall positive Auswirkungen, die Sie während des Fastens kennenlernen und spüren werden. Petra hat schon von vielen Patienten die Rückmeldung bekommen, dass sie keine Vorstellung hatten, wie wohl man sich eigentlich fühlen kann. Aber das entspricht völlig der Logik, die wir Ihnen in diesem Buch nahe bringen wollen. Nahrung, wenn es die richtige ist, hat eine immense Heil- und Ordnungskraft für Körper, Geist und Seele.

Rezepte zum Smoothie-Fasten

Voraussetzung für einen weichen, samtigen, wohlschmeckenden Smoothie ist ein Blender (Standmixer), der mehr als 30 000 Umdrehungen pro Minute leistet. Im Internet finden Sie viele Test- und Erfahrungsberichte. Die günstigen sind nicht unbedingt die schlechteren. Am Ende des Buches finden Sie Empfehlungen.

Smoothie-Rezepte für den Morgen

Petras Basisrezept für einen Obst-Smoothie: 100 Gramm Babyspinat, 1/2 Avocado, 1 kleiner Apfel, Saft von 2 Orangen, 1/2 Mango, 10–20 frische Pfefferminzblätter und nach Belieben etwas Wasser oder grüner Tee.

Alles waschen, grob zerkleinern, in den Mixer geben und zu einem cremigen Smoothie mixen. Geben Sie so viel Flüssigkeit dazu, dass die Konsistenz Ihrem Geschmack entspricht.

Bei den Zutaten können Sie variieren. Sehr gut schmecken zum Beispiel Salatblätter, einige Blätter von einer Möhre, von Roter Bete oder Kohlrabi. Probieren Sie auch unterschiedliche Obstsorten. Mit Gewürzen wie Vanille, Zimt oder Kardamom bringen Sie ebenfalls Abwechslung ins Glas.

Achten Sie jedoch darauf, dass das Verhältnis von Gemüse und Obst etwa 1:1 beträgt, also rund 150 Gramm Gemüse und Blätter und 150 Gramm Obst.

Smoothie-Rezepte für den Mittag

Beim Gemüse-Smoothie ist Gemüse die Basis, das Obst ist hier vor allem die Geschmackszutat. Sie verwenden also 200 bis 250 Gramm Gemüse und Blätter, dazu 50 bis 100 Gramm Obst.

Auch hier verwendet Petra vor allem Babyspinat, wenn möglich, auch eine Handvoll frische Wildkräuter wie Giersch, Brennnessel oder Spitzwegerich. Dazu gibt sie ein Stück Obst (Birne, Apfel, Papaya, Kiwi, Trauben) oder einige Beeren wie Heidelbeeren, Erdbeeren oder Himbeeren. Eine halbe Avocado oder ein Stück Banane macht den Smoothie insgesamt weicher und samtiger.

Hier einige Beispiele für leckere Gemüse-Smoothies:

Babyspinat, Rucola, Birne, Saft einer Limette und etwas Wasser oder Kokoswasser

Gemischte grüne Blätter, Petersilie, Banane, Kokoswasser

Gemischte grüne Blätter, Mango, Saft einer Zitrone, frische Heidelbeeren, ein Stückchen Ingwer, Wasser

Roter und grüner Blattsalat, ein Stück Staudensellerie, eine Handvoll Basilikumblätter, Saft einer Zitrone, Grapefruit oder Apfelsine, eine halbe Avocado, Wasser

Mangold, Babyspinat, eine kleine Banane, eine halbe Avocado, ein Stück Paprika, Zitronensaft, Wasser

Babyspinat, einige Kohlblätter, frische Pfefferminzblätter, fünf Cashewkerne, ein Stück reife Birne, eine Kiwi, Saft einer Orange, Wasser

Gemischte grüne Blätter, Zitronensaft, Erdbeeren, frische Minze, fünf Basilikumblätter, ein kleines Stück Staudensellerie, etwas Ingwer, ein Esslöffel Chiasamen, Wasser oder Kokoswasser

Rezept für einen FaYo-Basensmoothie

Zwei Handvoll grüne Blätter wie beispielsweise Babyspinat, zarte Grünkohlblätter, Salatblätter. Wenn verfügbar, gerne auch Wildkräuter wie Giersch, Vogelmiere, Lindenblätter und -blüten, Brennnessel sowie Löwenzahn oder Spitzwegerich. Dazu eine Handvoll Beeren wie Heidelbeeren, Brombeeren, Himbeeren, Erdbeeren, Johannisbeeren oder Preiselbeeren. Einen Apfel, eine Banane, eine Gurke, den Saft von zwei bis drei Orangen, sieben Blätter frische Minze und je nach gewünschter Konsistenz Wasser.

Rezept für eine klare Gemüsebrühe

Bei der klaren Gemüsebrühe sind Ihrer Phantasie keine Grenzen gesetzt. Sie können jedes Gemüse verwenden, das Sie mögen. Lassen Sie es mindestens vier Stunden köcheln, dann seihen Sie das Gemüse ab und fangen die Brühe auf.

Grundlage ist Suppengrün, also Knollensellerie, Lauch, Möhren und frische Petersilie. Benutzen Sie möglichst kein Salz, diese klare Brühe schmeckt auch ohne Salz intensiv, wenn Sie genügend Gemüse verwenden. Sparen Sie also nicht an der Gemüsemenge. An den verschiedenen Tagen geben Sie Kräuter wie Thymian, Rosmarin und Basilikum dazu, wenn Sie die Suppe erhitzen. Das schafft Abwechslung in Ihrem Geschmackserleben, das übrigens mit jedem Fastentag feiner und intensiver wird. Vergessen Sie nicht, jeweils vor dem Essen einen Esslöffel sehr fein geschnittener frischer Kräuter dazuzugeben. Das gibt dann die besondere Note.

Am besten kochen Sie für die ganze Fastenwoche zwei Mal einen großen Topf mit jeweils etwa vier Litern Suppe. Sie hält sich im Kühlschrank, kann aber auch in Portionen eingefroren werden. Gerne können Sie pro Tag einen Liter dieser guten Gemüsebouillon essen.

Basische Ernährung – Gesundheit für das fasziale Gewebe

Um das Bindegewebe wieder in seinen ursprünglichen geschmeidigen, elastischen, ausreichend mit Wasser versorgten Zustand zu bringen, bietet sich eine beliebig lange Zeit der basischen Ernährung an. Diese Zeit kann sich direkt an das Smoothie-Fasten anschließen. Wenn Sie nicht fasten möchten, können Sie aber auch sofort mit dieser Ernährungsweise beginnen.

Lassen Sie uns noch einmal kurz beschreiben, warum die basische Ernährung heute so immens wichtig ist.

So, wie sich viele Menschen derzeit ernähren, stellt dies eine Katastrophe für unser Bindegewebe, unsere Faszien, dar. Insbesondere die extrem hohe Zufuhr von Eiweißen tierischer Herkunft macht es unmöglich, diese komplett zu verstoffwechseln. Unser Körper steht vor einem Problem, das da lautet: »Wo soll ich mit dem zu vielen Eiweiß hin, das mich immer mehr übersäuert und zunehmend meine Gesundheit bedroht?«

Der »moderne« Mensch ist übersäuert

Der Konsum von Fleisch ist zwischen 1961 und 2007 um 50 Prozent gestiegen, der Verzehr von Schweinefleisch sogar um 85 Prozent. Durchschnittlich isst ein Mann mehr als 1 Kilo Fleisch pro Woche, eine Frau im Durchschnitt etwa 600 Gramm. Im Laufe eines Lebens verzehrt der Deutsche etwa 1094 unterschiedlichste Tiere. Ähnlich verhält es sich mit den Zahlen beim Verzehr von Tiermilch und Tiermilchprodukten. Jährlich werden allein in der EU 156 Milliarden Liter Milch erzeugt.

Und hier kommt das Bindegewebe als Platz zur Zwischenlagerung ins Spiel. Bitte erinnern Sie sich an weiter vorne: Entwicklungsgeschichtlich sind wir immer noch an eine Ernährung angepasst, die einen Basenüberschuss liefert. Das Bindegewebe kann diese Mengen an tierischen Eiweißen nicht bewältigen, die Übersäuerung des Bindegewebes und schließlich des gesamten Körpers ist unumgänglich. Im Kapitel »So wirken Ernährung, Psyche und Umfeld auf unsere Gesundheit« haben wir beschrieben, wie sich zu viel Säure auf das Bindegewebe auswirkt: Die Säuren binden sich an die negativ geladenen Federfädchen im Zwischenzellraum und neutralisieren die Ladung. Die Faszien verhärten und verfilzen, das Bindegewebe verliert seine Fähigkeit, Wasser zu binden. Je weniger Wasser sich aber im Zwischenzellraum befindet, desto weniger kann dieser seine Aufgabe als Nährstofftransporteur und Abfalltransporteur erfüllen.

Basische Ernährung ist die Lösung

Um dies in Ihrem Körper zu verhindern oder diese ungesunde Situation wieder umzukehren, sollten Sie Ihren Körper auf basische Ernährung umstellen. Dieser Prozess dauert seine Zeit, planen Sie sechs bis zwölf Wochen ein. Dabei geht es nicht nur darum, Ihren Körper an andere Lebensmittel zu gewöhnen. Sie müssen auch umdenken, Ihr Verhältnis zu dem, was Sie zu sich nehmen, wird sich nach und nach verändern.

Der Hauptgrund für eine solche Ernährungsweise besteht darin, wieder Ordnung im Körper herzustellen, das Bindegewebsnetz zu entschlacken und mit frischem Wasser durchzuspülen. Darüber hinaus werden Sie beobachten, wie kleinere und auch größere Befindlichkeitsstörungen wie von Zauberhand verschwinden. Auch vorhandene Erkrankungen können sich nach und nach in Luft auflösen. Zudem werden Sie einige überflüssige Kilos verlieren. All dies haben wir oft genug bei Patienten miterleben dürfen. Wenn Sie sich auf diese Erfahrung einlassen, können Sie nur gewinnen.

Was macht Lebensmittel sauer? Was macht sie basisch?

Die Säurelast eines Nahrungsmittels hängt wesentlich vom Anteil an Phosphat, Chlorid, Sulfat und dem in tierischen Eiweißen vorhandenen Schwefel ab. Diese Mineralien befinden sich hauptsächlich in tierischen Nahrungsmitteln wie Fleisch, Wurst, Milchprodukten, Fisch, Eiern, aber auch in Hülsenfrüchten und Getreide.

Dagegen sind sauer schmeckende Lebensmittel, die auch einen sauren pH-Wert aufweisen, keineswegs zwangsläufig für den Organismus säurebildend. So sind saure Früchte wie Zitronen, Limetten, Orangen als basisch einzustufen, denn sie liefern wesentlich mehr Basen in Form von organisch gebundenen Mineralstoffen. Diese sind Kalium-, Magnesium-, Kalzium- und auch Natriumcitrate, die hauptsächlich in Obst, Salaten, Kräutern und Gemüse vorkommen. Deshalb entlasten diese Lebensmittel den Säure-Basen-Haushalt.

Wie funktioniert das? Bei der Verstoffwechselung dieser an Mineralien gebundenen organischen Säurereste werden Wasserstoffionen aus dem Körper entfernt. Dadurch kann sich dann wieder Wasser an die negativ geladenen Bindegewebsfädchen anlagern – die Grundvoraussetzung für ein gesundes Bindegewebe.

Durch ihre unterschiedlichen Bestandteile ist es möglich, Nahrungsmittel in saure oder basische Nahrungsmittel einzuteilen. In den letzten Jahren wurde ein neues Verfahren für diese Bestimmung entwickelt, das sogenannte PRAL-Verfahren. Bei diesem werden nicht nur die säure- bzw. basenbildenden Elemente gemessen, sondern auch deren Aufnahme und Verstoffwechselung im Körper. Die PRAL-Tabelle gibt in Milliäquivalent pro 100 Gramm an, ob ein Nahrungsmittel als sauer oder basisch einzustufen ist und in welcher Intensität. So ist beispielsweise Rindfleisch wesentlich saurer als Erbsen, Hartkäse ist saurer als Roggenmehl.

Basische Lebensmittel sollten deutlich überwiegen

In der folgenden Tabelle können Sie nachlesen, wie die einzelnen Nahrungsmittel einzuordnen sind. Auf dieser Basis können Sie sich Ihre Mahlzeiten zusammenstellen. Optimal wäre ein Verhältnis von 80:20 basischen zu säurebildenden Nahrungsmitteln. Wenn Sie jedoch feststellen, dass Sie in den vergange-

nen Jahren sehr säureüberschüssig gegessen haben, können Sie mit 95:5 gleich etwas höher einsteigen. Oder Sie wollen auf bestimmte Produkte noch nicht verzichten? Dann entscheiden Sie sich vielleicht dafür, erst einmal ein Verhältnis von 60:40 anzustreben.

Das Wichtigste ist: Mit dieser Tabelle können Sie in die bewusste Kompetenz gehen, was die Zusammensetzung Ihrer Nahrung angeht – wenn Sie möchten. Wir empfehlen Ihnen darüber hinaus, sich so weit wie möglich von Lebensmitteln aus kontrolliert biologischem Anbau zu ernähren.

Basisches Obst

Äpfel	Feigen	Mirabellen	Reineclauden
Ananas	Heidelbeeren	Nektarinen	Stachelbeeren
Aprikosen	Himbeeren	Oliven (grün, schwarz)	Sternfrüchte
Avocado	Honigmelonen	Papayas	Wassermelonen
Bananen	Johannisbeeren (rot, weiß, schwarz)	Pfirsiche	Weintrauben (weiß, rot)
Birnen	Kirschen (sauer, süß)	Pflaumen	Zitrusfrüchte (z.B. Mandarinen, Orangen, Zitronen)
Datteln	Kiwis	Preiselbeeren	Zwetschgen
Erdbeeren	Mangos	Quitten	

Basische Gemüse

Algen (z.B. Nori,	Frühlingszwiebeln	Navetten (weiße Rübchen)	Schalotten
Wakame, Hijiki)	Grüne Bohnen	Okraschoten	Schwarzwurzeln
Artischocken	Grünkohl	Paprika	Spargel
Auberginen	Gurken	Pastinaken	Spitzkohl
Bleichsellerie (Staudensellerie)	Karotten	Petersilienwurzel	Süßkartoffeln
Blumenkohl	Kartoffeln	Radieschen	Tomate (roh)
Brokkoli	Knoblauch	Rettich	Weißkohl
Chicoree	Kohlrabi	Romanesco	Wirsing
Chinakohl	Kürbis, alle Arten	Rosenkohl	Zucchini
Erbsen, frisch	Lauch	Rote Bete	Zwiebeln
Fenchel	Mangold	Rotkohl	

Basische Pilze

Austernpilze	Morchel/ Mu-Err-Pilze	Shiitake	Trüffel
Champignon	Pfifferlinge	Steinpilze	

Basische Kräuter, Gewürze und Blattsalate

Basilikum	Gartenkresse	Lollo-Salate (Biondo/Rosso)	Safran
Bataviasalat	Ingwer	Majoran	Salbei
Bohnenkraut	Kapern	Meerrettich	Sauerampfer
Borretsch	Kardamom	Melde (spanischer Spinat)	Schnittlauch
Brennnessel	Kerbel	Melisse	Schwarzkümmel
Brunnenkresse	Koriander	Muskatnuss	Sellerieblätter
Chilischoten	Kopfsalat	Nelken	Thymian
Dill	Kresse	Oregano	Vanille
Eichblattsalat	Kreuzkümmel	Petersilie	Wildpflanzen/ Wildkräuter
Eisbergsalat	Kümmel	Pfeffer (alle Arten)	Ysop
Endivien	Kurkuma (Gelbwurz)	Pfefferminze	Zimt
Feldsalat	Lattich	Piment	Zitronenmelisse
Fenchelsamen	Liebstöckel	Rosmarin	Zuckerhut (Wintersalat)
Friseesalat	Löwenzahn	Rucola (Rauke)	

Basische Nüsse und Samen

Erdmandeln	Haselnüsse	Maroni (Esskastanien)

Basische Sprossen und Keime

Alfalfa	Dinkel	Linsen	Roggen
Basilikum	Gersten	Mohn	Rotkohl
Bockshornklee	Hirse	Mungbohnen	Rucola
Braunhirse	Kresse	Radieschen	Senf
Brokkoli	Leinsamen	Rettich	Sonnenblumenkerne

Basische Getränke

Früchtesmoothies (selbst gemacht)	Gemüsesäfte (selbst gemacht)	Kräutertees	Basenwasser
Grüne Smoothies (selbst gemacht)	Obstsäfte (selbst gemacht, z.B. Orangensaft)	Wasser	Zitronenwasser (200 ml Wasser mit dem Saft einer halben Zitrone)

Übersäuernde Lebensmittel, die gesunde Inhaltsstoffe haben

Amaranth	Hirse	Mais (z.B. Polenta, Mais-Pasta)	Tierische Produkte aus biologischer Landwirtschaft in geringen Mengen
Buchweizen	Quinoa	Nüsse (z.B. Walnüsse, Haselnüsse, Macadamianüsse etc.)	
Bio-Getreide (z. B. Dinkel, Kamut oder Gerste in kleinen Mengen, z. B. als Keimbrot oder Sprossen)	Hülsenfrüchte (z.B. Kernbohnen, Linsen, Kichererbsen, getrocknete Erbsen etc.)	Ölsaaten (z.B. Leinsaat, Sesam, Hanfsaat, Sonnenblumenkerne, Kürbiskerne, Mohn etc.; lässt man die Saaten keimen, werden sie – je nach Keimdauer – basisch)	Tofu (nur Bio)
Getreideprodukte wie Bulgur und Couscous, aber aus Dinkel, nicht aus Weizen	Kakaopulver in hoher Qualität sowie selbst gemachte Schokolade	Pflanzliche Proteinpulver (wenn ein Proteindefizit besteht) wie z. B. Hanfprotein, Lupinenprotein, Reisprotein, Sojaprotein und Erbsenprotein	Hochwertige fermentierte Bio-Sojaprodukte wie Miso und Tempeh

Übersäuernde Lebensmittel, die Sie minimieren sollten

Eier aus konventioneller Landwirtschaft	Fisch und Meeresfrüchte aus konventioneller Zucht oder aus belastenden Regionen	Fleischbrühe, Wurstwaren, Schinken	*Ausnahme:* Butter, Ghee und Sahne (in Bio-Qualität), die neutral eingestuft werden
Fertigprodukte aller Art (insbesondere aus konventioneller Erzeugung)	Fleisch aus konventioneller Landwirtschaft	Tiermilchprodukte (Quark, Joghurt, Kefir, alle Käsesorten, auch von Schaf und Ziege!; alle fettarmen Milchprodukte, alle laktosefreien Milchprodukte)	

Übersäuernde Lebensmittel, die Sie meiden sollten

Fertigprodukte aller Art (insbesondere aus konventioneller Erzeugung)	Glutenhaltige Produkte (Produkte aus Seitan, vegetarische Würste, Aufschnitt, Bolognese)	Sauerkonserven	Sojaprodukte (wenn stark verarbeitet)
Getreideprodukte aus Auszugsmehlen (Back- und Teigwaren wie Kuchen, Gebäck, süße Teilchen, Nudeln etc., viele Frühstücksmüslis mit zu viel Zucker)	Ketchup (Ausnahme: selbstgemachtes Ketchup z. B. aus Tomaten und Datteln)	Senf (Ausnahme: hochwertiger Bio-Senf ohne säurebildende Zusätze)	Speiseeis

Übersäuernde Getränke, die Sie meiden sollten

Alkohol- und koffeinhaltige Getränke	Fruchtsaft aus Konzentrat, Isodrinks, Proteindrinks, gezuckerte Milchshakes, Drinks zum Abnehmen etc.	Kaffee, auch Getreide-, Instant- und koffeinfreier Kaffee	Tee (schwarzer Tee, Früchtetee, Eistee)
Fertiggetränke wie z. B. Softdrinks		Tiermilch	

Pflanzenkost ist weitgehend basisch

Nun ist es höchste Zeit, Ihnen unsere Ernährungsweise vorzustellen. Wir beide ernähren uns seit einigen Jahren hauptsächlich von Pflanzenkost. Wir könnten sagen, wir sind 95-Prozent-Vollwert-Veganer. Warum Vollwert? Weil es in der veganen Ernährung unserer Einschätzung nach momentan eine drastische Fehlentwicklung gibt. Diese besteht darin, dass es sehr viele vegane Produkte gibt, die aber industriell verarbeitet sind, bei denen also das Frische, Lebendige so gut wie nicht mehr vorhanden ist. Gerade was den Lichtanteil (Photonen) angeht, aber auch Vitamine und sekundäre Pflanzenstoffe können darin massiv reduziert sein. Deswegen sollte der Anteil an industriell verarbeiteten Nahrungsbestandteilen so gering wie möglich sein – egal welcher Ernährungsrichtung man folgt. Und warum 95 Prozent und nicht »richtige« Veganer? Weil auch unsere Ahnen nicht zu 100 Prozent vegan gelebt haben, um es kurz zu sagen.

Im Theorieteil haben wir beschrieben, dass unsere Vorfahren sich vorwiegend basisch ernährt haben, mit einem geringen Anteil an tierischen Eiweißen. Dies entspricht unserer genetischen Ausstattung, so bleiben wir gesund. Das wird durch die Forschungsergebnisse, die im Buch »China Study« von Prof. Colin Campbell beschrieben sind, eindrucksvoll bestätigt. Diese Forschungsergebnisse, kombiniert mit unserer 30-jährigen Erfahrung mit so gut wie allen Ernährungsweisen, die es auf diesem Planeten gibt, haben dazu geführt, dass wir uns so ernähren. Aber wissen Sie was? Wenn es mal einige Tage nicht fünf sondern 15 Prozent sind, ist es auch nicht schlimm. Das ist genetisch eingeplant – die Entgiftungsorgane brauchen auch Arbeit, um nicht einzurosten. Wir sind da völlig entspannt. An anderen Tagen gleichen wir das einfach wieder aus. Auf diese Weise wird Ernährung menschlich, und man kann sich des Lebens freuen. Denn man kann sich nicht oft, aber immer mal wieder Dinge gönnen, von denen man weiß, dass sie mehr schaden als nutzen, die aber einfach »unheimlich« gut schmecken.

Wir sind auch deswegen zum größten Teil Vollwert-Veganer, weil wir dadurch automatisch überwiegend Lebensmittel essen, die zu über 90 Prozent aus Wasser bestehen – Früchte, Salate, Gemüse, so frisch und unverarbeitet wie möglich. Dieses Wasser enthält unter anderem viele Vitamine, Mineralien, Spurenelemente und sekundäre Pflanzenstoffe.

Aber das Wichtigste: Wir gehen davon aus, dass von dem Wasser aus Pflanzen viel mehr im Faszien- und Bindegewebe ankommt als von dem Wasser, das wir trinken. Wir vergleichen es ein bisschen mit einem Nieselregen, dessen Wasser nach und nach vom Boden aufgenommen wird, während Trinken – vor allem große Mengen in kurzer Zeit – eher einem Sturzregen gleicht, dessen Wasser größtenteils im Gully verschwindet, weil der Boden es nicht schnell genug aufnehmen kann. Sehr interessant in diesem Zusammenhang ist, dass die Pflanzenzellen das weiter vorne beschriebene Wasser des vierten Aggregatzustandes enthalten. Trotzdem trinken wir natürlich noch zusätzlich viel, vor allem reines Wasser und grünen Tee. Das Wasser aromatisieren wir der Abwechslung halber oft mit Zitrone oder Ingwer. Bitte machen Sie sich noch einmal bewusst, dass die Ursachen für das Altern vor allem das Austrocknen sowie das Anhäufen von Abfall im Zwischenraum zwischen Zellen und Fasziengeflecht sind.

Und da wir gerade beim Wasser sind, noch eine Ergänzung aus der neuesten Wasserforschung. Wasser kann durch Sonnenlicht energetisch aufgeladen werden wie eine Batterie – dadurch bekommen die Urlaubssehnsüchte nach südlichen Gefilden einen wissenschaftlichen Hintergrund. Und Bewegungsenergie sowie akustische Energie scheint Wasser in diesen begehrten 4. Aggregatzustand zu bringen. Wir dürfen sehr gespannt sein, was die Forschung in diesem Bereich in den nächsten Jahren noch herausfinden wird.

Zum Abschluss möchten wir Ihnen noch die Ernährungsregel des amerikanischen Ernährungsspezialisten Michael Pollan mit auf den Weg geben. Er hat in wenigen Worten das zusammengefasst, was in vielen Büchern auf vielen Seiten zu lesen ist: »Eat food, not too much, mostly plants.« – »Iss Lebensmittel, nicht zu viel, hauptsächlich Pflanzen.«

»Iss Lebensmittel, nicht zu viel, hauptsächlich Pflanzen.« Dieser Satz bringt es auf den Punkt, was es zum Thema Ernährung zu sagen gibt.

Unter Lebensmitteln versteht Pollan Nahrung, die möglichst wenig industriell verändert ist. Für diese Kurzzusammenfassung sind wir ihm sehr dankbar, denn er bringt auf den Punkt, um was es geht.

Lassen Sie uns damit das Kapitel beenden und kehren wir nun zurück zum Faszien-Yoga und zu unseren Übungsprogrammen.

Machen Sie sich bereit für FaYo

Sie haben jetzt jede Menge Informationen darüber bekommen, wie Sie bestmögliche Gesundheit erschaffen bzw. erhalten können. Wir wünschen uns sehr, dass Sie den Bereich der bewussten Kompetenz mit Hilfe dieses Buches stark ausbauen konnten. Doch auch die bewusste Kompetenz festigt sich erst mit dem Tun. Es genügt nicht zu wissen, dass und wie Sie sich bewegen sollten, sondern Sie müssen es auch tun. Es genügt nicht zu wissen, wie Sie Ihre Ernährung verbessern könnten, wie Sie welche psychischen Belastungen und Umweltbelastungen reduzieren könnten, Sie müssen es auch tun.

Alle Theorie, so wichtig sie ist, um Bewusstsein und Motivation zu schaffen, nutzt nichts, wenn sie nicht auch »getan« wird. Am besten nach einem Plan.

Eigentlich ist es also ganz einfach: Man macht den Plan – und setzt ihn um.

Treffen Sie eine Entscheidung

Dass dieses Vorgehen oft schiefläuft, kennen wir alle. Man nimmt sich etwas vor – und macht es dann nicht. Im ersten Teil haben wir besprochen, wie wichtig die Willenskraft ist, wenn es darum geht, etwas umzusetzen. Unsere Willenskraft wird durch Informationen genährt, aber vor allem durch Gewohnheit und dann durch das Wohlgefühl, das sich einstellt, wenn man seine Pläne umsetzt. Es dauert meist eine Weile, mit der Zeit fällt es jedoch immer leichter, sich an seinen Plan zu halten. Das funktioniert, doch Sie müssen anfangen, müssen den ersten Schritt tun.

Sie sind nun an einem Punkt angekommen, wo Sie eine Entscheidung treffen müssen. Wobei keine Entscheidung zu treffen auch eine Entscheidung ist, die Ihren weiteren Lebensweg maßgeblich beeinflussen wird.

Wenn Sie keine Entscheidung treffen, wird Ihr weiteres Leben wahrscheinlich mehr oder weniger so verlaufen wie beim Großteil der Bevölkerung. Schmerzen, Unbeweglichkeiten und Krankheiten nehmen mehr oder weniger schnell zu, die Lebensqualität nimmt ab. Irgendwann wird das Leben eher eine Belastung, es endet womöglich ohne große Leidenszeit verfrüht, oder das Leben und damit auch das Leiden währt länger.

Sie haben nur ein Leben in diesem Körper, egal an wen oder was Sie glauben oder ob Sie an gar nichts glauben. Sie können sich treiben lassen und dann irgendwann nicht mehr da sein. Sie können aber auch etwas anderes probieren. Wir, Petra und Roland, sind sehr sicher, dass vieles, wenn nicht das meiste, das Sie hier gelesen haben, wert ist, ausprobiert zu werden. Schließlich setzen wir eine Tradition fort, die in vielen Kulturen schon seit Jahrtausenden so oder so ähnlich gelehrt wird. Und Tausende von Patienten haben uns bestätigt, dass dieser Weg grundsätzlich richtig ist. Es gibt also eine sehr hohe Wahrscheinlichkeit, dass Sie Ihre Lebenszeit in diesem einen Leben, das Sie haben, nicht nur verlängern können, sondern dass Sie diese Lebenszeit auch genießen können.

Starten Sie Ihren eigenen Lebensversuch. Nehmen Sie dieses Buch als Anlass. Wenn Sie mit manchen hier vermittelten Vorschlägen nicht übereinstimmen, dann nehmen Sie andere Inhalte hinzu. Oder lassen Sie das, was Ihnen völlig widerspricht, zunächst weg. Aber: Übernehmen Sie Verantwortung für sich und Ihr Leben. Entscheiden Sie sich für oder gegen etwas. Tun Sie es.

Den Körper auf das FaYo-Training vorbereiten

Unser Faszien-Yoga ist ein Übungssystem, das wir in erster Linie für die Vorbeugung entwickelt haben: um möglichst lebenslang Schmerzfreiheit, Gesundheit und Beweglichkeit zu erhalten. Es ist nicht dafür gedacht, gezielt vorhandene Schmerzen zu beseitigen. Dafür gibt es andere Möglichkeiten: die Osteopressur und unsere Engpassdehnungen bzw. die Anleitungen in unserem Buch »Faszien-Rollmassage – Schmerzfrei von Kopf bis Fuß«.

Wenn es Sie nur hier und da zwickt, Sie leichte Schmerzen haben, können Sie trotzdem sofort mit dem FaYo-Training beginnen. Doch insbesondere bei stärkeren Schmerzen sollten Sie diese vorher behandeln.

Sie müssen bedenken: Je mehr Schmerzen Sie haben, desto überforderter ist Ihr Bewegungsapparat. Sie können sich das so vorstellen wie bei einem Menschen, der durch völlige Überforderung total genervt ist und gereizt reagiert, wenn in dieser Stimmung jemand kommt und ihm alle möglichen Vorschriften macht. Der ihn zwingt, sich zu beruhigen. Das kann klappen, es kann aber auch sein, dass er völlig überreagiert und ausflippt. Mit solchen Menschen muss man vorsichtig umgehen, sie zunächst beruhigen, in eine gute Stimmung bringen. Erst dann kann man ihnen dosiert Vorschläge machen, was sie tun könnten, damit es ihnen besser geht und sie sich immer wohler fühlen.

Wir können dies eins zu eins auf unseren Bewegungsapparat übertragen, mit allem, was dazugehört: Muskeln, Faszien, Sehnen, Kapseln, Gelenke, Wirbelsäule, Nervensystem, Rezeptoren, Gehirn. Und wir sollten mit ebensolchen Reaktionen rechnen, wenn wir diesen Bewegungsapparat überfordern. Es kann also passieren, dass eine Übung – weil sie direkt an der Stelle wirkt, wo der Stress und die Überforderung am größten sind – dazu führt, dass der Bewegungsapparat überreagiert. Dies erhöht die Spannungen, es kann zu viel heftigeren Schmerzen kommen, als man sie gewohnt ist. Das ist zwar überhaupt nicht schlimm – in der Naturheilkunde kennt man dies als sogenannte Erstreaktion, die als Hinweis darauf gewertet wird, dass eine Therapie anschlägt –, doch wenn man das nicht weiß, bekommt man einen Schreck und glaubt, die Übung würde schaden. Daher sagen wir es hier noch einmal ganz deutlich: Keine unserer Übungen kann schaden, wenn sie langsam und bewusst ausgeführt wird und man auf der Schmerzskala unter Intensität 10 bleibt.

Um solche Überreaktionen zu verhindern, ist es gut, den Körper erst einmal in eine »gute Stimmung« zu bringen, bevor wir ihm mit den FaYo-Übungen zeigen, wie es ihm besser gehen kann.

Bei unseren Schmerzpatienten gehen wir daher wie folgt vor: Zunächst wenden wir die Osteopressur an, damit findet im Gehirn sozusagen ein »Reset« statt. Die Spannungsgefüge in den Muskeln werden gelöscht und verändert, sodass die Situation – die ja letztlich durch überhöhte Spannungen ausgelöst wird – sich beruhigen muss (vgl. Kapitel »Schmerzen gezielt behandeln«). Der Stress fährt herunter, der Bewegungsapparat wird nicht mehr überfordert, alles beruhigt sich. Nun ist der Bewegungsapparat bereit für die Engpassdehnungen, mit denen wir erreichen, dass auch der Schmerz herunterfährt.

So legen Sie Ihre Vorgehensweise fest

Wie Sie Ihr FaYo-Training aufbauen, hängt davon ab, ob Sie Schmerzen haben oder nicht. Da wir Sie persönlich nicht kennen, teilen wir Sie als Leser in drei Gruppen ein.

Gruppe 1: Sie haben Schmerzen, Bewegungseinschränkungen oder Krankheiten, die Sie daran hindern, den in diesem Buch beschriebenen EarthFlow oder den SkyFlow durchzuführen, also körperlich zu üben.

Gruppe 2: Sie haben leichtere Schmerzen oder Verspannungen, Beweglichkeitseinschränkungen oder Krankheiten, wodurch es Ihnen teilweise schwer fällt, unsere Übungen durchzuführen.

Gruppe 3: Sie haben keine Beschwerden und fühlen sich soweit körperlich wohl.

Wenn der LNB Therapeut Ihren Schmerz in der ersten Behandlung deutlich reduzieren oder ganz abstellen kann, können Sie vollständig beruhigt sein. Damit ist der Beweis erbracht, dass die Ursache ein muskulär-fasziales Problem ist. Und es zeigt, dass Sie diesen Zustand dauerhaft erreichen können.

Sie gehören zur Gruppe 1 oder Sie wissen nicht, zu welcher Gruppe Sie gehören

Bevor Sie mit dem FaYo-Training beginnen, suchen Sie einen Arzt, Heilpraktiker oder Therapeuten auf, der in unserer Schmerztherapie nach Liebscher & Bracht ausgebildet ist. Diese LNB Therapeuten finden Sie über unsere Webseite (http://www.liebscher-bracht.com/therapeuten-finder.html). Besprechen Sie mit Ihrem LNB Therapeuten, wie Sie vorgehen sollten. Er kann Sie mit der Osteopressur behandeln, Ihnen therapeutische Engpassdehnungen beibringen und die Faszien-Rollmassage zeigen, damit Sie die Schmerzreduzierung dauerhaft halten oder immer weiter verbessern können.

Wenn Sie mutiger sind, können Sie auch auf eigene Faust gegen Ihre Schmerzen angehen. Sie sollten sich nur dessen bewusst sein, dass Ihr Schmerz wie oben beschrieben möglicherweise erst einmal schlimmer wird, was zwar weh tut, aber überhaupt keine Gefahr für die Gesundheit Ihres Körpers ist. In unserem Buch »Faszien-Rollmassage« finden Sie detaillierte Anleitungen, wie Sie vorgehen: Sie führen – sozusagen statt der Osteopressur – die Faszien-Rollmassage für Ihren jeweiligen Schmerz durch, danach machen Sie die Schmerzfrei-Übungen, die Varianten der Engpassdehnungen sind.

Sie werden sehr schnell ein Gefühl dafür bekommen, welches der richtige Weg für Sie ist. Im Zweifel können Sie bei Fragen oder

Schmerzen behandeln, bevor Sie mit FaYo beginnen

- Bei starken Schmerzen empfehlen wir Ihnen, erst einmal einen in Liebscher & Bracht ausgebildeten Arzt zu konsultieren. Da er die herkömmliche Medizin mit unserem Wissen verbindet, können Sie abklären lassen, dass sich nichts Schlimmes (Krebs, Herzinfarkt usw.) dahinter verbirgt, und dies gleich mit der LNB Behandlung kombinieren.
- Bei weniger starken Schmerzen können Sie direkt einen der unterschiedlichen LNB Therapeuten (Arzt, Heilpraktiker, Physiotherapeut) aufsuchen, der die Schmerzen mit Osteopressur und Engpassdehnungen behandelt.

- Sie können auch mit den Übungen in dem Buch »Faszien-Rollmassage« und mit dem Faszien-Rollmassage-Set versuchen, Ihre Schmerzen selbst in den Griff zu bekommen.
- Oder probieren Sie die Übungen, die Sie in den YouTube-Videos (Kanal »Schmerzspezialisten«) finden.
- Leichte Schmerzen sind oft auch mit der FaYo-Rollmassage (FaYo-Set) in den Griff zu bekommen.
- Bei leichten Schmerzen können Sie zusätzlich gleich mit dem EarthFlow beginnen und schauen, wie Ihr Körper reagiert.

Problemen jederzeit einen unserer LNB Therapeuten aufsuchen.

Sie können auch auf unserem YouTube-Kanal »Schmerzspezialisten« nach Ihrem Schmerzbild suchen und mit Hilfe der Kurzfilme versuchen, Ihre Schmerzen zu reduzieren. Stand Frühjahr 2016 sind schon etwa 200 Filme eingespielt, und täglich kommen neue hinzu.

Sie gehören zur Gruppe 2

Wenn Sie unter leichteren Schmerzen leiden, können Sie direkt versuchen, mit dem EarthFlow loszulegen. Machen Sie sich aber bewusst, dass es wie oben beschrieben zu einer so genannten Erstverschlimmerung kommen kann. Das mag unangenehm sein, ist aber nicht schlimm und keineswegs gefährlich.

Um auf Nummer sicher zu gehen, können Sie auch die Vorgehensweisen der Gruppe 1 für sich anwenden. Letztlich geht es nur darum, eventuell vorhandene »Schmerzherde«, die Sie daran hindern, den EarthFlow von Beginn an genießen zu können, zu beseitigen. Sie können dies auch parallel zum Üben des EarthFlow erledigen. Das hängt ganz von

Je mehr Verspannungen oder Schmerzen Sie haben, desto wichtiger ist es, die Körperstrukturen mit Hilfe der Osteopressur oder auch der Rollmassage so zu beruhigen, dass der Körper die FaYo-Übungen tolerieren kann.

Ihrem Empfinden und dem Ihres Körpers ab.

Sie gehören zur Gruppe 3

Bei Ihnen ist die Vorgehensweise ganz einfach. Sie können direkt ohne weitere Vorbereitung sofort anfangen, den EarthFlow Stück für Stück zu üben. Für Sie ist es nur wichtig, die Dosis richtig zu wählen. Viele Anfänger wollen zu schnell zu viel. Seien Sie daher am Anfang lieber zurückhaltend. Es ist viel besser, einige Tage oder Wochen ein kleineres Programm regelmäßig zu absolvieren, als ein zu großes Programm nicht oder nur unter großer Anstrengung oder in Teilen zu erledigen. Schlimmstenfalls geben Sie frustriert auf, weil Sie sich zu viel vorgenommen haben.

So lernen Sie die FaYo-Rollmassage

Wenn Sie mit FaYo beginnen, nehmen Sie sich zunächst die FaYo-Rollmassage vor. Experimentieren Sie mit den verschiedenen Linien entsprechend der Fotos, und probieren Sie die gezeigten Körperhaltungen aus. Wenn Sie körperlich nicht in der Lage sind, mit der Maxi-Rolle und der Kugel-Rolle so umzugehen, wie es beschrieben ist, testen Sie andere Körperhaltungen. Wenn auch das zu schwierig ist, sollten Sie für eine gewisse Zeit

die »Faszien-Rollmassage« gemäß dem Buch üben, die mit kleineren Rollen und Kugeln durchgeführt wird. Viele dieser Übungen können Sie auch stehend an der Wand machen, was den meisten leichter fällt.

Die FaYo-Rollmassage wie auch die Faszien-Rollmassage können Sie wunderbar am

Wenn das FaYo-Training Schmerzen verursacht

Sie sind schmerzfrei oder haben nur leichte Schmerzen? Dann können Sie direkt ins FaYo-Training einsteigen. Sie sollten jedoch damit rechnen, dass durch das Training in Einzelfällen Schmerzen entstehen können, die Sie lange nicht mehr hatten oder die sogar neu für Sie sind. Das bedeutet dann, dass Ihr Körper Verspannungen »unter den Teppich gekehrt« hat, um die Situation irgendwie so zu regeln, dass er möglichst wenig Belastungen hat. Es ist ein bisschen wie in der Mathematik: Minus mal Minus ergibt Plus. Auf unsere Situation übertragen heißt das: Überhöhte Spannung 1 kombiniert mit der überhöhten Spannung 2 kann sich gegenseitig aufheben. Mindere ich jetzt durch eine FaYo-Übung eine der beiden, können sie sich gegenseitig nicht mehr ausgleichen – Schmerz taucht auf. Wird auch die andere überhöhte Spannung beseitigt, verschwindet der Schmerz endgültig. Die Situation ist bereinigt. Aus Erfahrung wissen wir, dass Schmerzen, die Sie vorher nicht hatten, meist relativ schnell wieder verschwinden.

Feierabend beim Fernsehen, beim Plaudern oder zur Entspannung vor dem Schlafengehen durchführen. So müssen Sie keine eigene Übungszeit dafür einplanen. Das Rollen ist vor allem als »Beschleuniger« zu verstehen, es soll gerade in den ersten Monaten schneller und mehr »Zwischenzell-Bewegung« herstellen.

So lernen Sie den EarthFlow

Bei den Bewegungsübungen konzentrieren Sie sich zunächst auf den EarthFlow. Nur wenn Sie Erfahrung in Bewegungssystemen wie Yoga, Ballett, Akrobatik, Pilates oder Ähnlichem haben, können Sie tageweise wechselnd auch schon in den SkyFlow einsteigen.

Beginnen Sie in der Reihenfolge der gezeigten Einzelpositionen. Das Ziel ist, an sechs Tagen in der Woche 15 Minuten lang FaYo zu üben: 5 Minuten Rollmassage, 10 Minuten EarthFlow oder SkyFlow. Weiter unten beschreiben wir genauer, wie Sie diese 15 Minuten füllen sollten, für den Anfang genügt es, dass Sie sich auf diesen Zeitraum einstellen. Nehmen Sie ihn als feste Vorgabe auch für die Lernphase.

Machen Sie also zuerst 5 Minuten Rollmassage, dann üben Sie 10 Minuten die Earth-Flow-Abfolge, soweit Sie kommen. Sie werden schon nach wenigen Tagen viel weniger im Buch nachschauen müssen und in Ihren 10 Minuten immer mehr Positionen durchführen können. Wenn Sie mögen, können Sie aber auch den gesamten Flow in mehrere Teile zerlegen, die Sie jeweils eintrainieren, bis Sie den gewünschten Übungsstand erreicht haben.

15 Minuten für Ihre Gesundheit

Planen Sie diese 15-minütige Trainingszeit an sechs Tagen in der Woche ein. Kombinieren Sie 15 FaYo-Minuten mit Ihrer Tagesroutine: Aufstehen, ins Bad gehen, zu geregelten Zeiten Mahlzeiten zu sich nehmen, mit der Arbeit beginnen, feste Pausen im Arbeitsablauf, den Tag ausklingen lassen. All das sind normalerweise Ankerpunkte, die schon zur Gewohnheit geworden sind und die wir nutzen können, um unsere tägliche FaYo-Routine zu entfalten.

»Ich habe keine Zeit.« Diese Äußerung hören wir immer wieder von Patienten, die sich nicht vorstellen können, wann sie diese Viertelstunde in ihrem vollgepackten Tagesablauf abknapsen können, und sie ist – mit Verlaub – eine Ausrede. Es kommt nicht auf die Zeit an, sondern auf den Wert, den man diesen 15 Minuten beimisst. Wenn die Wertigkeit hoch ist – und das sollte sie sein, wie Sie nach dem Lesen dieses Buches bestimmt gut nachvollziehen können –, findet sich immer eine Möglichkeit. Nein? Sie haben von frühmorgens bis spät in die Nacht ohne Unterbrechung zu tun? Okay: Wann stehen Sie auf? Um 6 Uhr klingelt der Wecker? Stellen Sie ihn auf 5.45 Uhr. – Noch Fragen? Sie sehen, es gibt immer eine Möglichkeit.

Aber um Ihnen den Schreck des allzu frühen Aufstehens gleich wieder zu nehmen – meist findet sich zwischen Aufstehen und Arbeitsbeginn genug Zeit, die man zuvor eher vertrödelt hat. Sie brauchen auch mal ein bisschen Ruhe am frühen Morgen, bevor der Stress so richtig losgeht? Klasse, es gibt kaum eine bessere Entspannung und Vorbereitung für Ihren Tag als das bewusste, fokussierte Durchüben des EarthFlow. Oder Sie wollen zumindest einmal am Tag etwas Ruhe zusammen mit Ihrem Partner genießen? Das ist eine prima Gelegenheit, mit ihm oder ihr zusammen den EarthFlow zu üben.

Wir empfehlen Ihnen, diese 15 Minuten für das FaYo-Training als eine der ersten Tätigkeiten des Tages rund um das Aufstehen einzuplanen. Gekoppelt an das Zähneputzen, bevor Sie mit dem Hund spazierengehen oder bevor Sie duschen. Das Koppeln an eine andere Alltagsroutine macht es immens leichter, diese 15 FaYo-Minuten zur festen Gewohnheit zu machen.

Entschuldigen Sie bitte, dass wir so penetrant sind. Aber es geht um Ihr gutes und gesundes Leben. Bitte vergessen Sie nicht, was passiert, wenn Ihre 4 Herzen nur in 5 bis 15 Prozent Ihrer Körpergewebe funktionieren. Das bringt Sie um, jeden Tag ein Stückchen mehr. Erst unmerklich und dann immer unerbittlicher.

Wir sind uns sicherlich einig: Es führt kein Weg daran vorbei, diese Zeit zu investieren. Und bitte machen Sie sich noch einmal klar, wie lächerlich gering ein Zeiteinsatz von nur 15 Minuten täglich ist im Vergleich zu dem, was Sie an Wertvollem gewinnen.

Möchten Sie noch etwas hören, das wirklich jede Ausrede überflüssig macht? Viele unserer Patienten und Schüler erzählen uns, dass Ihnen die Investition dieser 15 Minuten neben all den positiven Einflüssen auf Ihre Gesundheit einen Zeitgewinn von mindestens einer Stunde bringt. Warum? Weil sie leistungsfähiger sind, konzentrierter arbeiten können, fokussierter sind auf das, was sie tun – was immer das sein mag. Sie gewinnen also netto 45 Minuten am Tag – Zeit für Ihre Familie, Ihren Sport, Ihr Hobby oder für mehr FaYo-Training.

Darüber hinaus werden Sie täglich einen Tag jünger statt älter. Wie das geht? Ganz einfach: Wenn Ihr Stoffwechsel besser funktioniert, sind Sie biologisch jünger – unabhängig von Ihrer tatsächlich bisher gelebten Zeit. Viele Menschen haben durch diesen Effekt die Möglichkeit, für einen überraschend langen Zeitraum wirklich jeden Tag wieder ein Stück jünger zu werden. Das funktioniert so lange, bis Sie den Zustand erreicht haben, der Ihrer individuell bestmöglichen Gesundheit entspricht.

So lernen Sie den SkyFlow

Spätestens wenn Sie den EarthFlow auswendig können, sollten Sie an jedem zweiten Tag mit dem Erlernen des SkyFlow beginnen. Das machen Sie genauso wie beim EarthFlow.

Der SkyFlow besteht aus 12 einzelnen Abläufen. Eignen Sie sich zunächst die im Buch beschriebenen Teile und Einzelpositionen dieser 12 Abläufe an. Nach einer Weile können Sie die vollständigen Abläufe machen, Sie finden Sie im vollständigen Ablauf des SkyFlow auf der DVD. Falls Sie mit den Beschreibungen im Buch nicht zurechtkommen, schauen Sie einfach vorab schon in die Videos.

Ein Trainingsprogramm fürs Leben

Mit den im Buch und auf der DVD enthaltenen Informationen sind Sie in der Lage, das FaYo-Basisprogramm dauerhaft zu trainieren. Ein langfristiges Training braucht auch Pausen. Dafür empfehlen wir einmal täglich eine möglichst lange Zeitspanne, einmal wöchentlich einen Tag, einmal monatlich drei Tage und zwei- bis viermal jährlich eine Woche.

Dieses Basisprogramm können Sie ein Leben lang durchführen und damit schmerzfrei und ohne Verschleiß bei voller Beweglichkeit ein Gesundheitslevel aufbauen, von dem die meisten Menschen nur träumen. Vielleicht fängt es ab und an mal an irgendwo zu ziehen, oder Sie verletzen sich. Je nach Schwere des Zustandes suchen Sie einen Liebscher & Bracht Therapeuten auf, lassen sich, wenn nötig, einige Male mit der Osteopressur behandeln und übernehmen nach dieser Hilfe wieder die Eigeninitiative. Oder Sie nehmen die Anleitungen im Buch »Faszien-Rollmassage« zur Hilfe und versuchen, das Problem selbst in den Griff zu bekommen.

Der Weg des FaYo ist ein lebenslanger Weg. Sie haben die Möglichkeit, direkt von Anfang an oder nach einer mehr oder weniger langen Zeit so intensiv, wie Sie möchten, und je nach Unterrichtsangebot vor Ort einmal in der Woche oder auch häufiger FaYo in einer Übungsgruppe zu trainieren. Die einen nutzen gerne die Gruppendynamik und einen einfühlsamen Lehrer, die anderen brauchen das nur von Zeit zu Zeit, um sich Sicherheit für das unverzichtbare Üben zu Hause zu holen. Egal wie: Sie haben das Buch als Grundlage, finden Lehrvideos auf der DVD und im Internet und können sich reale Unterstützung in unseren Übungsgruppen holen, die Sie überall in Deutschland, Österreich und der Schweiz finden.

So bauen Sie Ihr FaYo-Training auf

Wie bereits gesagt, ist es das Ziel, an sechs Tagen in der Woche 15 Minuten FaYo zu üben. Auch wenn Sie sich das vielleicht nicht vorstellen können: Den vollständigen Earth-Flow können Sie problemlos in 10 Minuten absolvieren, wenn es schnell gehen soll, sogar in 5 Minuten. Selbst in diesen »kurzen« 15 Minuten bleibt Ihnen also noch genügend Zeit, um je nach Bedarf alle möglichen Trainingsschwerpunkte einzubauen. Der Sky-Flow dauert etwas länger, aber auch für ihn reichen 15 Minuten aus. Wenn es einmal schneller gehen muss, dann kann er – wenn Sie ihn auswendig können – auch in knapp 10 Minuten absolviert werden.

Im Folgenden beschreiben wir, wie Sie Ihr Training aufbauen können. Bis Sie den EarthFlow auswendig können, dauert es normalerweise eine bis maximal vier Wochen. Den gesamten SkyFlow einzuüben, bis Sie ihn unabhängig von der Qualität der Ausführung zumindest auswendig können, dauert mehrere Wochen. Sie müssen sich nicht vornehmen, in einer bestimmten Zeit die letzte Stufe zu erreichen. Üben Sie in Ihrem Tempo, aber jeden Tag – außer dem Ruhetag, den wir selbst meist auf den Sonntag legen.

Erste Trainingsphase

- So lange sechs Tage die Woche 5 Minuten rollen und 10 Minuten üben, bis Sie den EarthFlow auswendig können. Das dauert eine bis maximal vier Wochen.
- Die 5 Minuten Rollen füllen Sie so, dass Sie spätestens nach sechs Tagen einmal mit dem ganzen Körper durch sind.

Zweite Trainingsphase

- Nehmen Sie die einzelnen Abfolgen des SkyFlow dazu: Sie machen den Earth-Flow Montag, Mittwoch und Freitag. Am Dienstag, Donnerstag und Samstag nehmen Sie sich jeweils einen Flow der 12 SkyFlows vor: in der ersten Woche Flow 1 bis 3, in der zweiten Woche Flow 4 bis 6, in der dritten Woche Flow 7 bis 9, in der vierten Woche Flow 10 bis 12.
- Die Zeiteinteilung bleibt: 5 Minuten FaYo-Rollmassage und 10 Minuten Sky-Flow. Dann haben Sie nach vier Wochen den SkyFlow einmal durch.
- Pro Tag machen Sie den entsprechenden Flow in den 10 Minuten so oft, wie die Zeit reicht.
- Diesen Vier-Wochen-Zyklus wiederholen Sie so oft, bis Sie die 12 Flows auswendig können.

Dritte Trainingsphase

- Wenn Sie alle SkyFlow-Abfolgen auswendig hinbekommen, dann können Sie sie miteinander verknüpfen: Zum Beispiel machen Sie am Dienstag Flow 1 und 2, am Donnerstag Flow 3 und 4 usw., dann haben Sie in zwei Wochen den SkyFlow durch.
- Klappt das gut, erweitern Sie: Dienstag Flow 1, 2, 3 und 4, Donnerstag 5, 6, 7 und 8, Samstag 9, 10, 11 und 12. Dann haben Sie den SkyFlow in einer Woche durch.
- Packen Sie die Folgen immer mehr zusammen, bis Sie den SkyFlow in 10 bis 15 Minuten hinbekommen.
- Da der SkyFlow länger dauert als der EarthFlow, können Sie am Dienstag, Donnerstag und Samstag nur den SkyFlow

üben ohne FaYo-Rollmassage. Diese üben Sie nur zusammen mit dem Earthflow.

- Sie können die FaYo-Rollmassage auch ganz vom 15-Minuten-Üben abkoppeln und abends vor dem Fernseher oder beim Plaudern im Kreis der Familie mit allen zusammen rollen.

Fangen Sie an – innerhalb von 72 Stunden

Sie haben sich für das FaYo-Übungsprogramm entschieden und wissen auch schon, womit Sie anfangen. Dann tun Sie es – innerhalb von 72 Stunden.

Die 72-Stunden-Regel ist sehr gut untersucht und entspricht auch unserer Erfahrung. Sie ist sehr einfach: Wenn Sie Ihren Plan, mit dem Üben der FaYo-Bewegungen zu beginnen, nicht innerhalb von 72 Stunden, nachdem Sie den Plan gemacht haben, umsetzen, wird es immer unwahrscheinlicher, dass Sie es überhaupt tun.

Das heißt: Wenn Sie das Buch zu Ende gelesen und sich mit den Übungen theoretisch vertraut gemacht haben, erstellen Sie Ihren Plan. Dann tragen Sie groß und dick in Ihren Kalender ein, wann Sie mit der Umsetzung beginnen – spätestens drei Tage später.

Mit »faszialem Aufwärmen« das Training vorbereiten – die FaYo-Rollmassage

Das Rollen von Faszien ist ein Trend geworden und auf dem guten Weg, ein Mega-Trend zu werden. Auch wir sind davon begeistert, da wir die Vorteile sehen für Patienten und alle, die daran interessiert sind, ihre Gesundheit zu verbessern. Dennoch sollten wir immer daran denken, dass wir genetisch nicht darauf eingerichtet sind, unseren Körper auf eine solche Weise regelmäßig zu beeinflussen. Wenn wir das Faszienrollen dazu brauchen würden, um unsere Faszien gesund zu halten, würden wir mit einer Rolle zur Welt kommen.

Was unsere Faszien gesund hält und sie wieder gesund macht, wenn sie nicht so gut drauf sind, ist Bewegung. Sie ist das genetische Prinzip, welches alles im Körper steuert und mit Energie versieht. Das haben wir über das ganze Buch hinweg intensiv entwickelt und dargestellt.

Trotzdem wollen wir die Vorteile des Rollens nutzen, eventuelle Nachteile aber natürlich vermeiden. Dafür schauen wir uns gleich genau an, was beim Rollen im Detail passiert.

Wie werden die Faszien gebildet?

Zunächst befassen wir uns aber noch einmal mit den Faszien. Wie werden sie gebildet, und wie erhalten sie ihre Struktur? Weiter vorne hatten wir schon gesagt, dass die Fibroblasten die Baumeister der Faszie sind. Diese Zellen spinnen Fäden, flechten sie enger, entsorgen überflüssige Fäden und verändern die Struktur des Fasziennetzes. Ist bei unserer Ernährung, den Umfeldeinflüssen und bei unserer Psyche alles im grünen Bereich, sind die Faszien in unserem Körper elastisch und gleitfähig und besitzen eine gesunde Scherengitterstruktur. Der Architekt des Bindegewebes, nach dessen Plänen die Fibroblasten arbeiten, sind die Belastungsreize, die durch Bewegen oder nicht Bewegen gesetzt werden.

Inzwischen ist die Forschung so weit, dass wir zumindest einige der Abläufe kennen, welche die Fibroblasten dazu bringen, Faszienfäden in einer bestimmten Art und Weise zu weben. Sie haben winzigste Härchen, die in der Lage sind, das Strömen der Zwischenzellflüssigkeit wahrzunehmen. Je nachdem, wie schnell diese Strömung ist, werden diese Härchen mehr oder weniger stark gebogen. Strömt die Flüssigkeit schnell, werden die Härchen stark gebogen, die Fibroblasten werden aktiv und spinnen Fäden. Strömt die Flüssigkeit sehr langsam, werden die Härchen weniger stark gebogen und Fäden abgebaut. Soweit die aktuelle Forschung. Wir wissen darüber hinaus, dass bei deutlicher Inaktivität die Fibroblasten Durcheinander erzeugen, also verfilzen. Inwieweit sich die indirekten Einflüsse wie ungünstige Ernährung, belastendes Umfeld und negative psychische Einflüsse wie Stress auch auf die Struktur der Faszie auswirken wird die weitere Forschung zeigen.

Was wollen wir mit dem Rollen erreichen?

Was haben diese Erkenntnisse für Folgen bezüglich unserer Faszien-Rollmassage? Zunächst müssen wir uns die Frage stellen, was wir erreichen wollen. Den Wunschzettel zu formulieren, fällt uns nicht schwer. Wir möchten gerne eine gute, flexible Scherengitterstruktur der Faszie. Wir möchten, dass das Fasziengewebe gut durchfeuchtet ist, also viel Wasser enthält. Wir wollen, dass es dort stark, fest, flexibel, fein, engmaschig oder locker gewebt ist, so, wie es jeweils sinnvoll ist.

Die Grenzen der Rollmassage

Aber wie sollen wir durch das Rollen eine Scherengitterstruktur herstellen? Unsere Antwort: Das ist nicht möglich, und der Versuch ist zudem mit Risiko behaftet. Denn wer will entscheiden, welche Rollenform in welcher Härte mit welchem Druck in welche

Richtung eingesetzt werden soll, um die Faszie so zu gestalten, dass sie unseren Bewegungsanforderungen am besten gerecht wird? Wir lesen immer wieder, dass Rollenhersteller damit werben, dass die Struktur der Faszie verbessert wird. Sorry, aber wir halten das gelinde gesagt für einen Irrtum.

Wir sind uns sicherlich einig, dass es nur einen Architekten gibt, der genau weiß, in welcher Weise eines Faszie konstruiert und verändert werden muss: das Bewegungsprofil des betroffenen Menschen.

Will man eine Faszie korrigieren, dann muss das der Körper selbst veranlassen. Und genau das tut er dann – und nur dann –, wenn er möglichst umfassend so bewegt wird, wie die Konstruktion es vorgesehen hat. Das ist genau das Gleiche wie bei Manualtherapien, die glauben, dass eine Manipulation von außen die Position eines Knochens oder einen Spannungsverlauf dauerhaft korrigieren könne. Zum einen weiß niemand außer dem Körper selbst besser, was in dieser Situation richtig für ihn ist, zum anderen ist es doch völlig klar, dass der Körper wieder zu der Situation, die ihm dauerhaft antrainiert wurde, zurückkehrt. Das Gleiche gilt für die Stärke, Festigkeit, Flexibilität und den Grad der Engmaschigkeit der Faszie. Mit Verlaub: Hier haben wir keine Chance, von außen so einzugreifen, dass ein Problem dauerhaft gelöst werden könnte. Ganz im Gegenteil besteht sogar die Gefahr, dass wir Zustände herstellen, die suboptimal sind.

Das Fasziengewebe braucht Wasser

Das für uns Wichtigste ist die möglichst intensive Durchfeuchtung des Fasziengewebes. Je mehr Wasser die Faszie enthält, desto mehr können wir ihre Austrocknung aufhalten und den Stoffwechsel erhöhen. Irrtümlicherweise wird die Austrocknung ja sogar für eine Alterserscheinung gehalten. Können wir durch das Rollen dem Körper neues Wasser zuführen? Nein, natürlich nicht, dass muss durch die Ernährung und reichliches Trinken geschehen. Aus dem Blutplasma strömt aber gefiltertes Wasser nach, und wir können das vorhandene Wasser verschieben. Und das ist sinnvoll. Denn wir gehen ja davon aus, dass sich in der Zwischenzellflüssigkeit viele Ablagerungen befinden, dass sie teilweise übersäuert ist. Wenn wir diese Bereiche, in denen es »stockt und fault und schimmelt« – sorry, aber wir wollen ein bisschen aufrütteln –, in Bewegung bringen, damit der Stoffwechsel im wahrsten Sinne des Wortes angekurbelt wird, sind wir schon einen großen Schritt weiter. Ein zweiter Effekt des Rollens könnte sein, dass wir aus nasseren Gebieten Wasser zu trockeneren Gebieten verschieben. Auch das wäre wünschenswert. Alles im Sinne eines möglichst gut funktionierenden Stoffwechsels.

Es gibt nur einen Architekten, der immer genau das Richtige für die Konstruktion und für Veränderungen einer Faszie vorgibt: die Bewegung des jeweiligen Menschen.

Wie können wir die Flüssigkeit im Fasziennetz nun am besten bewegen? Dafür brau-

Können harte Rollen die Gesundheit schädigen?

Es gibt Stimmen, die vor dem Einsatz harter Rollen warnen. Es wird auf großflächige Blutergüsse hingewiesen, es geht aber auch um Bereiche mit Krampfadern. Sie entstehen meist dort, wo die Venenklappen in den tiefen Venen nicht mehr funktionstüchtig sind, das Blut kann daher nicht mehr zurückfließen, und der Körper schafft Umgehungswege für das Blut. Ob zu harte Rollen diese Bereiche aktiv negativ beeinflussen, können wir nicht einschätzen. Wir sind aber der Meinung, dass man in solchen Fällen der Vorschädigung immer sehr vorsichtig sein muss. Entweder lässt man die betroffenen Bereiche aus, oder man rollt auf jeden Fall mit deutlich weicheren Rollen und auf jeden Fall in Richtung des Rückflusses. Wir möchten außerdem bei der verbreiteten Technik des schnellem Hin-und-Her-Rollens zu bedenken geben, dass dann die Kollagenproduktion angeregt wird, ohne dass mit entsprechenden Bewegungsreizen definierte Konstruktionsbefehle an die Fibroblasten gegeben werden. Da die übermäßige Bindegewebsproduktion im Hochleistungssport sowieso schon ein großes und bisher ungelöstes Problem ist, halten wir unreflektiertes schnelles Rollen, vor allem mit harten Rollen, ohne die Kombination mit speziellen Körperübungen für tendenziell körperschädlich.

chen wir die richtige Technik, aber auch die richtigen Werkzeuge.

Welche Rollen sind geeignet?

Wir haben über mehrere Jahre verfolgt, welche Rollen für die Rollmassage auf den Markt kamen, und gehört, was unsere Patienten und Kursteilnehmer dazu sagten. So meinten viele Patienten, die herkömmlichen Rollen wären ihnen viel zu hart, es würde zu sehr weh tun, sie könnten sie gar nicht benutzen. Gerade Ältere erzählten auch, dass die großen Rollen ihnen zu hoch seien und sie sich nicht gut abstützen könnten, während die ganz kleinen zu niedrig seien, um an bestimmte Stellen zu kommen. Andere fragten, ob die harten Rollen nicht schaden würden. Alles in allem schien es so zu sein, dass Sportler mit den herkömmlichen Rollen gut klar kamen, doch je älter und unsportlicher jemand war und vor allem bei Schmerzen, waren diese Rollen einfach nicht zu verwenden.

Es mussten also Alternativen her, die den Bedürfnissen der Menschen besser entsprachen und die dazu in der Lage waren, das Hauptziel, nämlich die Verschiebung der Flüssigkeit, so gut wie möglich zu erreichen. Nach vielen Gesprächen mit Patienten, gesunden Menschen und Sportlern kristallisierten sich diese Bedürfnisse immer klarer heraus. 2015 entwickelten wir dann eigene Rollwerkzeuge für die Faszien-Rollmassage, bei denen wir unsere Ansprüche in Bezug auf Größe, Form und Weichheitsgrad an die Rollen und Kugeln umsetzen konnten.

Das Besondere an unseren Rollen und Kugeln

Was ist so anders an unseren Rollen und Kugeln? Zum einen sind sie weicher und haben geringere Durchmesser. Zum anderen gibt es zwei Formgebungen, die wir Flankenintensivierung und Stabilisierungsmulde genannt haben.

Die Rollen sind weicher, weil sehr viele Anwender schmerzempfindliche Stellen am Körper haben, an denen man mit hartem Material nicht gut arbeiten kann. Schon wenn nur ein Knochen etwas mehr hervorsteht, kann der Bereich nicht mehr intensiv genug gerollt werden. Gibt die Rolle oder die Kugel jedoch nach, dann drückt sich diese Stelle einfach ein, und ringsherum hat man den Rolleffekt. Die geringeren Durchmesser der beiden Rollen machen es den Anwendern einfacher, sich darauf zu legen. Sie sind nicht so hoch über dem Boden und können

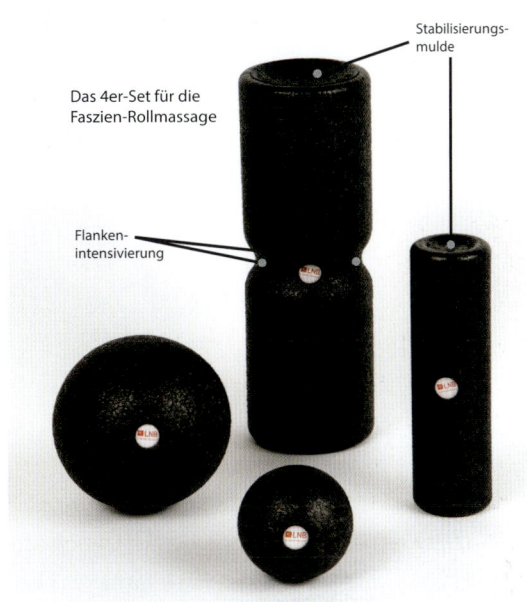

Das 4er-Set für die Faszien-Rollmassage

Stabilisierungsmulde

Flankenintensivierung

sich besser abstützen. Um im Gewebe eine »Verschiebewelle« zu erzeugen, sind kleine Durchmesser viel besser geeignet als größere, da die Verschiebewelle steiler steht.

Der Abstand vom Körper zur Wand oder zum Boden darf jedoch nicht zu klein werden, dafür haben unsere Rollen und Kugeln verschiedene Durchmesser. So findet sich für jeden Körperbereich das passende Rollwerkzeug.

Ein Novum auf dem Markt sind die Flankenintensivierung und die Stabilisierungsmulde. Die Flankenintensivierung ist neben der Weiche des Materials eine zusätzliche Maßnahme, die es möglich macht, direkt neben empfindlichen Knochenbereichen wie der Wirbelsäule, dem Schienbein und dem vorderen oder seitlichen Oberschenkelkno-

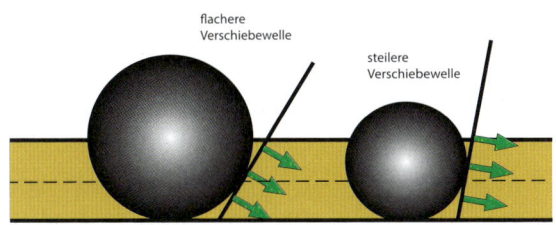

flachere Verschiebewelle

steilere Verschiebewelle

Verschiebewellen unterschiedlicher Durchmesser

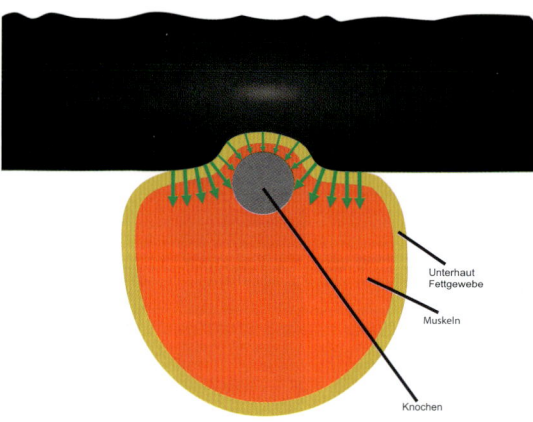

Funktion der Flankenintensivierung

chen tiefer in das Gewebe eindringen zu können und dadurch eine wirksamere Verschiebewelle zu erreichen.

Die Stabilisierungsmulde eignet sich zur wesentlich einfacheren Aufbewahrung, da die Kugeln nicht wegrollen und auf den ersten Blick zu erkennen ist, ob alle Rollwerkzeuge vollzählig sind. Darüber hinaus werden besondere Anwendungen in der Schmerztherapie vereinfacht.

In unserem Buch »Faszien-Rollmassage« haben wir ausführlich beschrieben, wie Sie die Rollmassage mit unserem LNB Rollen-Set selbst durchführen können. Dieses Basis-Set enthält vier Rollwerkzeuge: die Medi-Rolle, die Mini-Rolle, die Medi-Kugel und die Mini-Kugel sowie eine Übungs-DVD mit genauen Anleitungen. Es ist dafür konzipiert, 15 genau definierte Bereiche des Körpers gezielt so zu bearbeiten, dass die Schmerztherapie bestmöglich unterstützt wird. Haben Sie als FaYo-Anwender noch verspannte

oder schmerzende Bereiche, dann können Sie mit diesem Rollenset arbeiten. Es ist also für spezifisches Rollen in allen wichtigen Bereichen konzipiert.

Neue Rollwerkzeuge für die FaYo-Rollmassage

Für die FaYo-Rollmassage haben wir ein weiteres Set von Rollwerkzeugen entwickelt, mit denen Sie Ihre im FaYo angestrebten Ergebnisse besser und schneller erzielen können. Bei dieser Rollmassage wird großflächiger gerollt, um in kürzerer Zeit den Zustand allgemein am ganzen Körper zu verbessern. Das Set enthält die Maxi-Rolle und die Kugel-Rolle. Beide Teile wurden von uns entwickelt und sind neu auf dem Markt der vielen unterschiedlichen Faszien-Instrumente. Unser Ziel war, den gesamten Körper in möglichst kurzer Zeit vollständig bearbeiten zu können.

Die Maxi-Rolle ist natürlich wieder mit unserer Flankenintensivierung und der Stabilisierungsmulde ausgestattet. Zwar ist sie unsere größte Rolle, dennoch ist sie 2,5 Zentimeter kleiner im Durchmesser als die meisten herkömmlichen großen Rollen und dafür 10 Zentimeter länger, um die volle Rückenbreite und beide Beine gleichzeitig erfassen zu können. Die Kugelrolle ist ein Zwitter zwischen der Maxi-Rolle und der Maxi-Kugel. Während die Rolle eine Verschiebewelle in nur einer Richtung nach

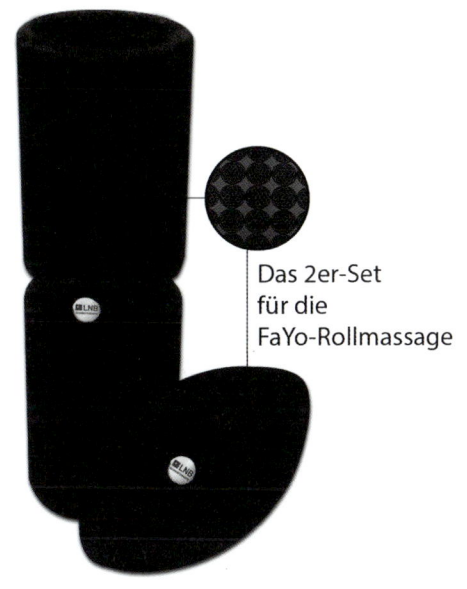

Das 2er-Set
für die
FaYo-Rollmassage

Die Rolltechnik

Um möglichst viel Flüssigkeit aus einem Faszienbereich heraus – und in den nächsten hineinzudrücken, müssen wir mit möglichst viel Druck arbeiten, damit die Flüssigkeitsverdrängung so hoch ist, wie es geht. Nun kommt es darauf an, der Flüssigkeit beim Rollen genug Zeit zu lassen, damit sie sich mitbewegen kann und wir nicht einfach nur darüber hinweg rollen. Wir rollen also sehr langsam und möglichst, ohne zwischendurch den Druck zu mindern. Denn sonst könnte die Flüssigkeit wieder zurückströmen. Die sehr langsame Geschwindigkeit sorgt gleichzeitig dafür, dass die Härchen der Fibroblasten durch die strömende Flüssigkeit nur wenig zur Seite gebogen werden. So werden die Fibroblasten angeregt, überflüssige Kollagenfasern zu entfernen. Dadurch haben wir natürlich die Riesenchance, dass verfilztes Kollagen abgebaut und weggenommen wird.

Wir müssen uns keine Sorgen machen, dass unser Kollagennetz deswegen zu locker oder zu schwach wird, da die Fibroblasten durch unsere Übungen ja permanent neue Arbeitsbefehle bekommen. Daraus ergibt sich eine weitere Riesenchance: Wenn wir nach dem Faszienrollen FaYo-

Langsames Rollen wirkt entspannend, Verfilzungen werden abgebaut, die Faszie wird gut durchfeuchtet. Schnelles Rollen wirkt anregend, birgt aber das Risiko, dass unstrukturiertes Kollagen »wuchert«. Es sollte nur in direkter Verbindung mit qualitativ hochwertigen Bewegungsreizen ausgeführt werden.

vorne erzeugt, verschiebt die Kugel die Flüssigkeit auch nach schräg vorne und zur Seite, bis zu 90 Grad senkrecht zur Rollrichtung. Die Kugelrolle erzeugt dagegen eine bogenförmige Verschiebewelle und drückt die Flüssigkeit von gerade in der Mitte bis zu etwa 45 Grad seitlich weg. Durch diese Eigenschaften ergänzen sich das vierteilige Faszien-Rollmassageset und das zweiteilige FaYo-Set perfekt. Ein weiteres Highlight neben den mechanischen Eigenschaften dieses Sets ist die Verwendung einer speziellen Oberflächenveredelung, mit der es möglich ist, die energetischen Wirkungen der »Blume des Lebens« (geometrisches Symbol, das die Urinformation alles Lebens in sich trägt) als feines Muster einzubringen.

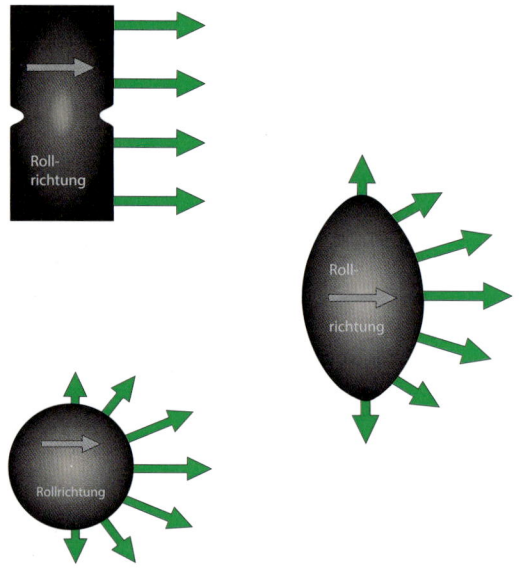

Verdrängungswinkel verschiedener Formen

Übungen trainieren, werden die abgebauten verfilzten Strukturen gezielt durch neue hochwertige Fasern ersetzt.

Obwohl wir genetisch nicht an dieses Rollen angepasst sind, gibt es beim langsamen Rollen nach jetzigem Forschungsstand keine strukturellen Fehlentwicklungen. Im Gegenteil: Das gezielte, auf die physiologischen Vorgänge im Körper ausgerichtete Rollen führt in Verbindung mit FaYo zur guten Durchfeuchtung und stetigen Verbesserung der Faszienstruktur.

Während das langsame Rollen einen detonisierenden, also entspannenden Effekt hat, wirkt das schnelle Rollen völlig anders. Es erhöht den Tonus, weshalb Sportler es vor ihrem Wettkampf praktizieren. Schnelles Rollen löst aber auch massiv und längerfristig die Bildung neuer Kollagenfasern aus. Daher müssen wir gut überlegen, wie wir damit umgehen. Wir müssen verhindern, dass die Kollagen-Produktion angeregt wird, ohne dass zielgerichtete Aufträge an die Fibroblasten, die Baumeister, gehen. Man könnte das damit vergleichen, dass Material für den Hausbau zur Baustelle gebracht wird, aber niemand weiß, wohin damit. Wer also schnell rollt und dann auch noch kräftig kreuz und quer, sollte sich überlegen, welche Arbeitsaufträge er damit verteilt. Wir meinen, man sollte vor allem in Muskelfaserrichtung rollen und möglichst direkt nach dem Rollen hochwertige Bewegungsübungen wie FaYo machen. So könnten quasi im Nachhinein die Baupläne für den Kollagenbau biologisch hochwertig abgeändert werden.

Nun bleibt noch zu überlegen, in welcher Richtung beim langsamen Rollen gerollt wird. Möchte man den Lymphfluss berücksichtigen und unterstützen, wäre es ratsam, in dessen Richtung zu rollen. Da aber der Großteil des verbrauchten Wassers in die Venen abfließt und nur ein kleiner Teil in die Lymphgefäße, ist das nicht unbedingt nötig. Wir gehen davon aus, dass es sinnvoller ist, die Rollrichtungen zu ändern, damit man die Chance hat, möglichst viele Bereiche zu erfassen. Die Technik des »Schaukelrollens«, eine Anwendung die nur mit der Kugelrolle möglich ist, kombiniert Verschiebewellen in Längs- und Querrichtung.

FaYo-Rollmassage – die Rolltechnik im Überblick

Richtung

Sie rollen normalerweise entlang des Faserverlaufs und in Richtung des Lymphflusses. Grob gesagt: Von allen Körperbereichen hin zum oberen Bereich des Brustkorbs. Sie sollten aber immer mal wieder die Richtung ändern oder sogar umkehren. So werden einzelne Bereiche besser »ausgedrückt«, als wenn Sie immer nur in einer Richtung rollen.

Geschwindigkeit

Rollen Sie betont sehr langsam. Sie bekommen das beste Gefühl für die richtige Geschwindigkeit, wenn Sie sich vorstellen, dass Sie mit einer Teigrolle aus einem Schwamm eine dickliche Flüssigkeit herausdrücken möchten. Die Flüssigkeit braucht Zeit, um durch das feine Geflecht zu strömen, daher dürfen Sie nicht zu schnell rollen. Sonst besteht die Gefahr, dass Sie einfach über die Flüssigkeit weg rollen.

Druck

Der Druck sollte immer so hoch wie möglich sein: gemäß unserer Intensitätsskala immer so knapp wie möglich unter 10. Wenn Sie sich vorher mit anderen, härteren Rollen behandelt haben, werden Sie überrascht sein, wie intensiv sich das bei unseren weicheren Rollen anfühlt. Sie können damit im wahrsten Sinne des Wortes mehr bewegen. Streben Sie eine Anforderung mindestens höher als 8 an. Wenn sich keine schmerzempfindlichen Strukturen im Rollbereich befinden, ist die 8 jedoch teilweise nicht zu erreichen, was natürlich kein Nachteil ist.

Werkzeug

Welches der zwei Faszien-Werkzeuge Sie jeweils einsetzen, hängt davon ab, an welchem Bereich Sie arbeiten.

FaYo-Rollmassage für die Durchsaftung und den Abbau überflüssiger Kollagenfasern

Im Folgenden beschreiben wir Ihnen den Ablauf einer FaYo-Rollmassage für den ganzen Körper. Sie können selbstverständlich auch nur Teilbereiche rollen. Wenn Sie die besprochenen Grundregeln beachten, sind Ihrer Fantasie keine Grenzen gesetzt.

Linie 1: Die Rückseite der Beine und des Rumpfes

Wenn Sie möchten, rollen Sie zu Beginn zusätzlich die Fußsohle von den Zehen bis über die Ferse mit der Mini-Rolle aus dem Faszien-Rollmassage-Set.

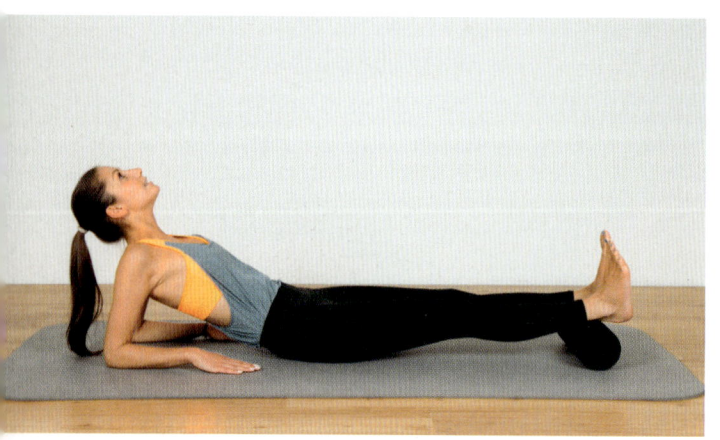

Positionieren Sie die Maxi-Rolle unter den rückwärtigen Fersen beider Beine, und rollen Sie langsam Richtung Kniekehlen. Wenn Sie mögen, heben Sie dabei das Gesäß vom Boden ab.

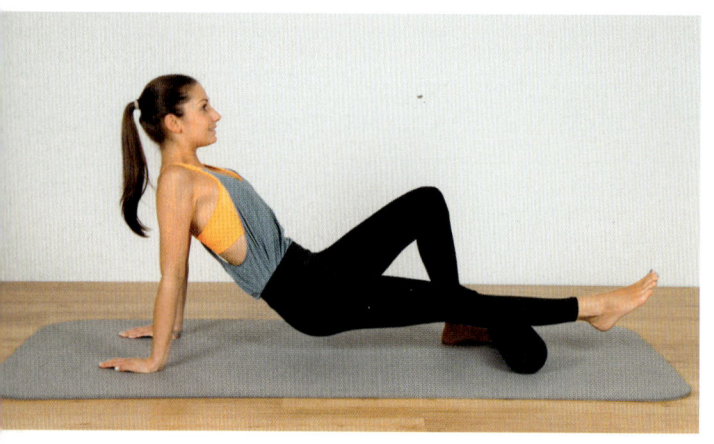

Sind Ihre Achillessehnen empfindlich oder möchten Sie diese schonen, so rollen Sie ein Bein nach dem anderen. Positionieren Sie die Flankenverstärkung dabei unter der Achillessehne.

Rollen Sie langsam immer weiter über die Oberschenkelrückseite bis zum Gesäß.

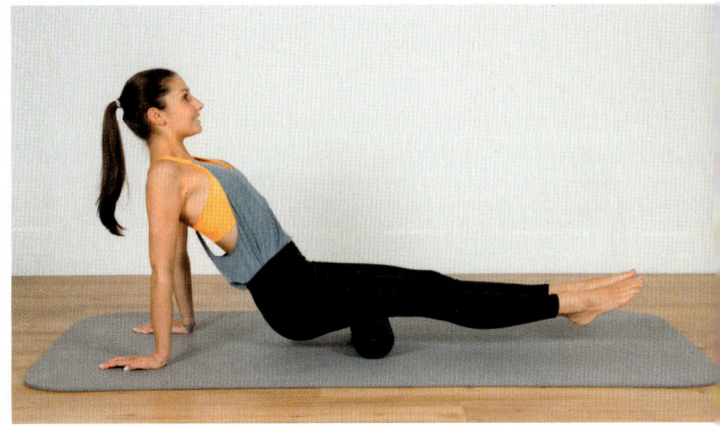

Auch wenn Sie ein Bein nach dem anderen rollen, gehen Sie hoch bis zum Gesäß. Verschieben Sie dann die Maxi-Rolle so, dass sich die Flankenintensivierung unter der Spitze des Steißbeins, also der Wirbelsäulenachse, befindet.

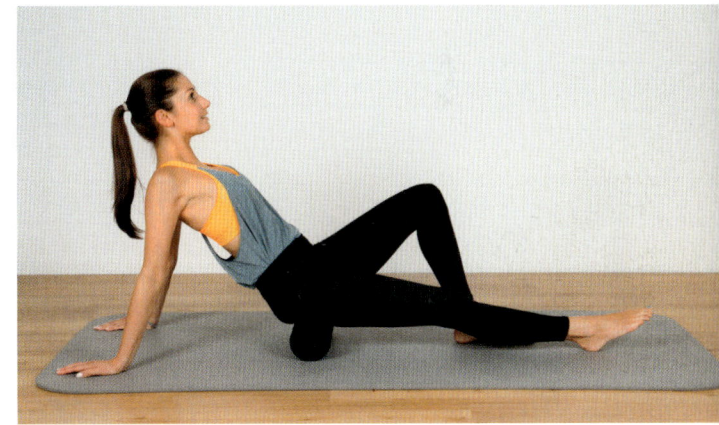

Rollen Sie im Bereich des Gesäßes intensiv mit der Kugelrolle in verschiedenen Winkelstellungen, um alle empfindlichen Regionen gut abarbeiten zu können.

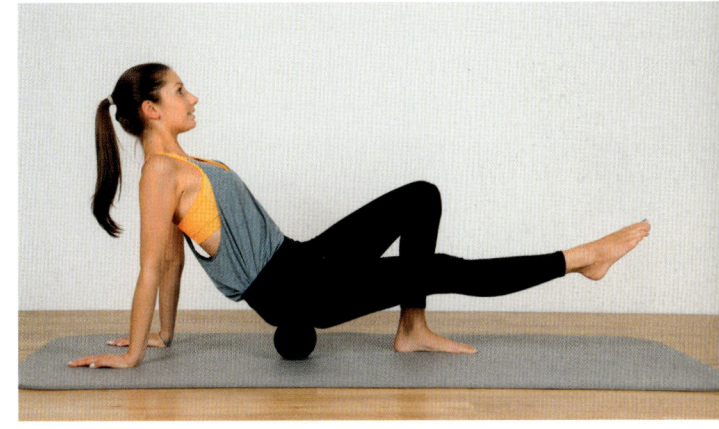

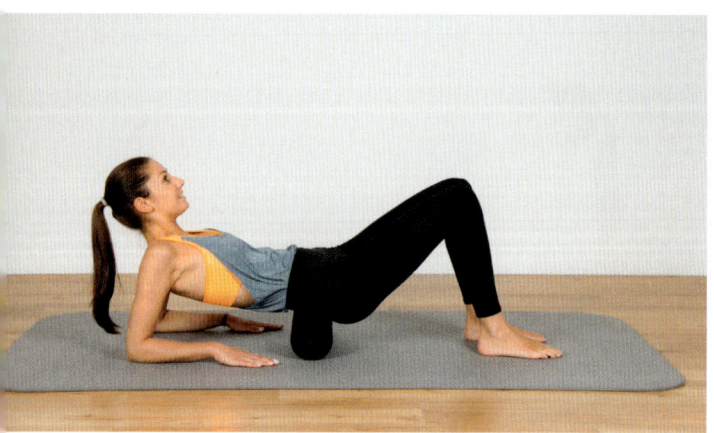

Rollen Sie über das Gesäß bis zum Ende des Beckenkamms.

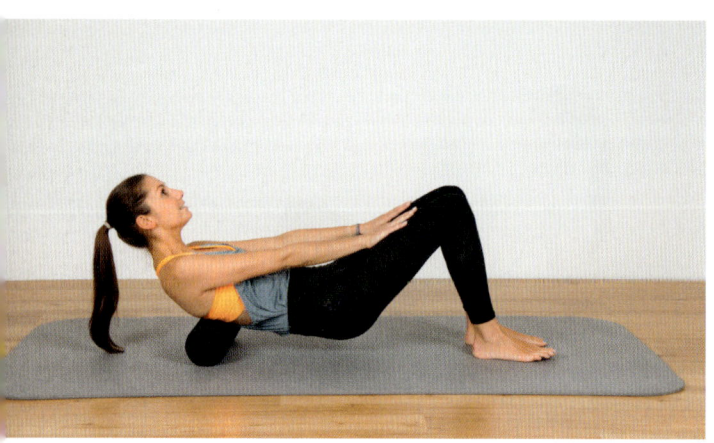

Rollen Sie weiter den Rücken hinauf, zunächst die Lendenwirbelsäule, dann die Brustwirbelsäule. Positionieren Sie Ihre Arme so, dass Sie eine größtmögliche Rollfläche spüren. Nehmen Sie versuchsweise die Arme nach vorne und krümmen den Rücken leicht.

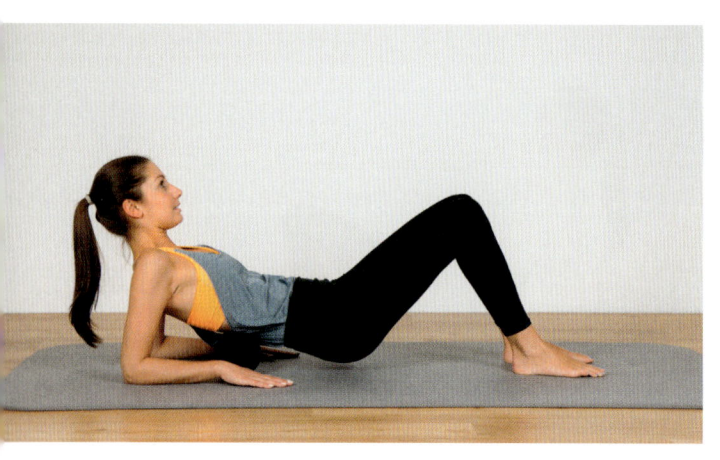

Suchen Sie mit der Kugelrolle bei unterschiedlichen Winkelstellungen vorsichtig den Bereich der Lenden ab, und nutzen Sie die passenden Durchmesser, um bestmöglich »hineinarbeiten« zu können.

Oder überstrecken Sie die Arme, um die ganze Breite des oberen Rückens abrollen zu können.

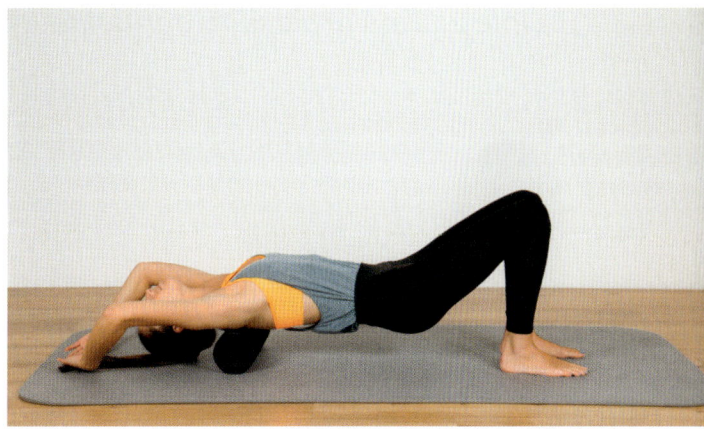

Seien Sie vorsichtig beim Übergang der Brustwirbelsäule zur Halswirbelsäule, und stützen Sie sich dabei gut ab. So können Sie den Druck langsam steigern, so, wie er sich für Sie gut anfühlt.

Alternativ können Sie auch die Rollrichtung ändern und vom Hinterkopf beginnend in Richtung der Brustwirbelsäule rollen.

Beides können Sie auch an der Wand stehend üben. In dieser Position ist es noch einfacher, den Druck so gering wie nötig einzustellen.

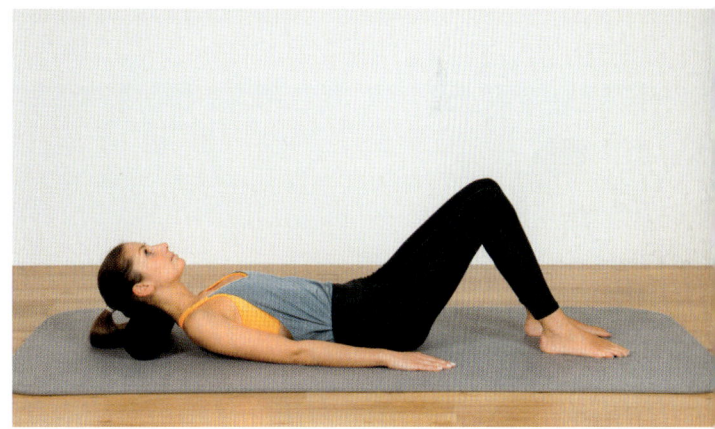

Linie 2: Die Vorderseite der Beine und des Rumpfes

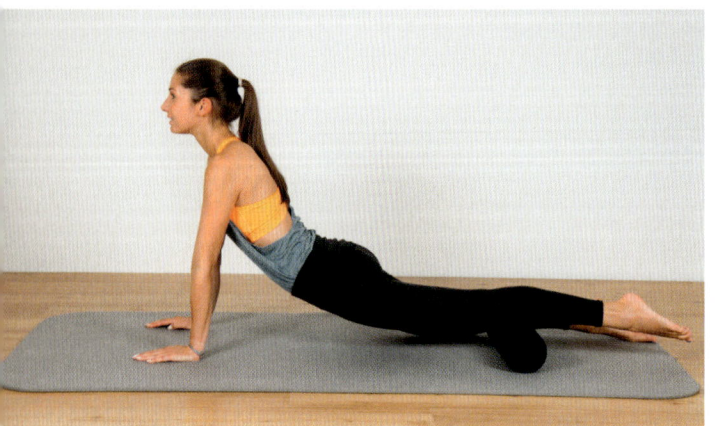

Positionieren Sie die Flankenintensivierung der Maxi-Rolle genau unter dem Schienbeinknochen eines Beines, und rollen Sie langsam Richtung Hüfte. Unterhalb der Kniescheibe und direkt darüber rollen Sie noch langsamer als ohnehin schon. Um Zeit zu sparen, können Sie auch an beiden Beinen gleichzeitig rollen. Unsere Rollen sind weich genug, dass die Knochen nicht zu sehr beansprucht werden.

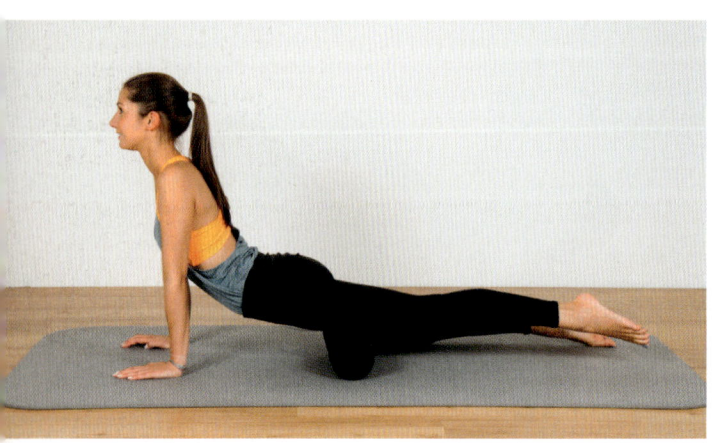

Rollen Sie weiter entlang des Oberschenkels, und achten Sie darauf, dass der meist sehr empfindliche Oberschenkelknochen genau in der Mulde der Maxi-Rolle läuft. Wenn Sie beide Beine zugleich rollen, können Sie den Druck dadurch mindern, dass Sie Ihren Bauch oder die Knie auf dem Boden ablegen.

Rollen Sie über die Leisten und dann den Bauch entlang bis hoch zum Ende des Brustbeins. Stoppen Sie rechtzeitig, bevor Sie den Hals erreichen. Frauen sollten auch im Bereich der Brust sehr vorsichtig sein und diesen gegebenenfalls auslassen.

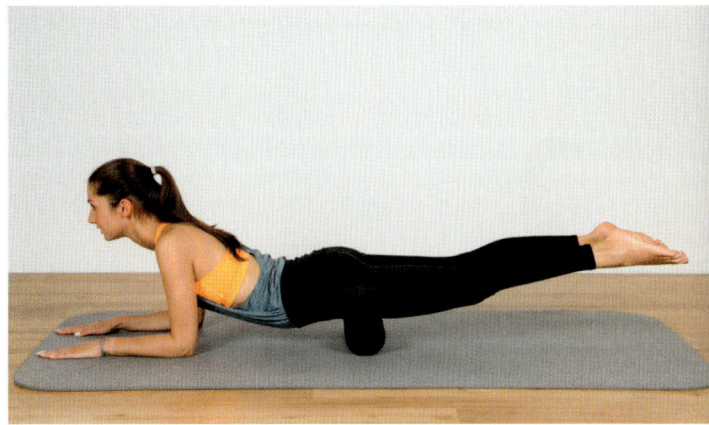

Zusätzlich können Sie den Bereich des Bauches ausgiebig mit der Kugel-Rolle bearbeiten. Dafür rollen Sie mit größtmöglichem Druck unter 10, bis Sie umgreifen müssen. Während des Umgreifens halten Sie den Druck, dann rollen Sie wieder weiter. Indem Sie die Kugel-Rolle zu den spitzen Enden hin drehen, haben Sie die Möglichkeit, sich vorsichtig in Ecken vorzuarbeiten, die ansonsten nicht erreicht werden können.

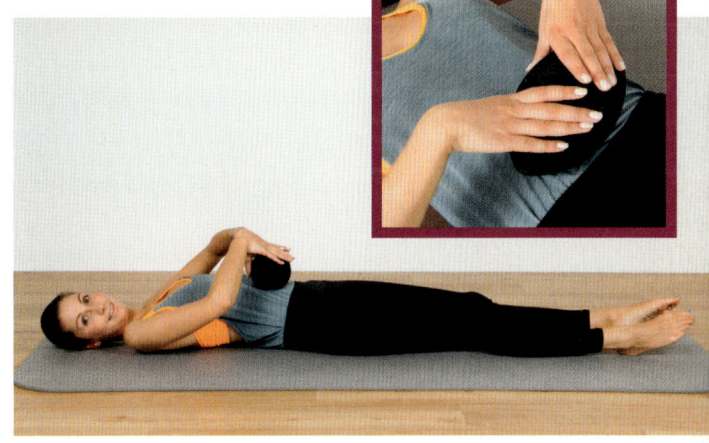

Rollen Sie intensiv das Brustbein ab, und legen Sie die Kugelrolle so auf, dass Sie die empfindlichen Randbereiche bestmöglich abrollen können.

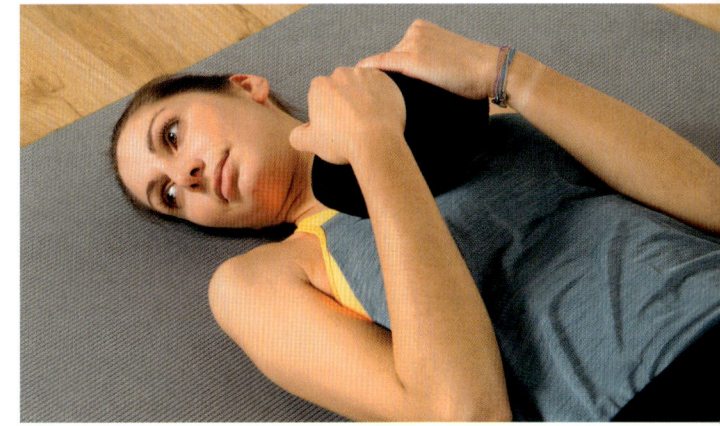

Linie 3: Die Außenseiten des Körpers

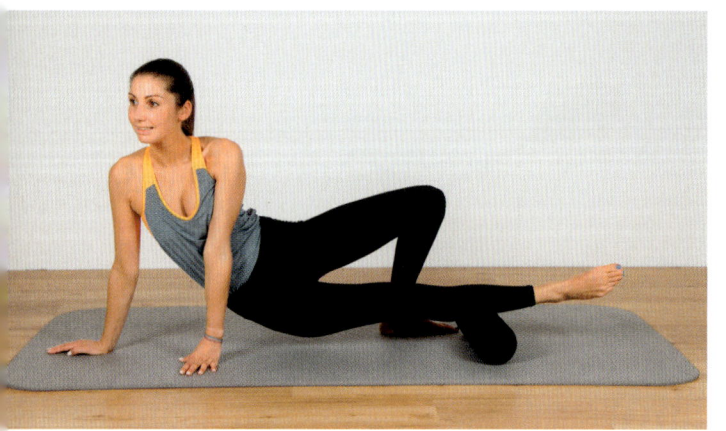

Setzen Sie sich seitlich auf den Boden, und nehmen Sie die Position ein, die auf dem Bild zu sehen ist. Platzieren Sie die Mulde der Flankenintensivierung knapp über dem Knöchel und rollen Sie Richtung Knie.

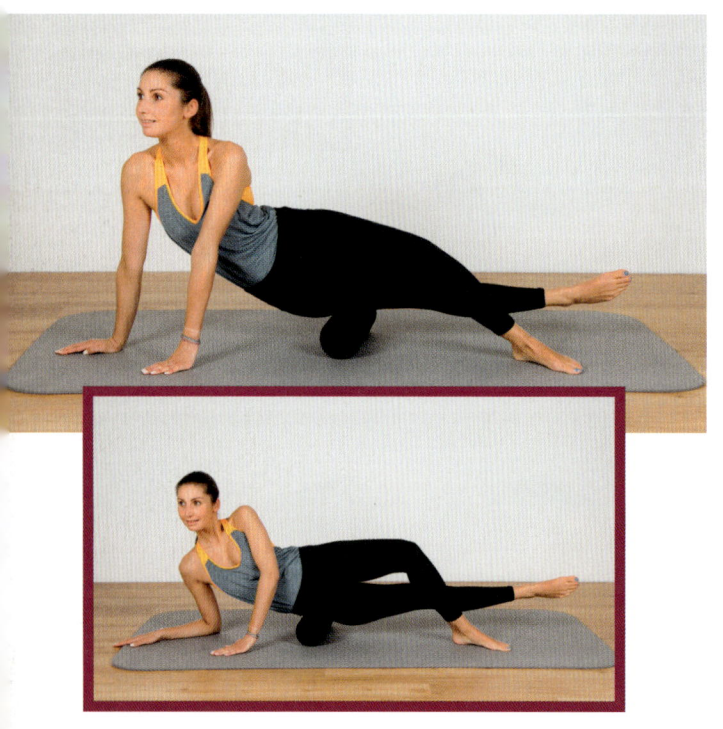

Rollen Sie über dem Knie weiter Richtung Hüfte, und achten Sie darauf, dass der Oberschenkelknochen sich immer in der Mulde befindet. Das ist sehr wichtig, da der Knochen an der Außenseite des Oberschenkels sehr empfindlich ist. Rollen Sie vorsichtig bis zur Erhebung, rollen Sie darüber hinweg und dann sehr langsam wieder herunter und mit viel Gefühl weiter bis zum Hüftknochen.

Wenn Sie den oberen Rand des Hüftknochens passiert haben, legen Sie den Oberschenkel ab. Nun arbeiten Sie sich Stück für Stück bis zur Achselhöhle vor.

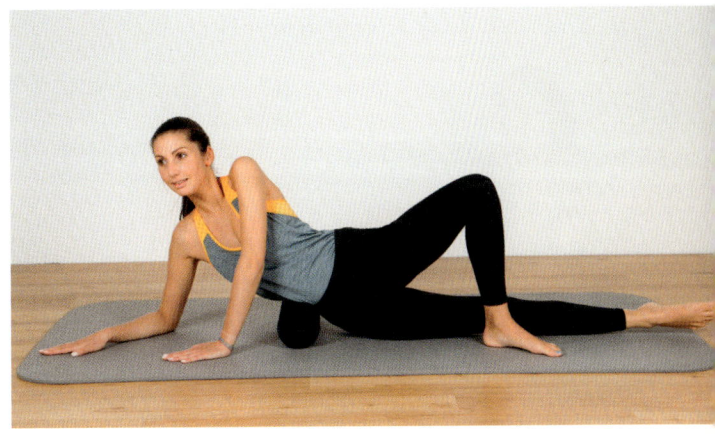

Platzieren Sie die Kugelrolle mit dem geeigneten Durchmesser so in Ihrer Taille, dass Sie diesen Bereich bestmöglich erfassen können.

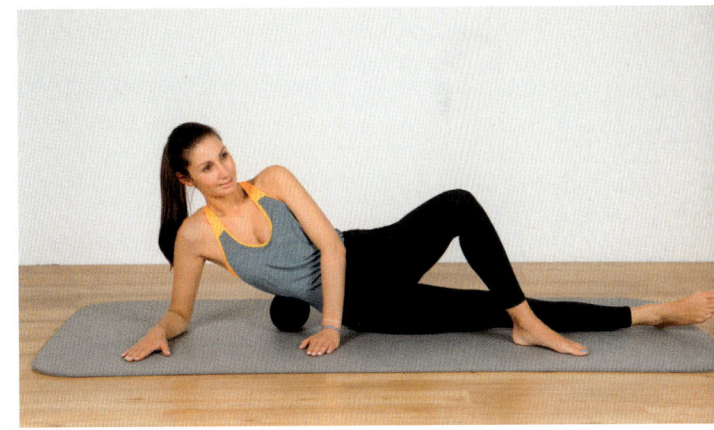

Im Bereich des Kopfes und der Halswirbelsäule rollen Sie Richtung Fuß. Sie beginnen möglichst weit oben an der Schläfe und gehen Stück für Stück den Kopf und den seitlichen Hals entlang, bis es nicht mehr weiter geht.

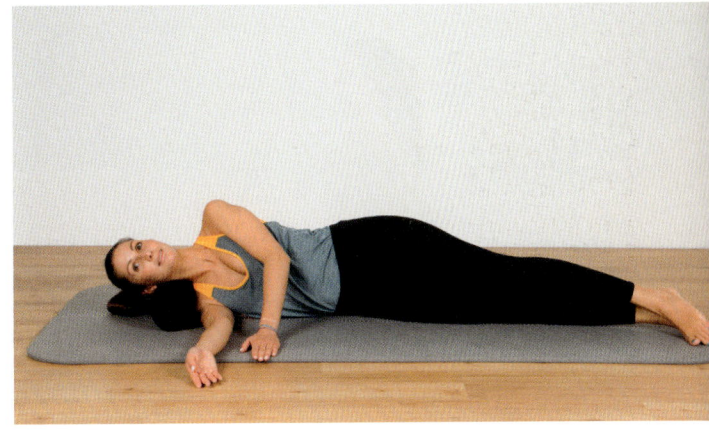

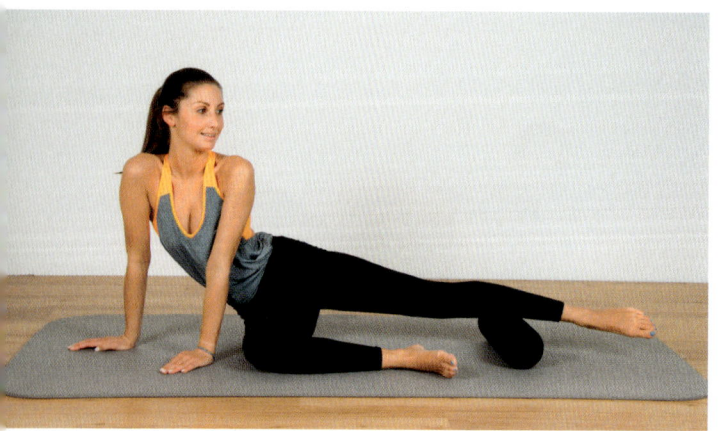

Linie 4: Die Innenseite der Beine

Setzen Sie sich seitlich auf den Boden, und nehmen Sie die Position ein, die auf dem Bild zu sehen ist. Nun platzieren Sie die Maxi-Rolle über dem Innenknöchel und rollen sie bis zum Knie, darüber hinweg und weiter Richtung Schritt.

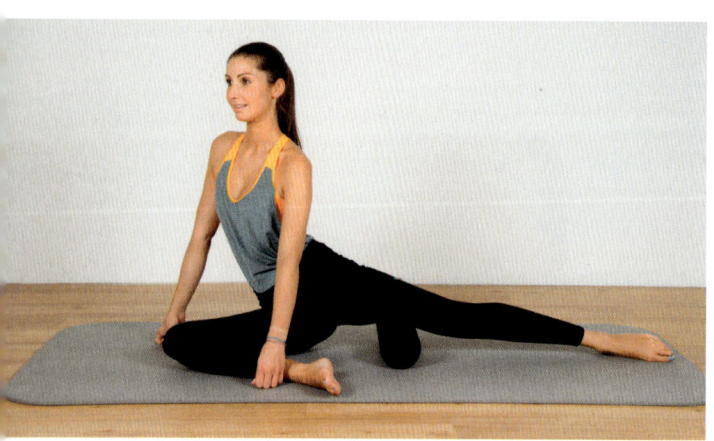

Suchen Sie entsprechend Ihrer Beweglichkeit eine geeignete Position, um an der Innenseite des Oberschenkels weiter Richtung Schritt zu rollen.

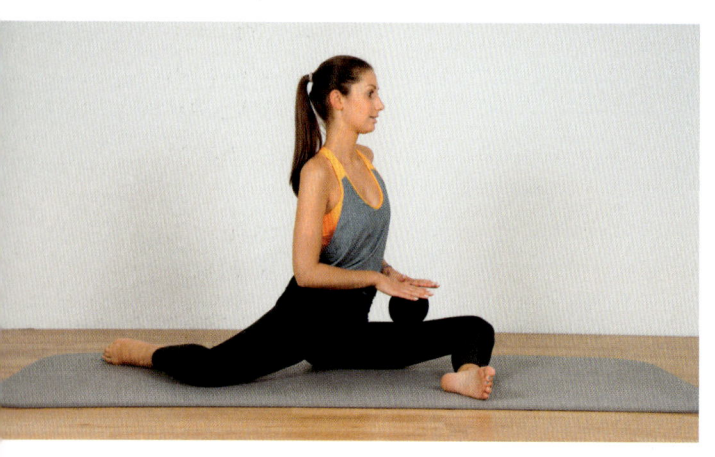

Wenn die vorher gezeigte Position am Boden für Sie ungeeignet ist, rollen Sie die Innenseiten Ihrer Beine, indem Sie die Maxi-Rolle oder die Kugel-Rolle mit den Händen führen. Bei dieser Technik rollen Sie wieder mit größtmöglichem Druck unter 10, bis Sie umgreifen müssen. Während des Umgreifens halten Sie den Druck, dann rollen Sie weiter.

EarthFlow – am Boden die muskulär-faszialen Engpässe auflösen

Wie weiter vorne beschrieben, haben wir bei der Entwicklung unseres FaYo-Systems viel Wert darauf gelegt, dass die Übungen effektiv und einfach auszuführen sind. Ein wichtiger Aspekt dafür ist eine asiatische Gewohnheit, die Roland durch sein Kampfkunsttraining in Fleisch und Blut – oder besser in Muskeln und Faszien – übergegangen ist: Mehrere Bewegungen lassen sich viel leichter erlernen, wenn viele Einzelbewegungen in einen einzigen fest zusammenhängenden Ablauf gebracht werden. Dadurch muss man sich nicht viele Einzelübungen merken, sondern einen Ablauf, der – wenn man ihn vollständig durchgeführt hat – alle Einzelübungen enthält. Sobald man ihn geübt hat, weiß man, dass keine Übung vergessen wurde. Aus mehreren Übungen wird sozusagen eine Übung.

Dies kommt uns im FaYo doppelt zugute. Einerseits wird das Erlernen einer gewissen Anzahl von Einzelübungen viel einfacher. Andererseits ist nach dem Üben der einzelnen therapeutischen Engpassdehnungen der nächste Schritt sowieso das flüssige Bewegen. Denn so bewegen wir uns ja auch im normalen Leben.

Beim EarthFlow wird also der ganze Körper in die täglichen Übungen integriert. Dabei haben wir berücksichtigt, dass alle lebenswichtigen Engpässe »abgearbeitet« werden und dass wir insgesamt nicht länger als ungefähr 15 Minuten dafür benötigen.

Diese 15 Minuten sollten Sie an sechs Tagen in der Woche einplanen. Ein Tag Pause sorgt dafür, dass Trainingsreize, die vom Körper noch nicht in die Neubildung der Faszienstruktur »eingebaut« werden konnten, nachbearbeitet werden.

Ziel ist, den EarthFlow immer mit dem SkyFlow abzuwechseln, dadurch hat unser Körper auch bei maximalem Training Zeit genug für die Umstrukturierung. Detaillierte Informationen darüber, wie Ihr Training aussehen kann, finden Sie im Kapitel »So bauen Sie Ihr FaYo-Training auf«.

Warum die FaYo-Bewegungen so genau festgelegt sind

Während unsere LNB Therapeuten mit den Patienten die therapeutischen Engpassdehnungen strikt eindimensional durchführen, um möglichst keinen Millimeter vom Engpasswinkel abzuweichen, bauen wir im EarthFlow mehr und mehr Nebenwinkel der Engpässe in die Bewegungsführung ein, je länger wir ihn üben.

Lassen Sie uns dazu kurz etwas erläutern: Selbstverständlich sollten wir uns so natürlich wie möglich bewegen. Wir haben ja selbst weiter vorne geschrieben, dass wir Bewegungsvorschriften, wie sie etwa bei der Schonung »verordnet« werden, ablehnen.

Wir müssen aber realisieren, dass Schmerzpatienten oder auch Menschen, die keine Schmerzen haben, automatisch den Winkeln ausweichen, in denen sich Engpässe gebildet haben. Denn Menschen vermeiden instinktiv schmerzhafte Bewegungen wie auch Bewegungen mit höheren Gegenspannungen.

Würde man also ungeübten Menschen die Übungen nur grob erklären und ihnen die Details der Ausführung selbst überlassen, so würden sie sich immer an den Schmerz- oder Spannungszonen vorbei bewegen. Sie würden den Engpass nicht auflösen, sondern ihn im Gegenteil immer weiter verstärken. Daher legen wir zu Beginn sowohl den EarthFlow als auch SkyFlow von den Bewegungswinkeln her sehr genau fest. Freies Bewegen mit einem Körpergefühl, das durch Engpässe getäuscht wird, zögert das Erreichen unseres Ziels nicht nur hinaus, sondern macht es unmöglich.

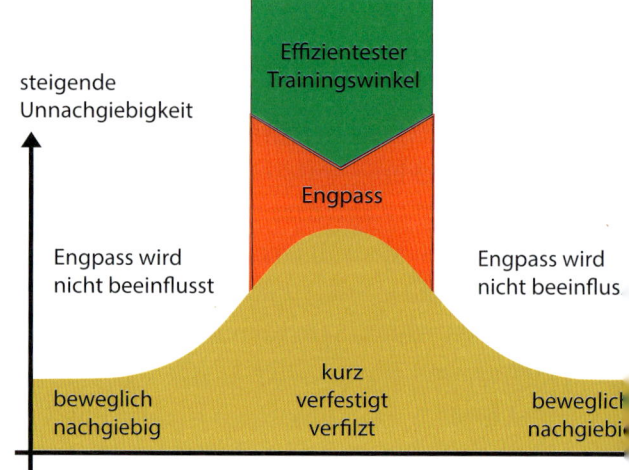

Wir nutzen die Kraft der Erde

Der EarthFlow hat einen starken Bezug zum Boden. Wir trainieren ihn auf einer Matte und nutzen den Bodenkontakt, um seine reaktive Gegenkraft nutzen zu können. Mit dieser Kraft von außen können wir im Inneren viel größere Dehnungskräfte erzeugen. Diese sind nötig, um der gewaltigen Widerstandskraft von Faszien, die jahrelang immer mehr verfilzten, sich verkürzten und immens unflexibel geworden sind, etwas entgegenzusetzen, was sie zwingt, länger und flexibler zu werden. Gleichzeitig können wir die Gegenkraft des Bodens nutzen, um innere Kräfte aufzubauen.

Zudem können wir ein Defizit ausgleichen, da wir uns im Alltag so gut wie nicht am Boden bewegen. Das ist vor allem für ältere Menschen spannend, die ihre Beweglichkeit am Boden meist weitgehend verloren haben.

Mit dem EarthFlow die Bewegungsqualität steigern

Im EarthFlow sind die therapeutischen Engpassdehnungen für die wichtigsten Engpässe in genau der Reihenfolge aneinandergereiht, in der unser Körper die Trainingsreize am besten annehmen kann. Durch die the-

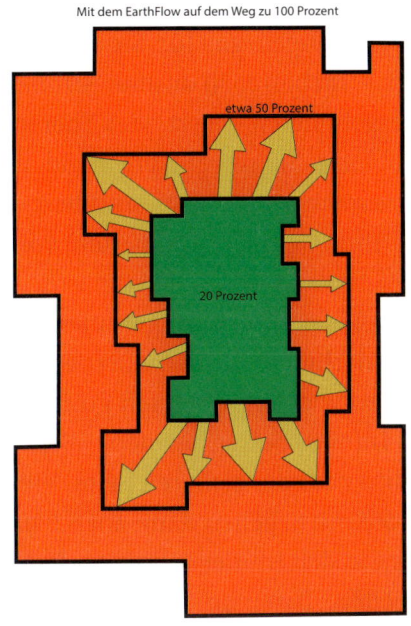

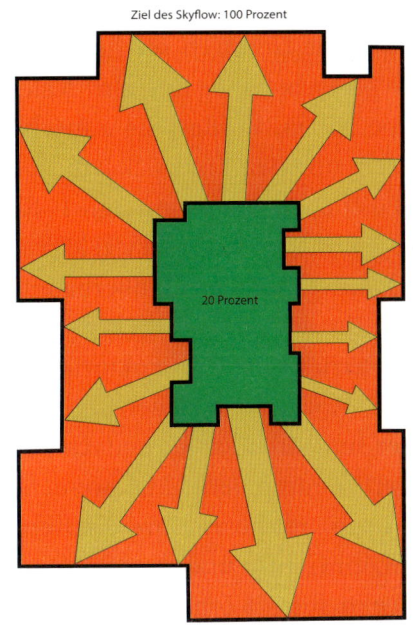

Die 50 Prozent sind als Anhaltspunkt zu verstehen, der unsere Erfahrung in dieser Zahl zusammenfasst.

Die 100 Prozent, die angestrebt werden, stellen den Idealfall dar, dem wir uns im Laufe unseres Lebens weitest möglich annähern wollen.

rapeutischen Engpassdehnungen haben wir unsere Bewegungsqualität wieder auf ein alltägliches Maß gesteigert. Diese ist sowieso nicht ideal und war durch die Schmerzzustände noch weiter eingeschränkt, doch nun erweitern wir unsere nur zu 5 bis 10 Prozent genutzten Bewegungswinkel auf etwa 50 Prozent. Dies kann natürlich nur eine grobe Angabe sein, da die Beweglichkeit immer größer wird und sich durch die Übungen täglich verbessert.

Vorrangiges Ziel des EarthFlow-Trainings ist also die möglichst intensive und schnelle Steigerung der wichtigsten Bewegungswinkel unseres Körpers durch Nut-

zung des Bodens als Gegenkraft. Denn die Steigerung der ROMs (»range of motion«, Winkelausmaß einer Bewegung) aller Gelenke ist ja Voraussetzung dafür, den Körper überhaupt in den möglichen 50 Prozent seiner genetisch festgelegten Möglichkeiten bewegen zu können.

Die grundlegende Systematik des EarthFlow bildet sozusagen die Gesundheits-Schablone der menschlichen Bewegung. Sie brauchen nun nichts weiter zu tun, als die verschiedenen Positionen eine nach der anderen möglichst exakt einzunehmen. Das wird zunächst länger dauern als 15 Minuten, denn Sie müssen sich ja erst daran gewöhnen. Wenn Sie Übungen solcher Art selten oder nie gemacht haben und eher festes Bindegewebe haben, werden Sie zunächst fast verzweifeln und den Eindruck haben, einige dieser Positionen seien unmöglich für Sie. Sind Sie geübt, wird es Ihnen viel leichter fallen, und Sie werden – wenn überhaupt – nur hier und da an einigen »Ecken« merken, dass die Faszien eine Umstrukturierung nötig haben. Aber egal welcher der Gruppen Sie näher sind, arbeiten Sie einfach an Ihren jeweiligen Grenzen. Jedes Mal, wenn Sie den Ablauf üben, reagieren Ihre Faszien, Ihre Muskeln, ihr Gehirn und alle anderen Funktionsebenen Ihres Körpers auf dieses Training. Der Ablauf selbst bildet die Grundlage, auf der später in unterschiedlichster Weise aufgebaut werden kann.

Mit der richtigen Intensität üben

Bitte halten Sie sich bei den Übungen immer daran, dass Sie sich langsam und bewusst bewegen, damit Sie immer weit genug entfernt von der Intensität 10 bleiben können. Das bedeutet, Sie können den Atem entspannt durchfließen lassen und müssen weder körperlich noch mental anspannen, um den Dehnungsschmerz aushalten zu können.

Bei Krankheiten oder Verschleiß, Verletzungen, Operationen oder sonstigen Einschränkungen, bei denen Sie unsicher sind,

ob diese Übungen gut für Sie sind, suchen Sie einen – am besten in unserer Schmerztherapie ausgebildeten – Arzt oder Therapeuten auf. Probieren Sie die entsprechenden Positionen zusammen mit ihm, und besprechen Sie mit ihm, wie Sie am besten vorgehen sollten.

Tasten Sie sich vorsichtig immer weiter in den Dehnschmerz hinein. Lernen Sie für sich den so wichtigen Bereich größer 8 kleiner 10 immer besser kennen. Bleiben Sie aber immer auf der sicheren Seite. Vielleicht starten Sie mit 8, gehen dann auf 8,5 und auf 9, bevor Sie sich immer weiter an die 9,5 heran arbeiten. Behalten Sie den Puffer zwischen 9,5 und 10 immer als Sicherheitsgarantie, um Fehleinschätzungen ausgleichen zu können. Machen Sie nichts, wobei Sie kein gutes Gefühl haben. Spüren Sie den Dehnschmerz an mehreren Stellen, dann wird Ihre maximale Dehnung von der Stelle, die am intensivsten schmerzt, begrenzt.

Achten Sie beim Durchführen des Earth-Flow während der ganzen Zeit auf Ihren ruhigen, fließenden und entspannten Atem. Gehen Sie vorsichtig in die Dehnungen, vermeiden Sie alle schnellen und ruckartigen Bewegungen, und tasten Sie sich immer weiter in den Effizienzkorridor größer 8, kleiner 10 hinein. Verweilen Sie je nach Empfinden länger oder kürzer in den Positionen. Je schwerer sie Ihnen fallen, desto länger können Sie sich immer mehr hineinschmelzen lassen.

Den Flow nach und nach aufbauen

Der gesamte Ablauf des EarthFlow mag Ihnen zunächst sehr lang vorkommen, das liegt allein daran, dass er neu für Sie ist. Es wird mit Sicherheit einige Wochen dauern, bis Sie den Ablauf einigermaßen auswendig kennen. Wenn Sie ihn immer flüssiger »abspulen« können, werden Sie merken, dass er in 15 Minuten sehr gut absolviert werden kann – wenn Sie ihn mit Elementen aus der Rollmassage kombinieren möchten, können Sie ihn sogar in 10 Minuten oder weniger durchführen.

Wenn Sie mit dem Training beginnen, sollten Sie zunächst immer kurz – zur Erkundung – in die jeweilige Position gehen. Mit zunehmender Erfahrung können Sie dann bei einigen länger verweilen, über andere flüssiger hinweggehen. Lassen Sie auftretende Spannungen oder Schmerzen einfach in die Erde fließen. Es ist auch hilfreich, den EarthFlow in – für Sie passende – Teilabläufe zu zerlegen. So können Sie den gesamten Ablauf nach und nach zusammensetzen.

Wie auch immer Sie vorgehen möchten: Nach einigen Wochen werden Sie ihn auswendig beherrschen. Einen guten Teil dieses Wissens wird Ihnen übrigens Ihr Körper abnehmen. Denn das »Körpergedächtnis« wird massiv dazu beitragen, dass Sie die nächste Bewegung schon erfühlen, auch wenn Sie noch gar nicht bewusst daran denken.

Mit dem Üben des EarthFlow erarbeiten Sie sich die Grundlage für Ihren neuen Körper. Schon allein dies sichert Ihnen – je nach Ihrem individuellen Ausgangszustand – ein immer besseres Körper- und Lebensgefühl.

Bitte erst einmal nur schauen!

Wahrscheinlich würden Sie am liebsten sofort mit den ersten Übungen anfangen – doch halten Sie sich bitte noch zurück: Bevor Sie anfangen, den EarthFlow zu üben, schauen Sie sich die gesamte Übungsreihe ganz in Ruhe an. Betrachten Sie die Bilder nacheinander, und lesen Sie entspannt die Übungsanweisungen. Dies ist schon Ihr erstes Training. Es findet zwar »nur« auf mentaler Ebene statt, aber wie wir weiter vorne besprochen hatten: Bewegung entsteht im Gehirn. Beim Betrachten der Bilder »übt« Ihr Gehirn bereits und bereitet entsprechende Programmierungen der dargestellten Positionen vor. Lehnen Sie sich also entspannt zurück, und lassen Sie das Bilderkino seine Wirkung entfalten.

Der EarthFlow – die Übungsreihe am Boden

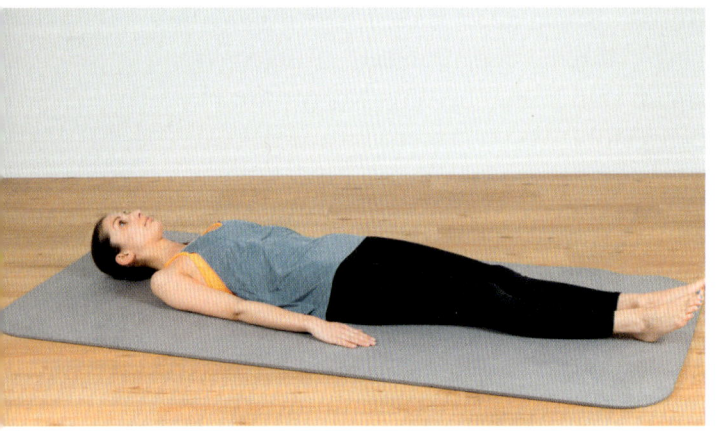

Legen Sie sich auf den Rücken, entspannen Sie sich, und nehmen Sie Kontakt zur Erde auf. Spüren Sie Ihren Körper, und lassen Sie ihn vollständig los.

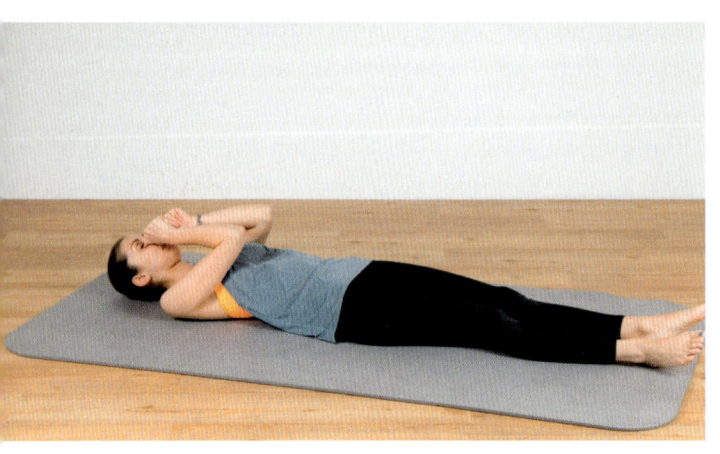

Nun machen Sie mit Zeigefinger und Daumen einige Übungen für die Augenmuskeln. Achten Sie darauf, dass die Fingernägel dabei immer abgewandt von den Augäpfeln sind, dass also nur die weichen Fingerbeeren Kontakt zum Augapfel haben. Gehen Sie sehr vorsichtig vor, und achten Sie darauf, dass zwischen Ihren Fingern und den Augäpfeln immer das Lid als Schutz ist. Seien Sie sehr zurückhaltend mit dem Druck an den Augen.

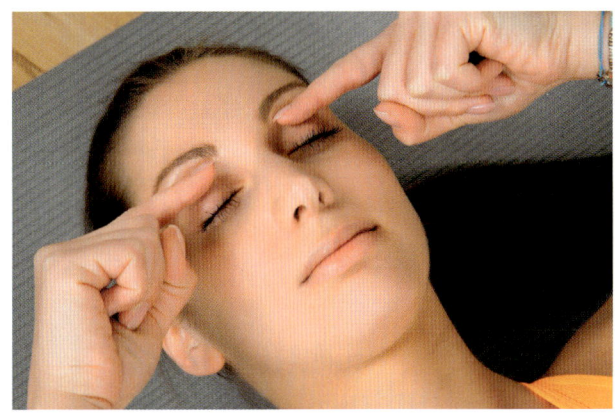

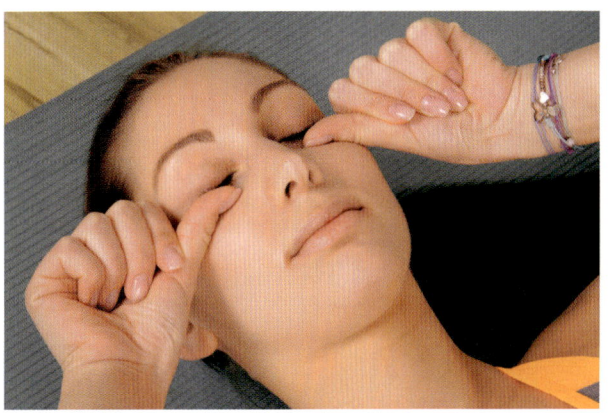

Schauen Sie mit geschlossenen Augen nach unten, auf 6 Uhr auf einem Ziffernblatt, und versuchen Sie vorsichtig mit den Fingerkuppen der Zeigefinger, diese Drehung der Augen zu unterstützen.

Schauen Sie nach oben auf 12 Uhr, und versuchen Sie vorsichtig mit den Fingerkuppen der Daumen, diese Drehung der Augen zu unterstützen.

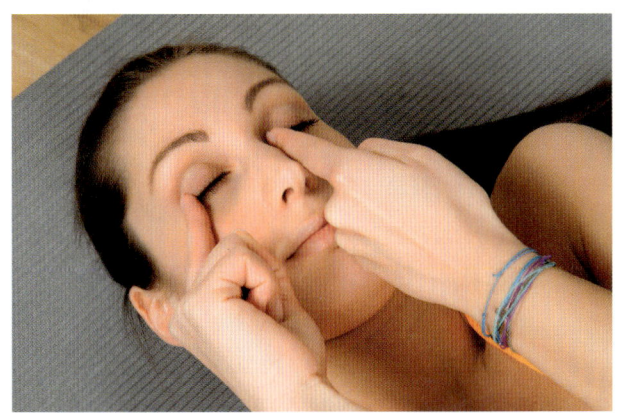

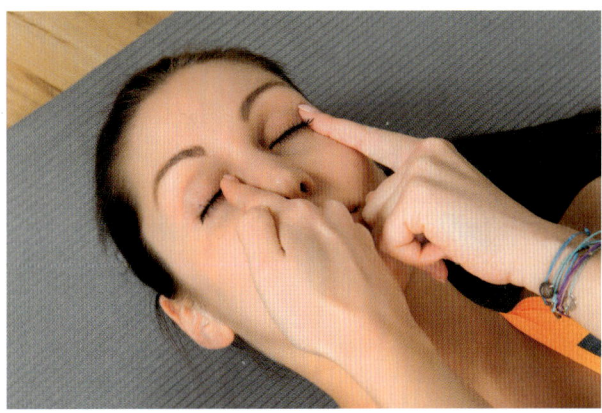

Schauen Sie nach links auf 9 Uhr, und versuchen Sie vorsichtig mit den Fingerkuppen der Zeigefinger, diese Drehung der Augen zu unterstützen.

Schauen Sie nach rechts auf 3 Uhr, und versuchen Sie vorsichtig mit den Fingerkuppen der Zeigefinger, diese Drehung der Augen zu unterstützen.

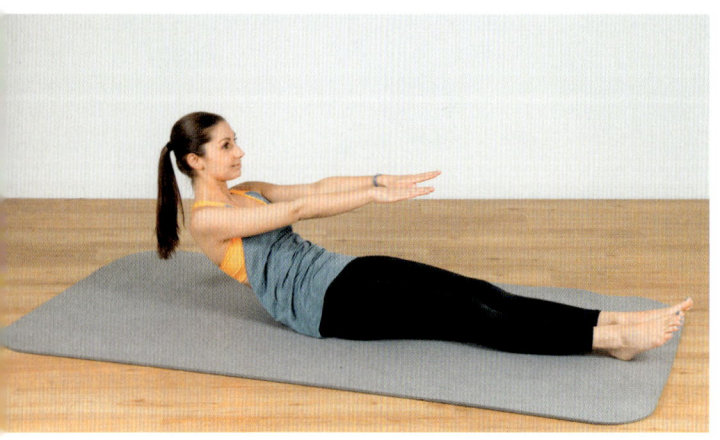

Heben Sie Ihren Kopf, ohne ihn zu überstrecken, dann den oberen, den mittleren und den unteren Rücken, und ziehen Sie sich hoch, bis Sie aufrecht sitzen.

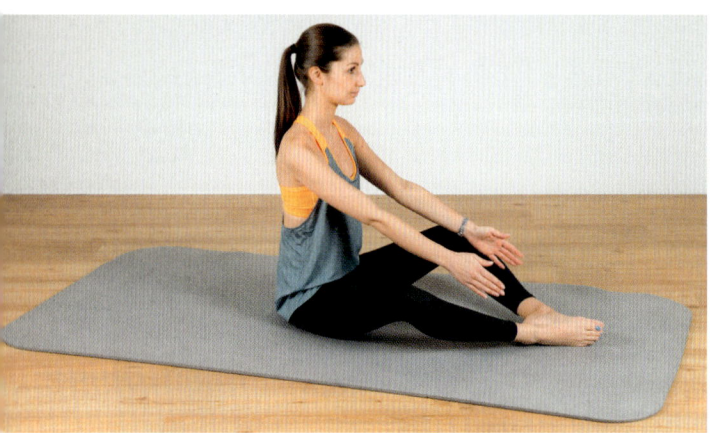

Setzen Sie sich so gerade wie möglich hin. Beugen Sie die Knie zwischen 90 und 120 Grad, und lassen Sie sie nach außen fallen.

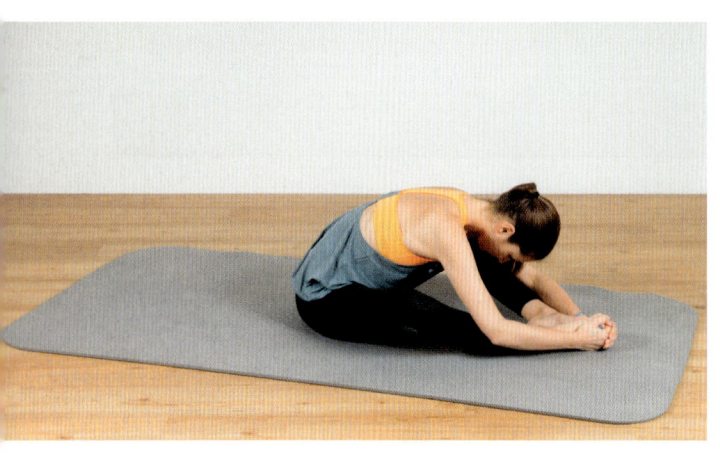

Ziehen Sie sich aktiv nach vorne, bis Sie Ihre Fußspitzen greifen können. Ziehen Sie sich an Ihren Füßen weiter nach vorne, während Sie den Rücken gleichmäßig krümmen, bis Sie die Dehnung im Bereich der Leisten, des Gesäßes oder des unteren Rückens spüren.

Lösen Sie eine Hand von den Fußspitzen, greifen Sie den oberen hinteren Kopf, und ziehen Sie zusätzlich den Kopf nach unten, bis Sie auch im Nacken eine Dehnung spüren.

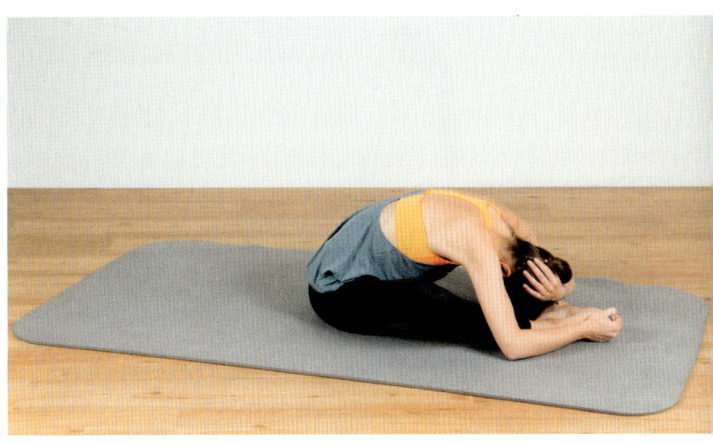

Richten Sie sich wieder auf, die Lendenwirbelsäule, die Brustwirbelsäule und die Halswirbelsäule sollten sich möglichst in einer Linie befinden.

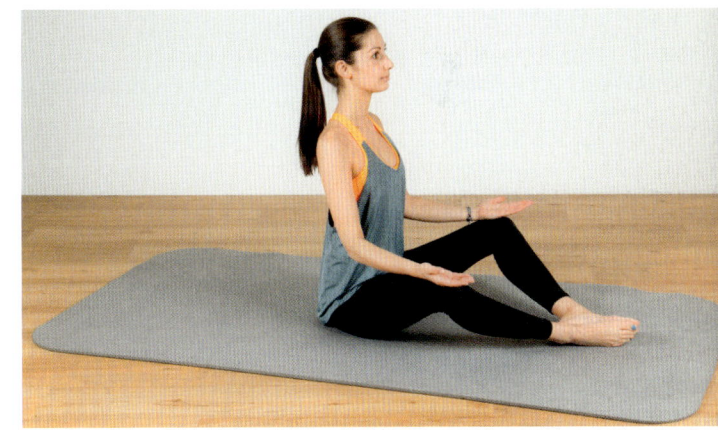

Drehen Sie den Kopf 45 Grad nach links. Beugen Sie Ihren linken Ellenbogen, und ziehen Sie ihn nach unten, sodass Ihre linke Schulter nach unten gezogen wird. Legen Sie die rechte Hand über Ihren Kopf, sodass die Finger über das linke Ohr kommen, und ziehen Sie den Kopf in Richtung Ihres rechten Ellenbogens und das Kinn zum Kehlkopf, bis Sie die Dehnung hinten links am Nacken spüren.

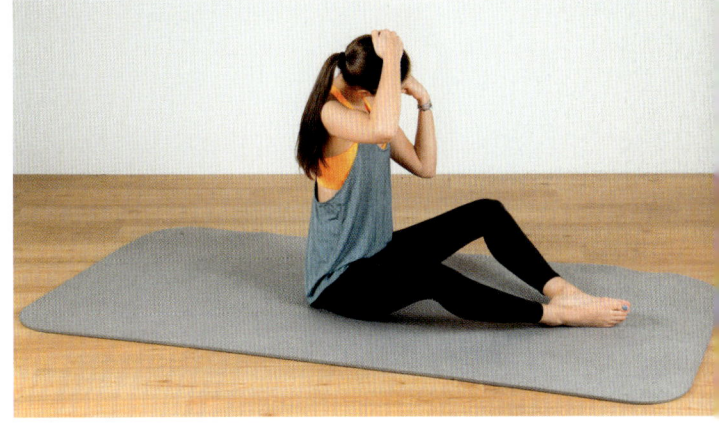

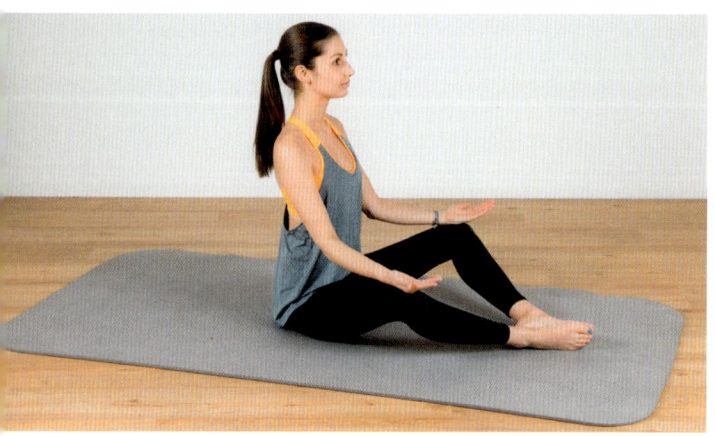

Lösen Sie die Hände, schauen Sie wieder nach vorne, richten Sie Ihren Rücken in einer senkrechten Linie aus, und legen Sie die Hände auf Ihre Knie.

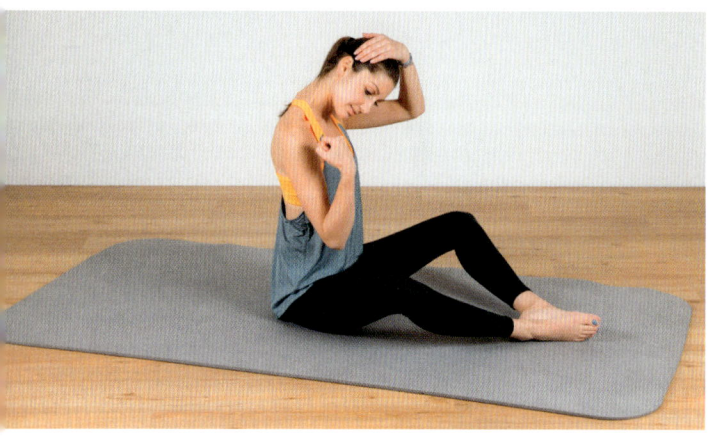

Drehen Sie den Kopf 45 Grad nach rechts. Beugen Sie den rechten Ellenbogen, und ziehen Sie ihn nach unten, sodass Ihre rechte Schulter nach unten gezogen wird. Legen Sie die linke Hand über Ihren Kopf, sodass die Finger über das rechte Ohr kommen, und ziehen Sie den Kopf in Richtung Ihres linken Ellenbogens sowie das Kinn zum Kehlkopf, bis Sie die Dehnung hinten rechts am Nacken spüren.

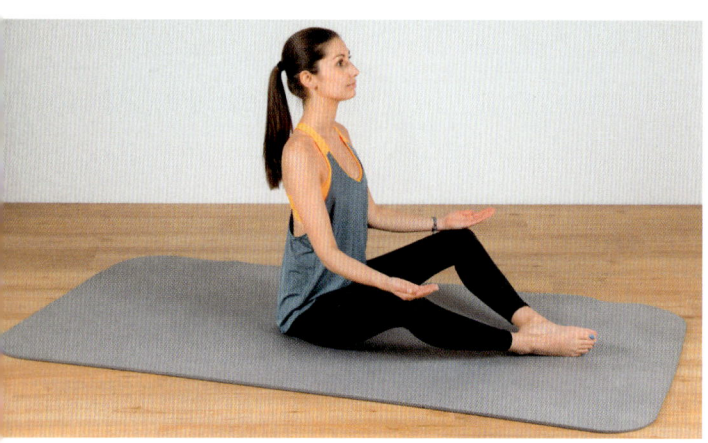

Lösen Sie die Hände, schauen Sie wieder nach vorne, richten Sie Ihren Rücken in einer senkrechten Linie aus, und legen Sie die Hände auf Ihre Knie.

Legen Sie Ihre Hände hinter sich ab, etwas über Schulterbreite auseinander. Sichern Sie den Abstand gegebenenfalls, indem Sie den Mattenrand oder ein Handtuch greifen. Heben Sie das Gesäß bei geöffneter Brust vom Boden ab, und setzen Sie es so viel weiter nach vorne ab, wie die Dehnung in den Schultern es zulässt. »Laufen« Sie dann über die rechte und linke Gesäßhälfte so weit nach vorne, bis Sie die Dehnung in Ihren Schultern spüren.

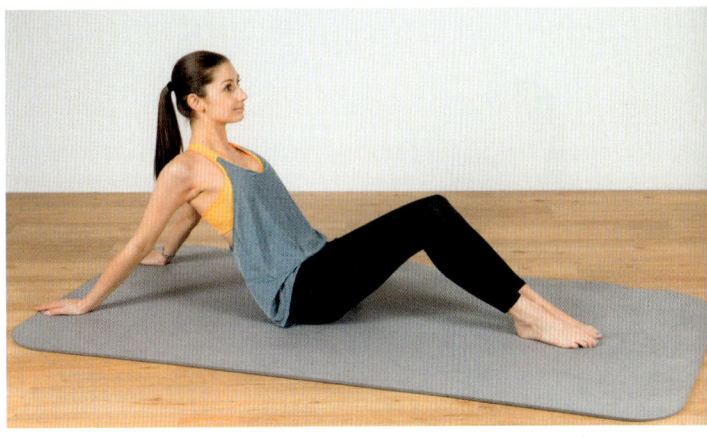

Heben Sie die Beine gestreckt nach vorne und oben. Verlagern Sie Ihren Schwerpunkt so nach vorne, bis Sie ohne ruckartiges Bewegen die Hände vom Boden lösen können.

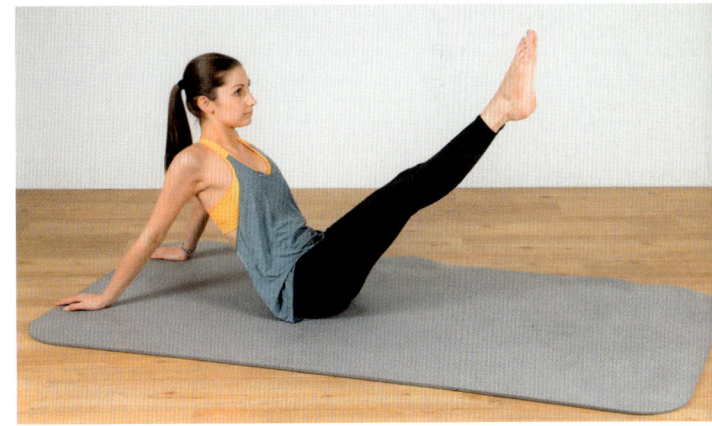

Setzen Sie sich aufrecht, und richten Sie Ihre Wirbelsäule in einer Linie aus.

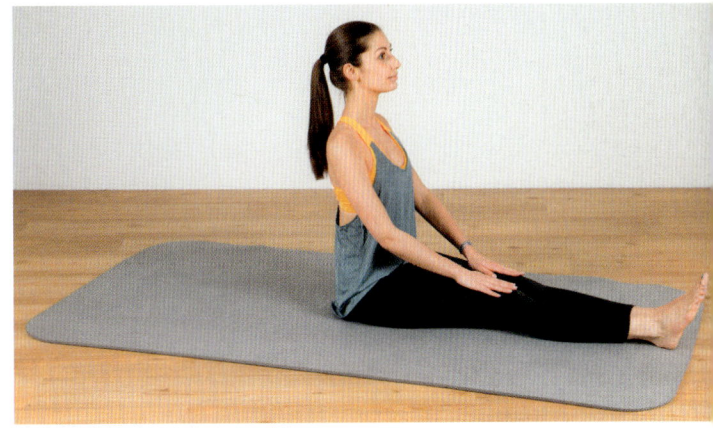

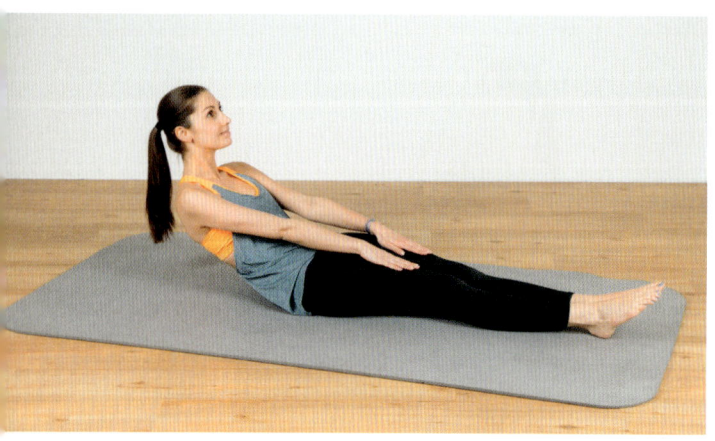

Lassen Sie sich nach hinten sinken, dabei legen Sie zuerst Ihren unteren Rücken, dann den mittleren und den oberen Rücken und zum Schluss den Kopf auf dem Boden ab.

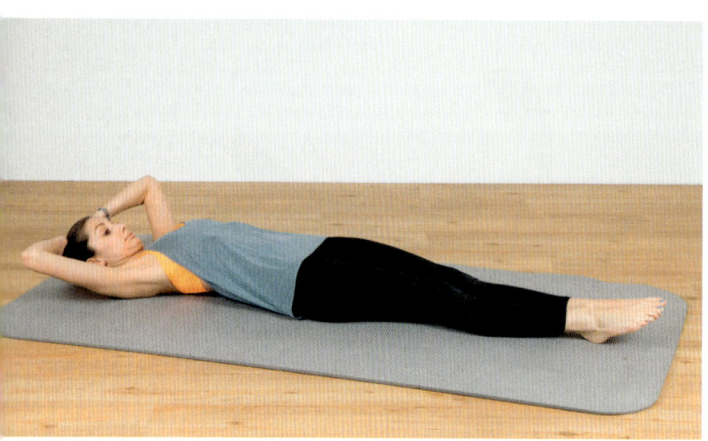

Nehmen Sie beide Hände zum oberen Kopf, und richten Sie Ihre Wirbelsäule so gerade wie möglich aus.

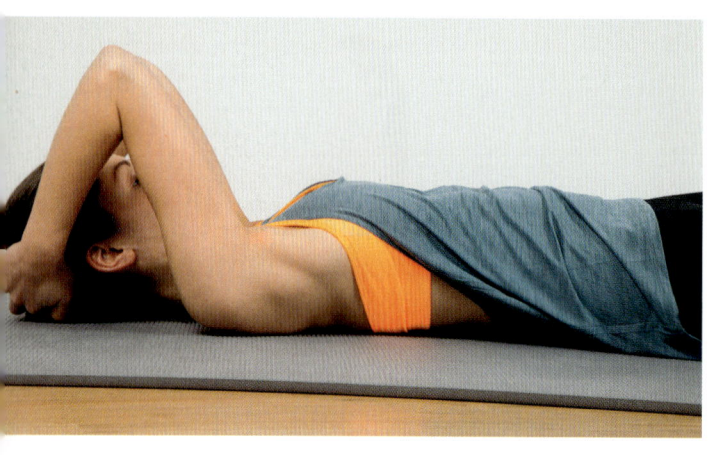

Senken Sie Ihre Halswirbelsäule maximal nach unten ab, indem Sie das Kinn in Richtung Ihres Kehlkopfes ziehen. Halten Sie diese Position, und senken Sie zusätzlich Ihre Lendenwirbelsäule nach unten ab. Ziehen Sie beide Bereiche so kräftig nach unten, wie es Ihnen möglich ist.

Heben Sie zuerst Ihren Kopf, dann den oberen, den mittleren und schließlich den unteren Rücken vom Boden, und setzen Sie sich auf. Beugen Sie das rechte Knie, bis Sie Ihren rechten Fuß bequem greifen können. Den linken Fuß greifen Sie mit der linken Hand. Falls Sie das noch nicht können, greifen Sie mit der linken Hand auch zum rechten Fuß.

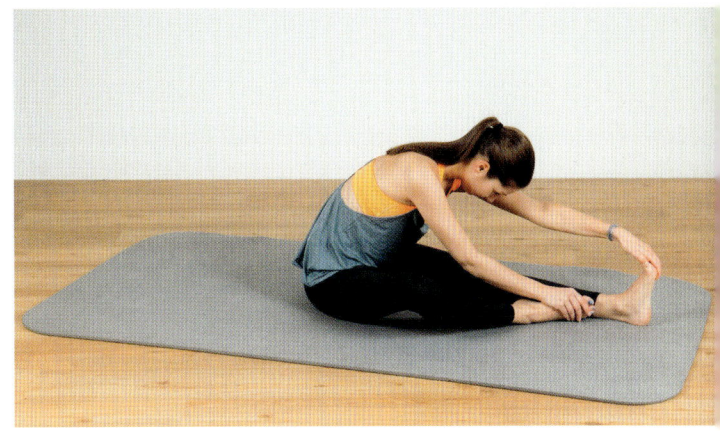

Ziehen Sie sich nach vorne, bis Sie die Dehnung in der linken Kniekehle, im linken rückwärtigen Bein, im Gesäß, in der Leiste oder im Rücken spüren.

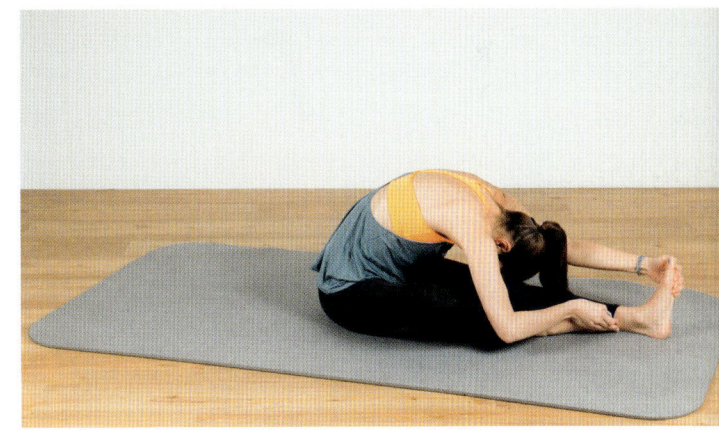

Strecken Sie das rechte Bein, und beugen Sie das linke Knie, bis Sie Ihren linken Fuß bequem greifen können. Den rechten Fuß greifen Sie mit der rechten Hand. Falls Sie das noch nicht können, greifen Sie mit der rechten Hand auch zum linken Fuß.

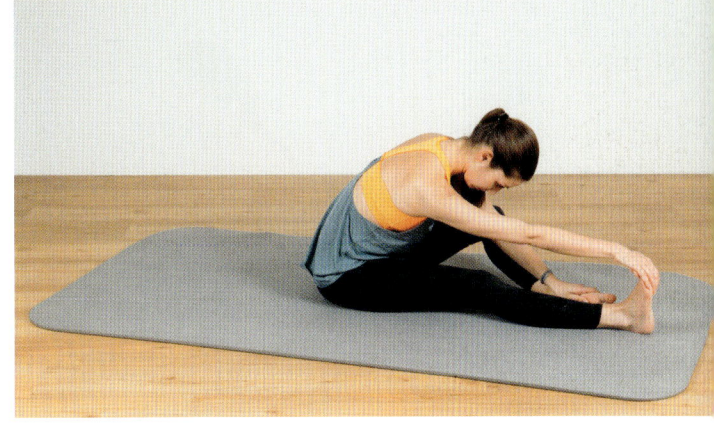

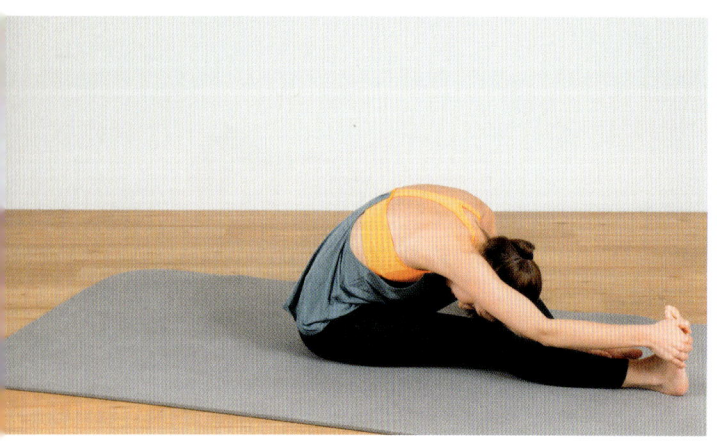

Ziehen Sie sich nach vorne, bis Sie die Dehnung in der rechten Kniekehle, im rechten rückwärtigen Bein, im Gesäß, in der Leiste oder im Rücken spüren.

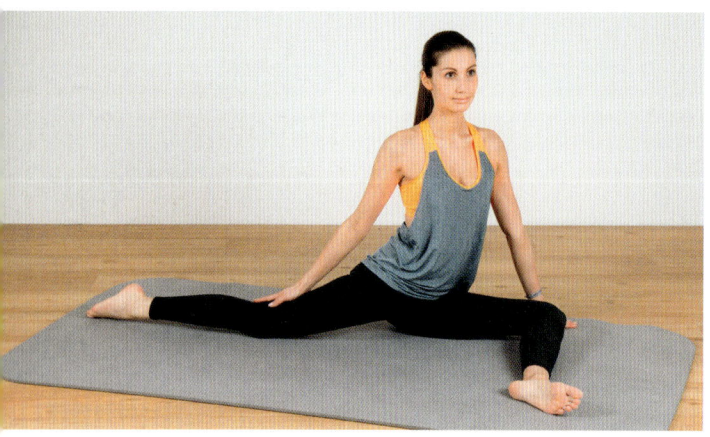

Legen Sie Ihr linkes Bein vor sich ab, das Knie ist um 90 Grad gebeugt. Ihr rechtes Bein strecken Sie so weit wie möglich nach hinten, der Fußrücken liegt auf dem Boden.

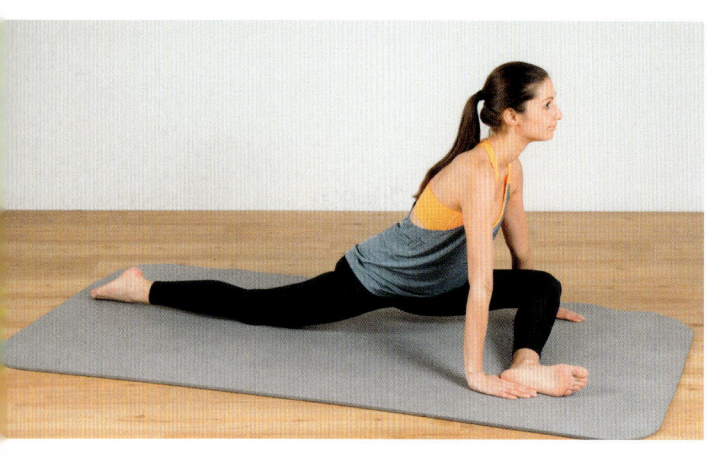

Stützen Sie sich mit den Armen ab, heben Sie die linke Gesäßhälfte vom Boden, richten Sie das Becken horizontal aus und lassen Sie es von der Schwerkraft nach unten ziehen, bis Sie die Dehnung im Bereich des linken rückwärtigen Oberschenkels, der linken Gesäßhälfte, der rechten Leiste oder im Rücken spüren.

Legen Sie Ihr rechtes Bein vor sich ab, das Knie ist um 90 Grad gebeugt. Ihr linkes Bein strecken Sie so weit wie möglich nach hinten, der Fußrücken liegt auf dem Boden.

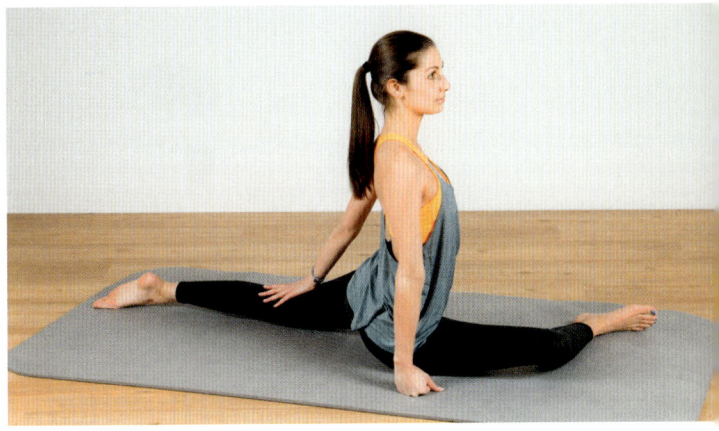

Stützen Sie sich mit den Armen ab, heben Sie die rechte Gesäßhälfte vom Boden, richten Sie Ihr Becken horizontal aus, und lassen Sie es von der Schwerkraft nach unten ziehen, bis Sie die Dehnung im Bereich des rechten rückwärtigen Oberschenkels, der rechten Gesäßhälfte, der linken Leiste oder im Rücken spüren.

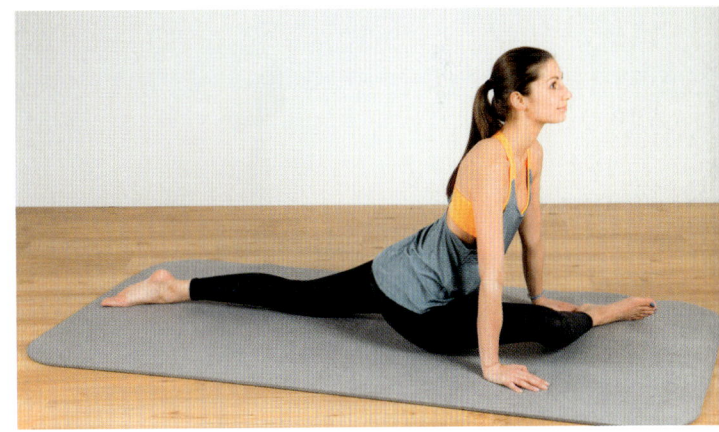

Gehen Sie in den Vierfüßlerstand und drehen Sie Ihre Hände jeweils nach außen, bis Ihre Finger zu den Knien zeigen. Schieben Sie dann das Gesäß nach hinten, bis die Dehnung in den Handgelenken zu spüren ist.

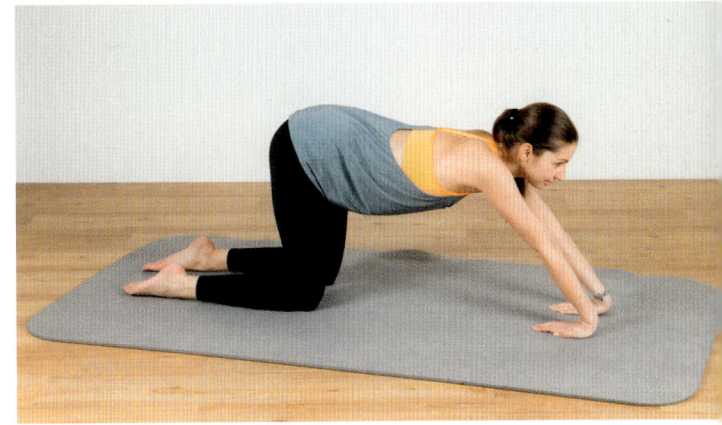

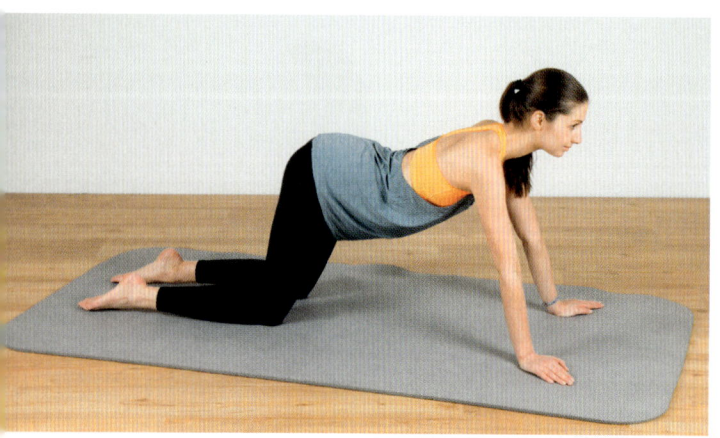

Platzieren Sie Ihre Handflächen ein Stück vor sich, sie sind etwas mehr als schulterbreit voneinander entfernt und um 45 Grad nach außen gedreht.

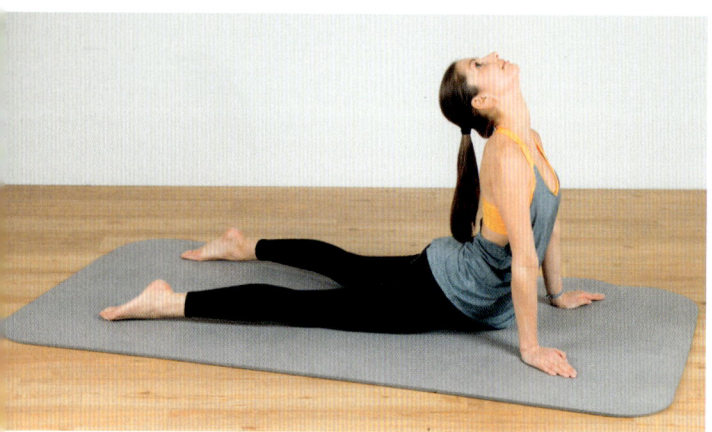

Lassen Sie sich mit den Leisten so weit absinken, bis Sie die Dehnung im Bauch, im Rücken oder in den Leisten spüren.

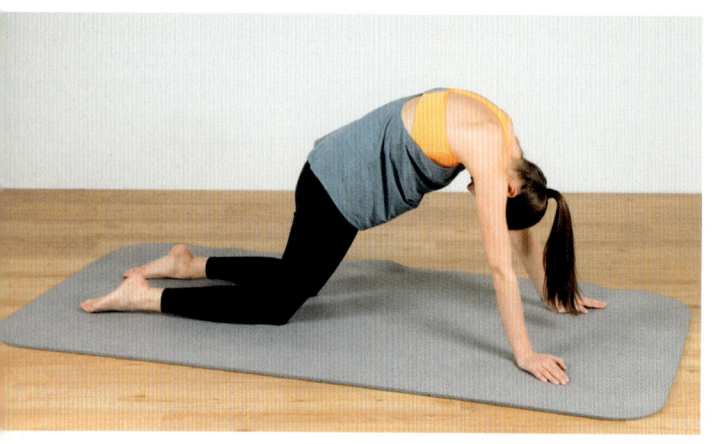

Gehen Sie zurück in den Vierfüßlerstand, heben Sie Rücken und Schultern so hoch wie möglich, und ziehen Sie Ihre Nase so weit wie möglich zum Brustbein.

Lassen Sie Ihren Bauch so weit wie möglich nach unten hängen, und heben Sie Ihren Kopf so weit es geht nach oben, als ob Sie hinter sich schauen würden.

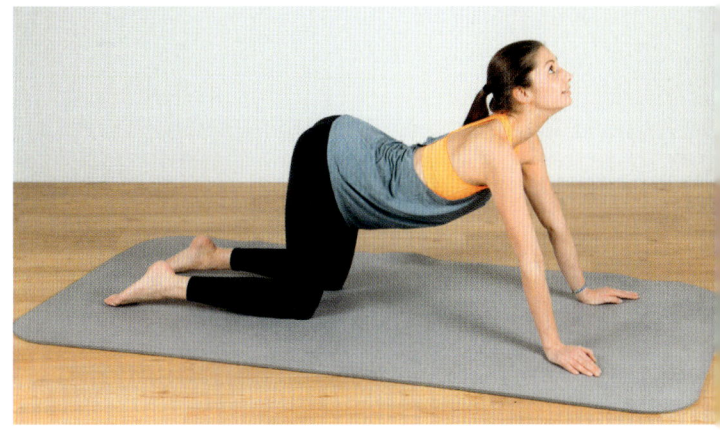

Lassen Sie die Hände so weit nach vorne gleiten, dass Ihre Oberschenkel senkrecht stehen, wenn Sie mit dem Brustbein nach unten so weit durchtauchen, bis Sie die Dehnung in den Schultern oder Armen spüren. Ihre Ellenbogen sollen dabei vollständig gestreckt sein, die abgespreizten Daumen berühren sich.

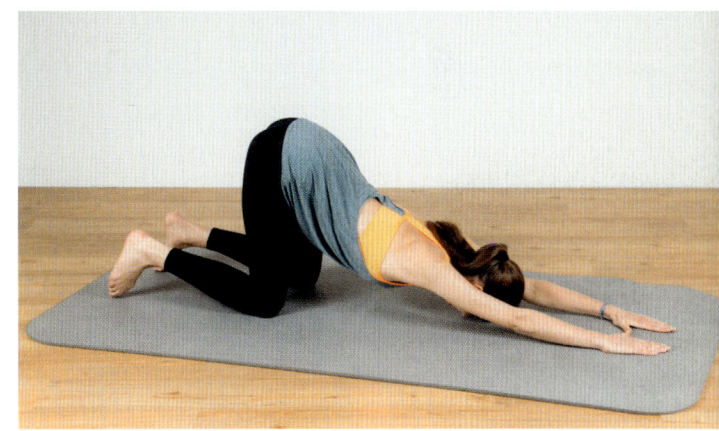

Gehen Sie auf Ihre Unterarme und die überstreckten Zehen, und bilden Sie eine möglichst gerade Brücke.

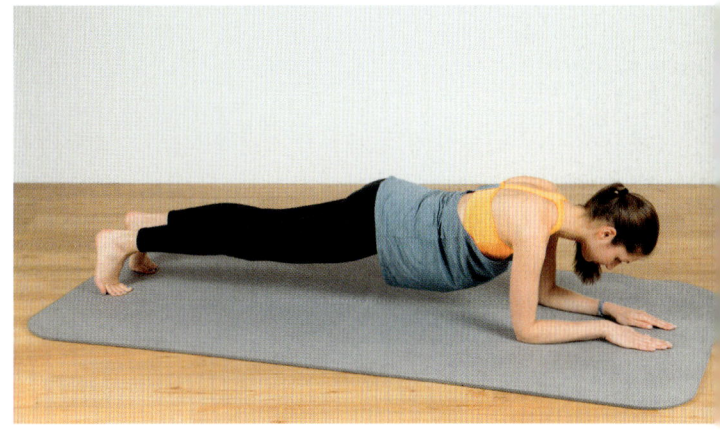

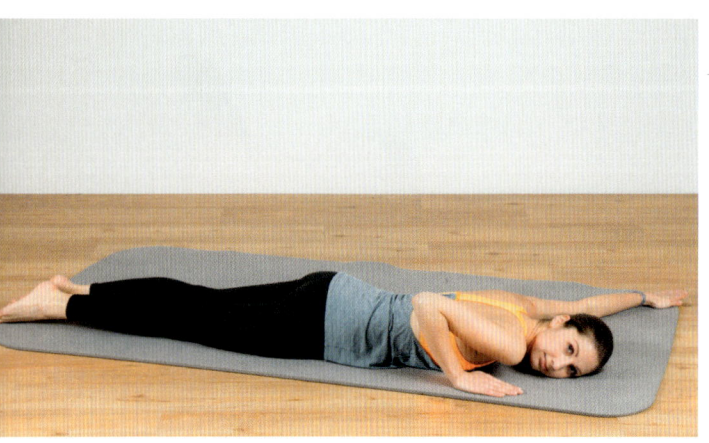

Legen Sie sich am rechten Mattenrand auf den Bauch. Stellen Sie die rechte Hand neben der Schulter auf, und strecken Sie Ihren linken Arm im Winkel von 45 Grad am Boden aus.

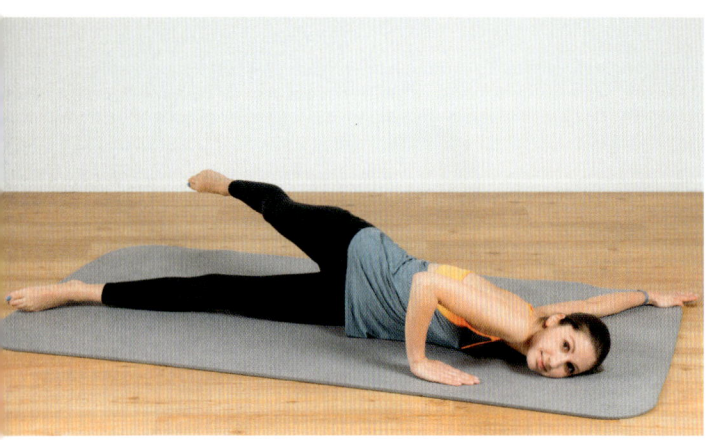

Heben Sie Ihr rechtes Bein, führen Sie es nach links, und drehen Sie dabei Ihre Hüfte und Ihren Körper nach rechts, bis Sie die Dehnung in der linken Schulter oder im linken Arm spüren.

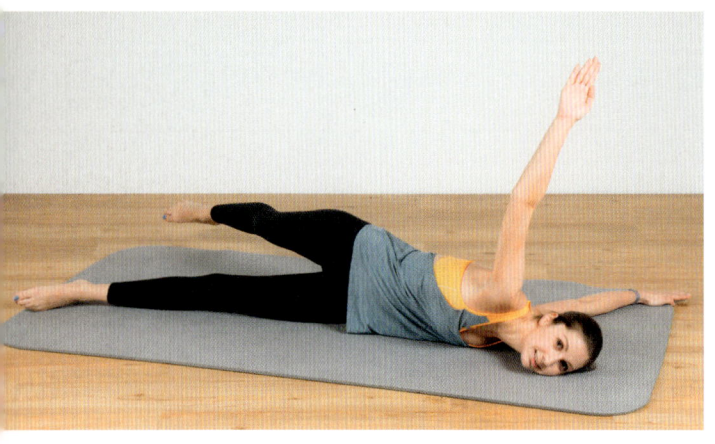

Ziehen Sie zusätzlich Ihren rechten Arm in Richtung des linken Arms.

Legen Sie sich am linken Mattenrand auf den Bauch. Stellen Sie die linke Hand neben der Schulter auf, und strecken Sie Ihren rechten Arm im Winkel von 45 Grad am Boden aus.

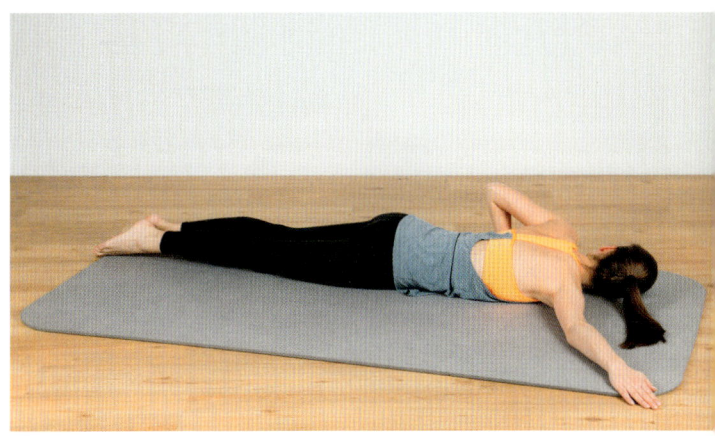

Heben Sie Ihr linkes Bein, führen Sie es nach rechts, und drehen Sie dabei Ihre Hüfte und Ihren Körper nach links, bis Sie die Dehnung in der rechten Schulter oder im rechten Arm spüren.

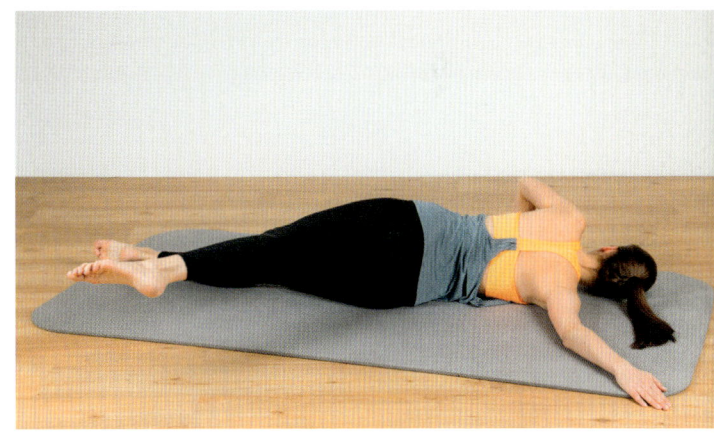

Ziehen Sie zusätzlich Ihren linken Arm in Richtung des rechten Arms.

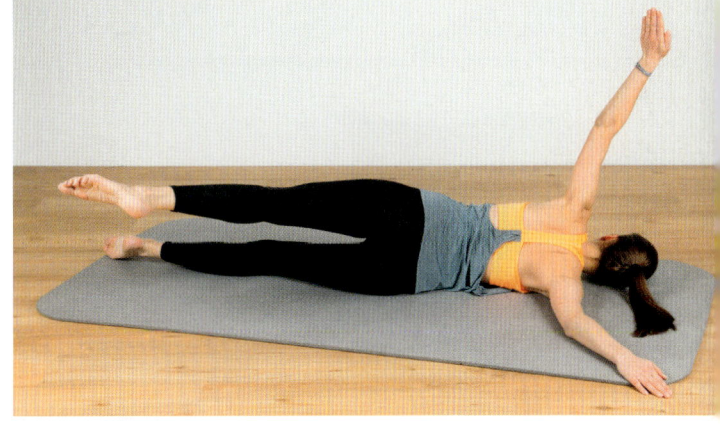

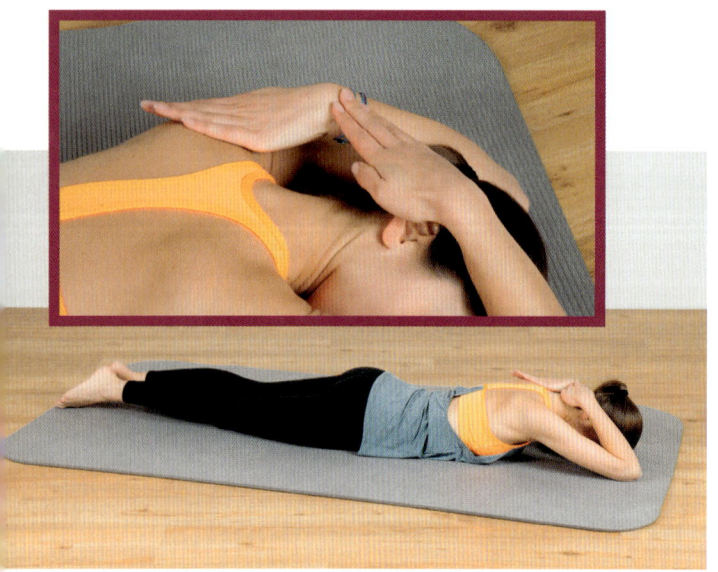

Legen Sie sich in der Mitte der Matte auf den Bauch, und legen Sie den linken Arm entlang der linken Körperlinie nach vorne ausgestreckt auf den Boden. Beugen Sie Ihren linken Ellenbogen, legen Sie Ihre linke Hand auf die linke Schulter, und drücken Sie mit den Fingern der rechten Hand das Handgelenk so weit wie möglich nach unten, während Sie die Achsel so weit absenken, bis Sie die Dehnung in der linken Schulter spüren.

Achten Sie darauf, dass Sie Ihr Handgelenk mit den Fingerspitzen der rechten Hand nach unten drücken.

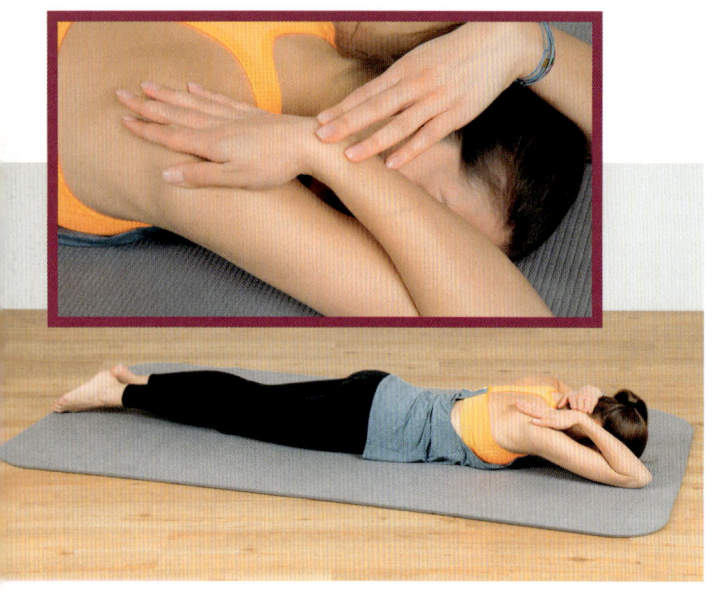

Legen Sie den rechten Arm entlang der rechten Körperlinie nach vorne ausgestreckt auf den Boden. Beugen Sie Ihren rechten Ellenbogen, legen Sie Ihre rechte Hand auf die rechte Schulter, und drücken Sie das Handgelenk mit den Fingerspitzen der linken Hand so weit wie möglich nach unten, während Sie die Achsel so weit absenken, bis Sie die Dehnung in der rechten Schulter spüren.

Achten Sie darauf, dass Sie Ihr Handgelenk mit den Fingerspitzen der linken Hand nach unten drücken.

Ziehen Sie Ihre linke Ferse in Richtung der linken Gesäßhälfte. Greifen Sie den Fußrücken mit der linken Hand, die Zehen mit der rechten Hand, drücken Sie die linke Leiste zum Boden, und ziehen Sie die Ferse so weit zum Gesäß, bis Sie die Dehnung im vorderen Oberschenkel, der Leiste oder im Rücken spüren.

Zur Verstärkung der Dehnung können Sie die Stirn auf den Boden legen.

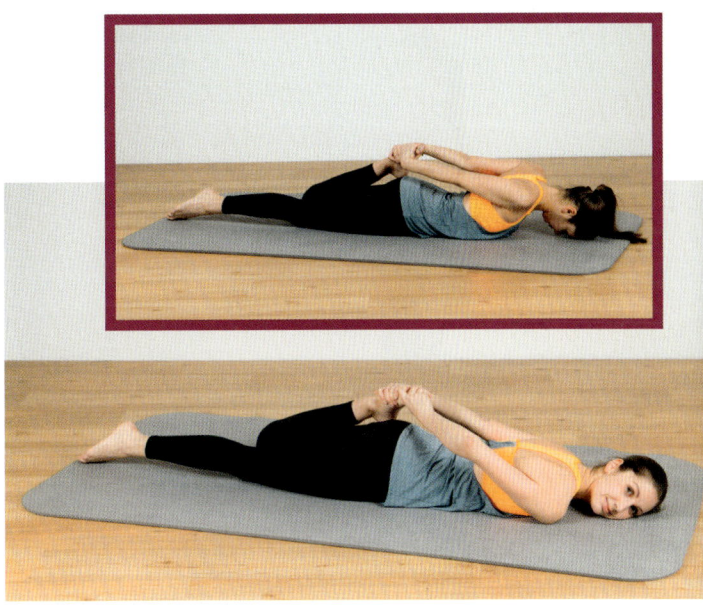

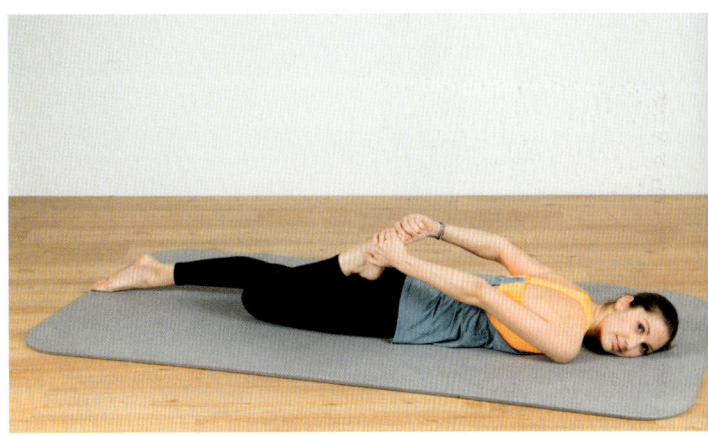

Ziehen Sie Ihre rechte Ferse in Richtung der rechten Gesäßhälfte. Greifen Sie den Fußrücken mit der rechten Hand, die Zehen mit der linken Hand, drücken Sie die rechte Leiste zum Boden, und ziehen Sie die Ferse so weit zum Gesäß, bis Sie die Dehnung im vorderen Oberschenkel, der Leiste oder im Rücken spüren.

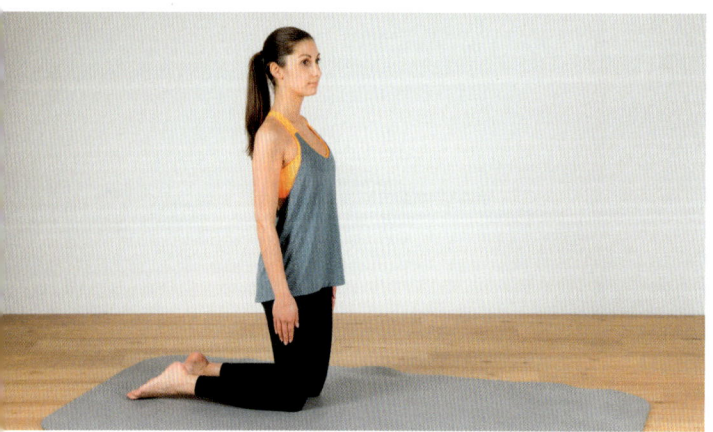

Gehen Sie in den Kniestand, und atmen Sie tief ein.

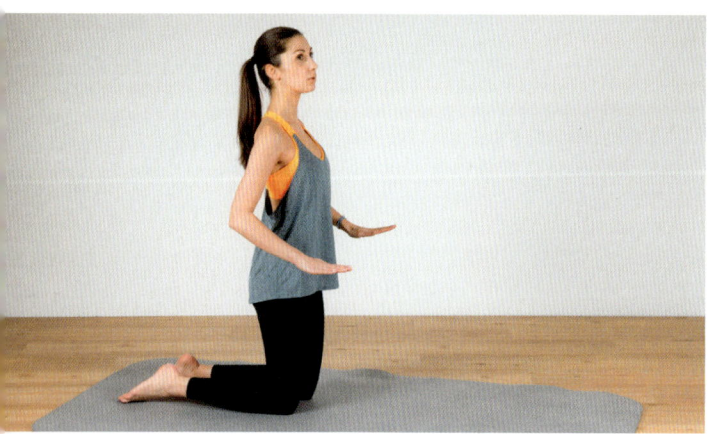

Pusten Sie so viel Luft aus Ihrer Lunge hinaus, wie Sie können. Ziehen Sie den Bauch nach innen in Richtung Wirbelsäule, um noch mehr Luft auspusten zu können.

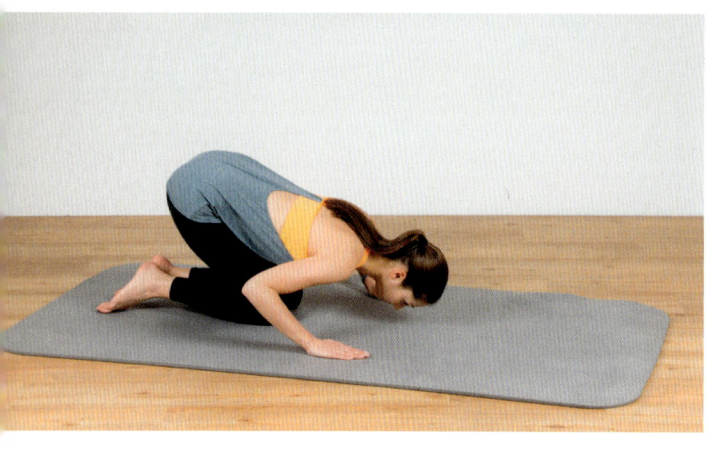

Senken Sie den Körper kontrolliert rasch nach vorne hinunter, um noch einmal mehr Luft herauspusten zu können, und stützen Sie sich dabei ab.

Kommen Sie rasch wieder in den Kniestand und atmen Sie ein.

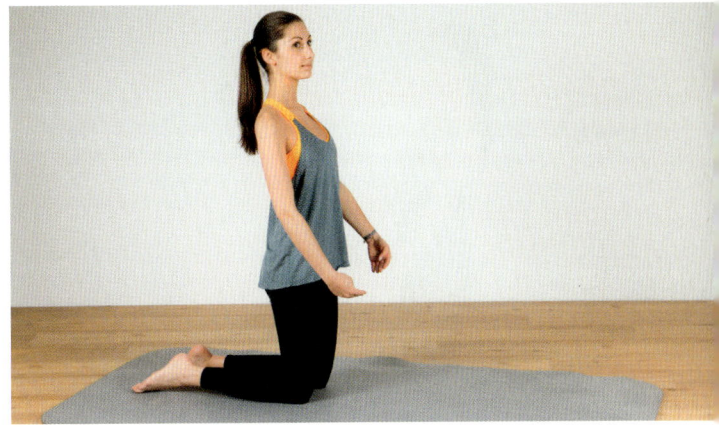

Zeigen Sie mit den Händen den Grad Ihrer Einatmung an, und atmen Sie immer weiter ein, bis Ihre Lungen prall gefüllt sind. Wenn Sie maximal eingeatmet haben, sind Ihre Arme ganz nach oben gestreckt. Wölben Sie dabei Ihren Bauch immer weiter nach vorne, um noch mehr einatmen zu können.

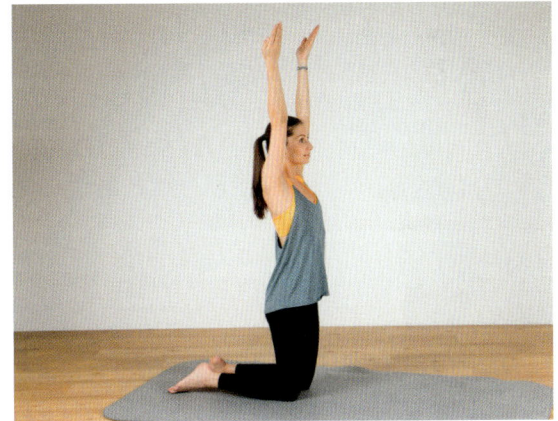

Senken Sie Ihre Hände ab, während Sie mehr und mehr ausatmen.

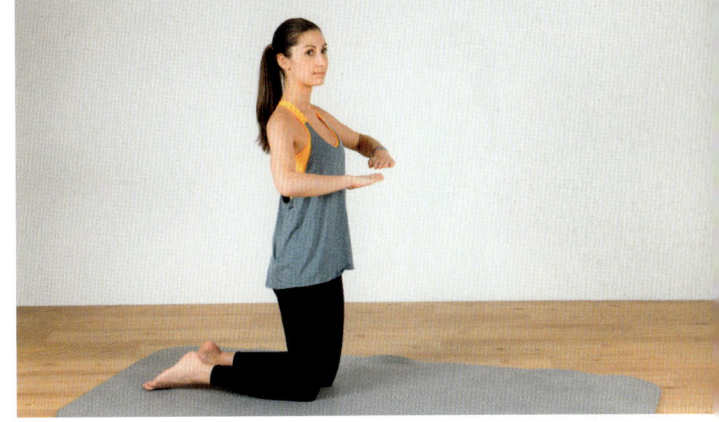

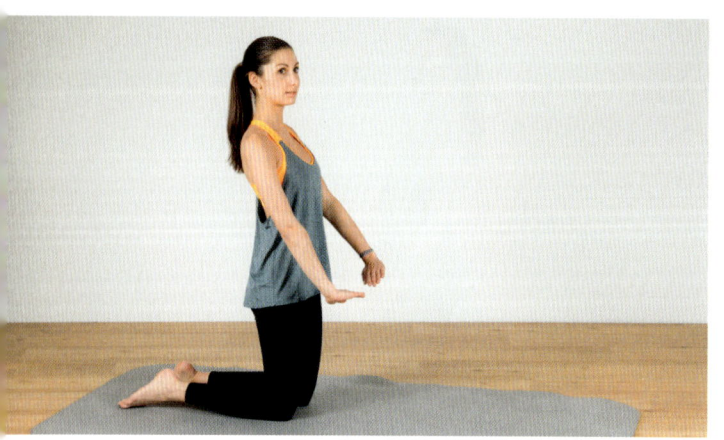

Atmen Sie wieder so vollständig wie möglich aus. Bei der maximalen Ausatmung sind Ihre Arme nach unten gestreckt. Wiederholen Sie das vollständige Ausatmen und Einatmen viermal. Unterstützen Sie die Atmung, indem Sie den Bauch beim Ausatmen so weit wie möglich einziehen und beim Einatmen so weit wie möglich nach vorne herausstrecken.

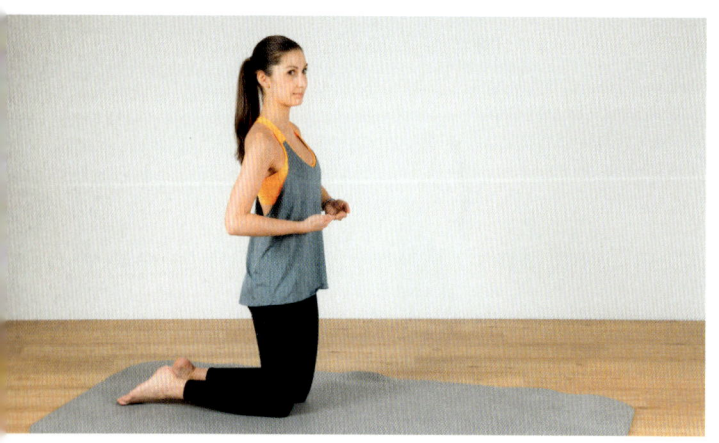

Nachdem Sie tief ausgeatmet und dabei den Bauch weit eingezogen haben, lassen Sie den Bauch eingezogen, während Sie mit Kraft wieder einatmen. Sie fühlen dabei einen Druckanstieg in Ihrer Bauchhöhle. Atmen Sie so fest ein wie möglich, und steigern Sie den Druck. Sie führen mit zunehmender Einatmung die Hände diesmal nur bis zum unteren Rand des Brustkorbs. In dieser Höhe haben Sie maximalen Druck in der Bauchhöhle aufgebaut.

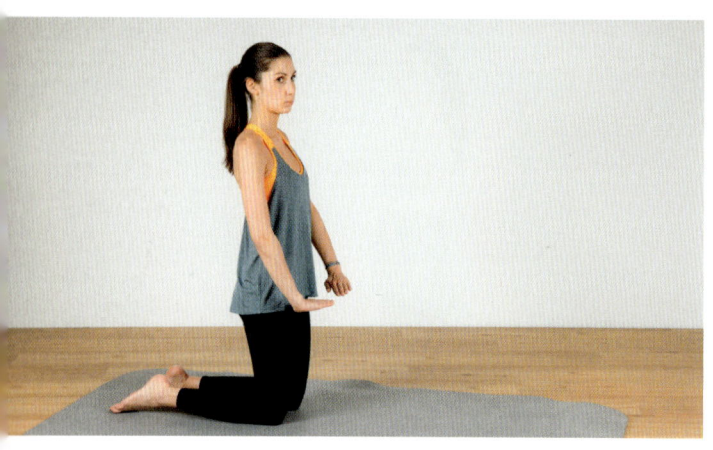

Atmen Sie dann aus, und strecken Sie dabei den Bauch heraus. Wenn Sie vollständig ausgeatmet haben, sind Ihre Arme nach unten gestreckt. Wiederholen Sie diese Atemübung viermal.

Wechseln Sie anschließend zur Normal-atmung, und atmen Sie abschließend viermal sehr tief ein und aus.

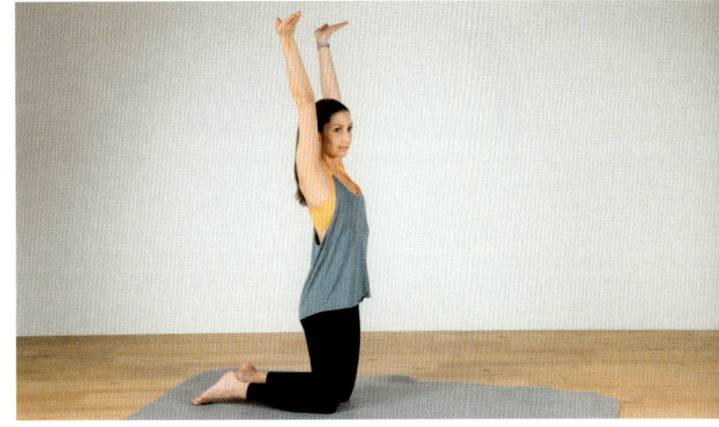

Zeigen Sie dabei den jeweiligen Stand Ihrer Ein- und Ausatmung wie zuvor beschrieben mit den Händen an.

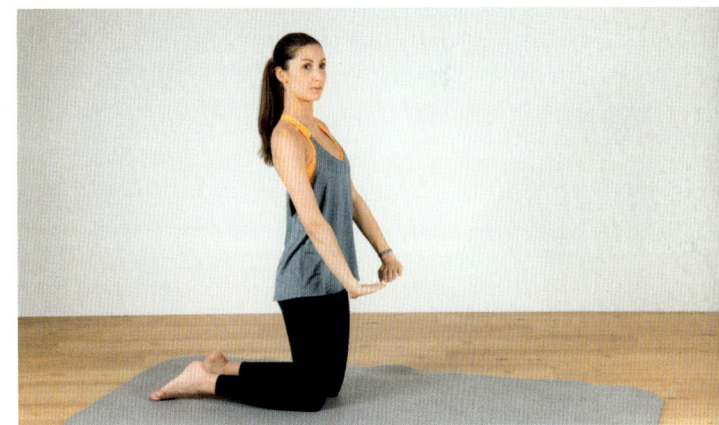

Gehen Sie in den Fersensitz, Ihre Wirbelsäule ist möglichst gerade und aufrecht.

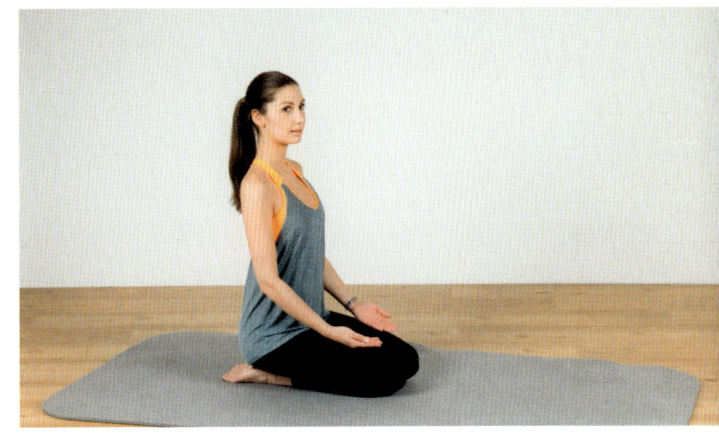

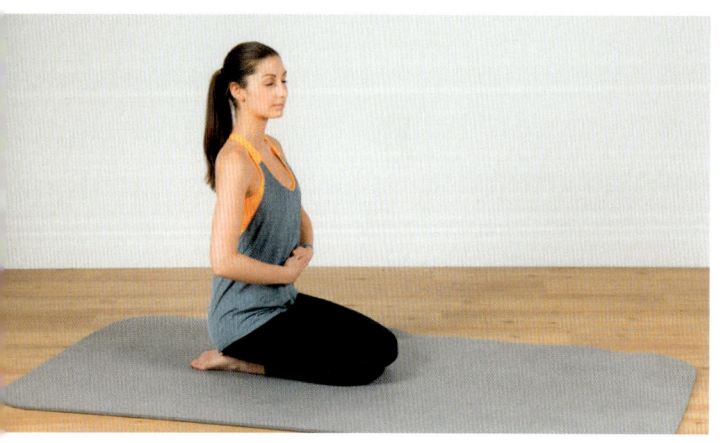

Legen Sie als Frau Ihre linke Hand knapp unterhalb des Nabels auf den Bauch, als Mann nehmen Sie die rechte Hand. Die jeweils andere Hand legen Sie darauf. Schließen Sie die Augen. Suchen Sie in Ihrem Bewusstsein nach Körper- und Denkspannungen, nach emotionalen und seelischen Spannungen. Lassen Sie diese Spannungen in den Bereich unter Ihren Händen einfließen.

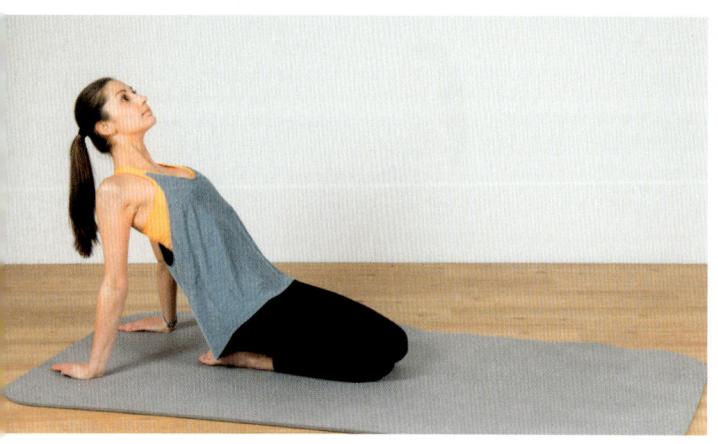

Kippen Sie Ihren Rumpf um die Hüftgelenke langsam nach hinten, bis Sie die Dehnung in den Leisten, in den Oberschenkeln oder im Rücken spüren. Bilden Sie dabei mit Rumpf und Becken eine Einheit.

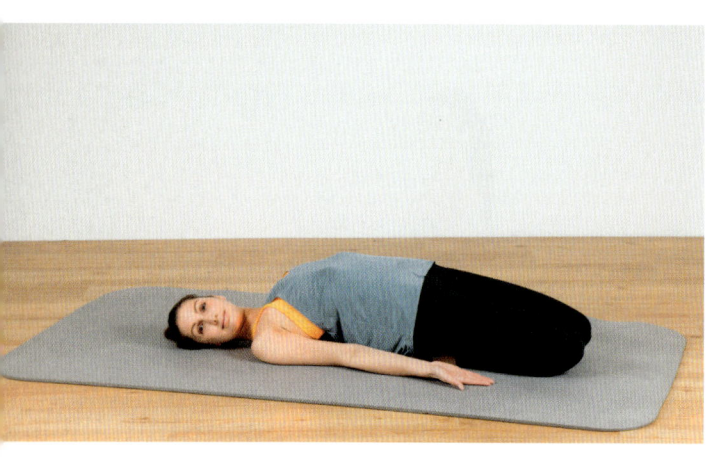

Wenn möglich, legen Sie sich auf dem Rücken ab. Verweilen Sie in dieser Position, und stellen Sie sich vor, dass sich alle Spannungen von Ihnen lösen. Wenn Sie sich noch nicht vollständig ablegen können, stützen Sie sich in Ihrer maximal erreichbaren Position mit den Händen oder auf den Ellenbogen ab.

Richten Sie den Oberkörper wieder auf, beugen Sie sich nach vorne und legen Sie Ihren Rumpf auf den Oberschenkeln und die Stirn auf dem Boden ab.

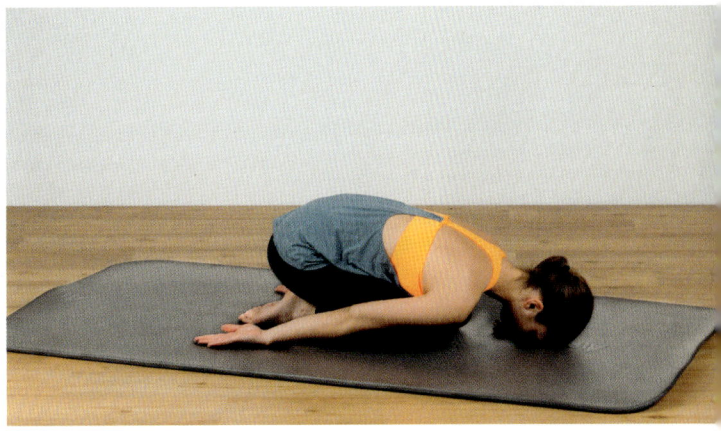

Richten Sie sich wieder auf in den Kniestand, setzen Sie die Hände nach vorne auf, und führen Sie die Füße zusammen, so dass Ihre Knie einen Winkel von etwa 90 Grad bilden.

Lassen Sie sich immer mehr durchhängen, bis Sie die Dehnung in den Hüften oder den Oberschenkeln spüren.

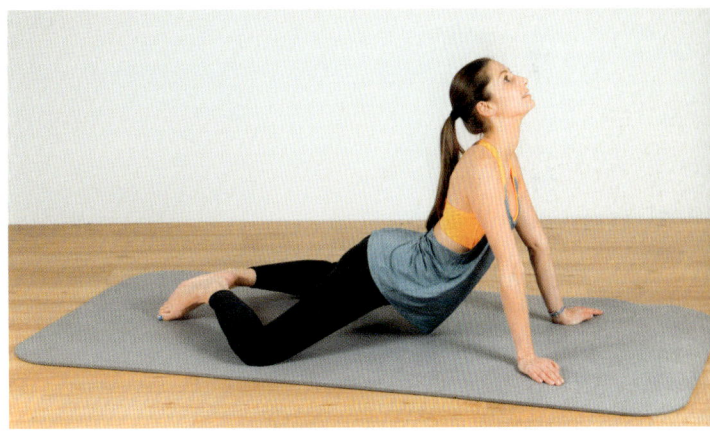

Gehen Sie in die Hocke, und stellen Sie sich auf Ihre Zehenballen, sodass Sie die Dehnung im Fußgelenk und in den Zehen spüren.

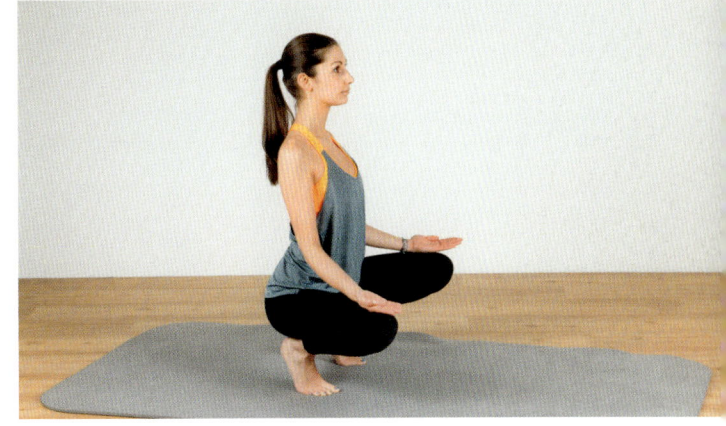

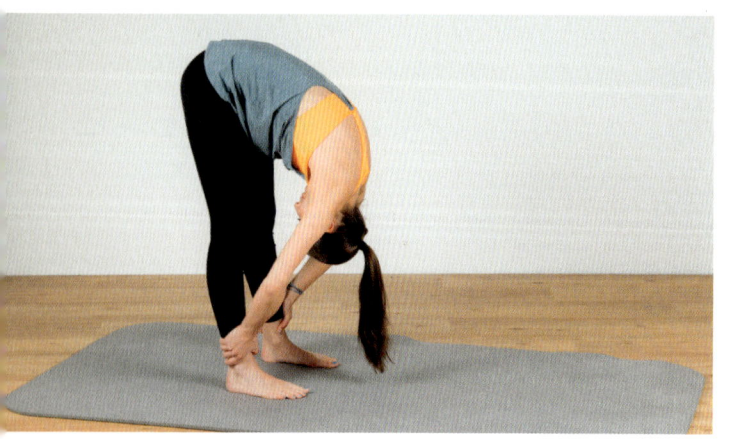

Stellen Sie die Füße schulterbreit auseinander und auf der ganzen Fußfläche ab, strecken Sie Ihre Beine, und bleiben Sie beim Aufrichten mit Ihren Händen möglichst nah am Boden, sodass Sie die Dehnung in den Kniekehlen, auf der Rückseite der Beine oder im Rücken spüren.

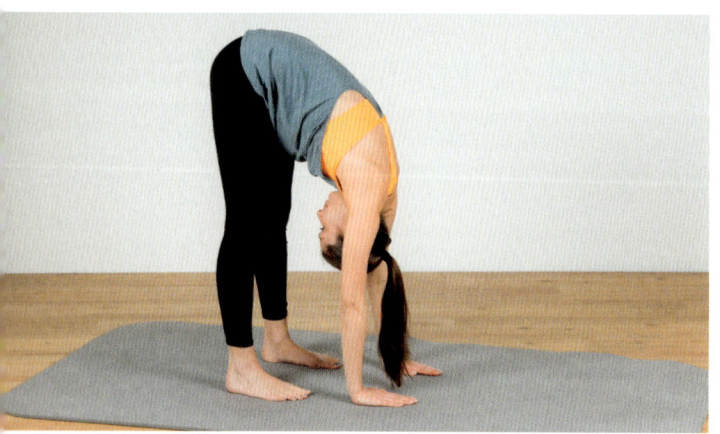

Gehe Sie so weit in diese Dehnung, wie es Ihnen möglich ist.

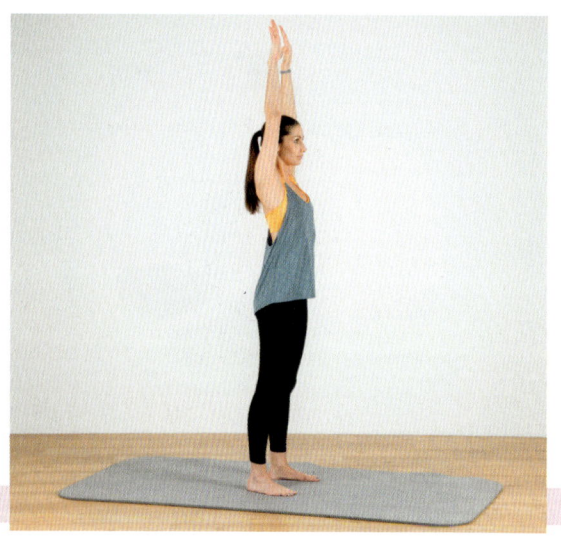

Führen Sie die gestreckten Arme immer weiter nach vorne. Wenn es aus den Schultern heraus nicht mehr weiter geht, lassen Sie den Körper immer mehr folgen. Kommen Sie in den aufrechten Stand, und strecken Sie die Arme senkrecht so weit wie möglich nach oben.

Schieben Sie Ihre Leisten nach vorne, lehnen Sie sich im Rumpf immer weiter nach hinten, überstrecken Sie Ihren Kopf, und ziehen Sie die gestreckten Arme so weit wie möglich nach hinten, bis Sie die Dehnung in Leisten, Rücken, Bauch, Schultern oder Hals spüren.

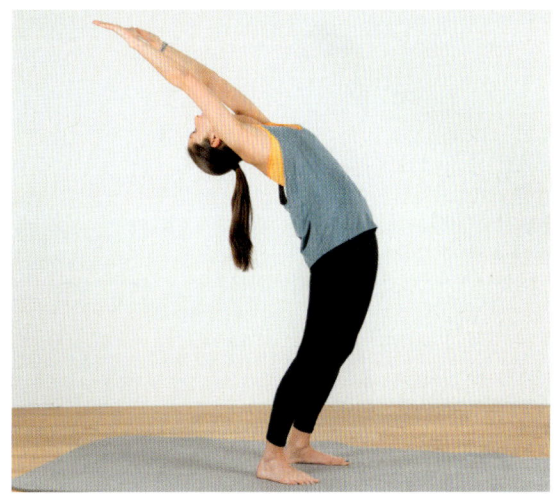

Beugen Sie die Ellenbogen um 90 Grad, und nehmen Sie die Arme zur Seite.

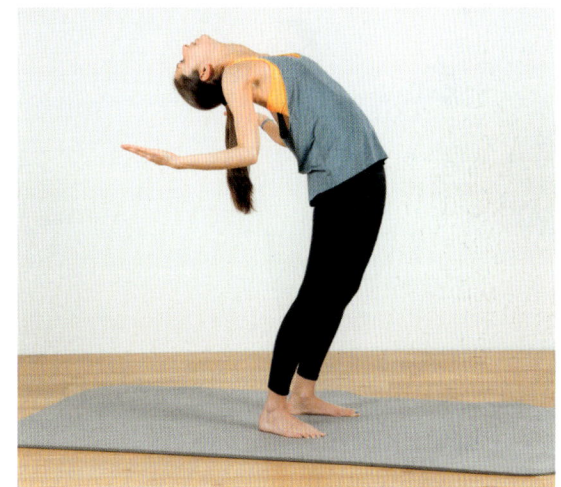

Ziehen Sie die Fingerspitzen noch einmal so weit wie möglich Richtung Boden.

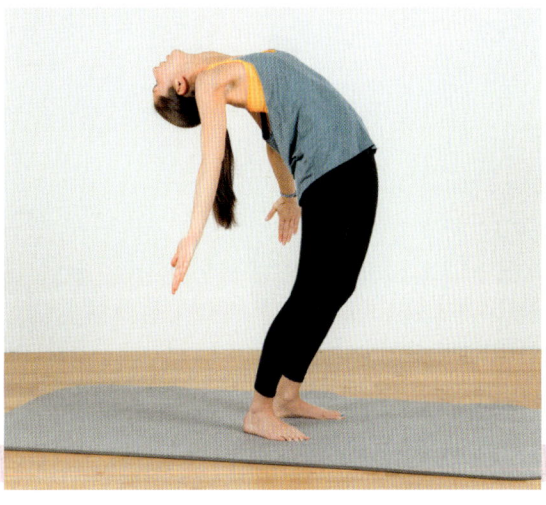

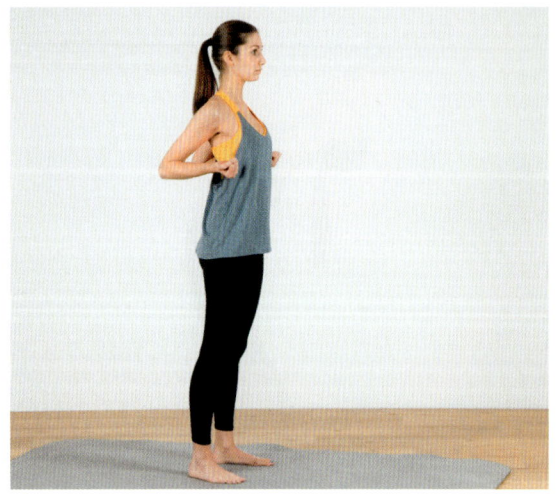

Stellen Sie sich wieder aufrecht hin, richten Sie Ihre gesamte Wirbelsäule gerade aus, und ziehen Sie die Ellenbogen nach hinten, bis Sie die Dehnung in der vorderen Schulter spüren.

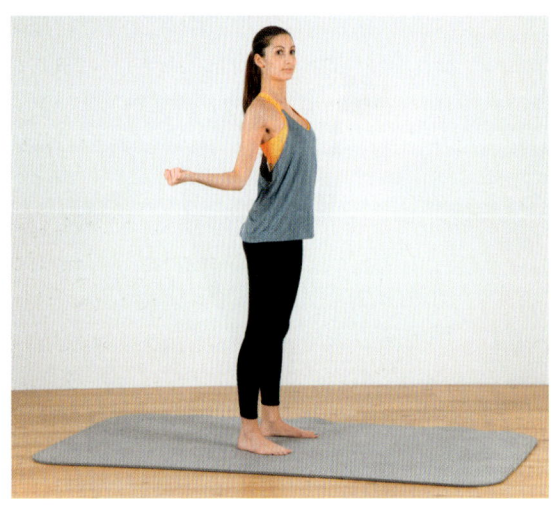

Drehen Sie Ihre Arme nach außen, ziehen Sie die Ellenbogen hinter den Rücken, und öffnen Sie dabei so weit wie möglich Ihren Brustkorb.

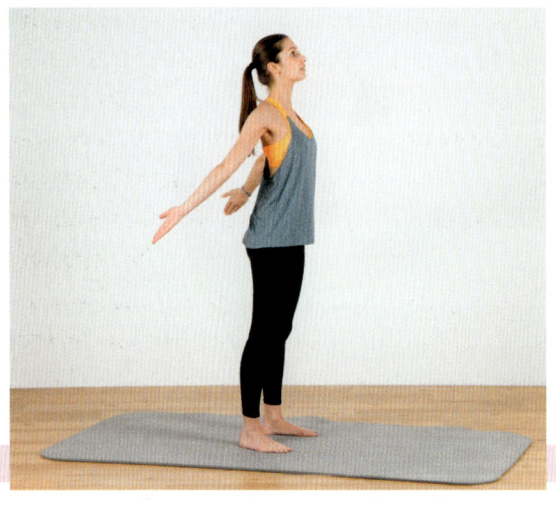

Strecken Sie die Arme noch einmal lang aus. Ziehen Sie Ihre Fingerspitzen Richtung Boden, fühlen Sie den Boden intensiv mit Ihren Fußsohlen.

Lassen Sie die Arme entspannt nach unten hängen, und beenden Sie damit den Earth-Flow.

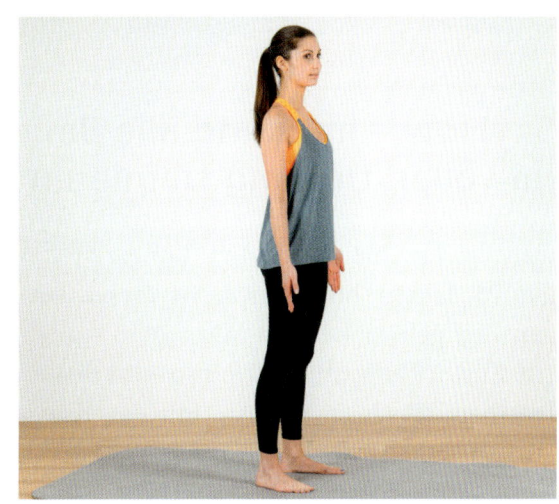

Tag für Tag mehr Bewegungswinkel erobern

FaYo hat eine ganze Schatzkiste von Anwendungen auf Lager, die in den EarthFlow einfließen können. Ansteuerungen, Kräftigungen und Dehnungsprinzipien und mental-energetische Techniken unterschiedlichster Art können bestimmte Wirkungen auf Ihren Körper, den Geist und Ihre Seele intensivieren oder hinzufügen. Möchten Sie intensivere Dehnungsergebnisse? Möchten Sie Ihre Faszienstruktur gezielter umbauen? Möchten Sie Ihre Muskeln zu Blutpumpen machen? Möchten Sie Ihre Gelenkführung optimieren? Möchten Sie die bioelektrischen Effekte maximieren? Möchten Sie Ihre Muskeln so kräftigen, dass die Fettverbrennung optimiert wird? Möchten Sie Ihre Heilungszeit nach Verletzungen minimieren?

All diese spezifischen Anwendungen würden den Rahmen dieses Buches sprengen. Doch der hier beschriebene Ablauf, den Sie nach einigen Wochen des Übens beherrschen können, ist die Basis, um das oben Genannte später einfließen lassen zu können.

Schon damit kehren Sie den Alterungsprozess um. Denn statt unmerklich Tag für Tag immer mehr Ihrer Bewegungswinkel einzubüßen, erobern Sie sich ab sofort Tag für Tag neue. Die Synergien, die dadurch zunehmend ihre Wirkung entfalten, lösen ab jetzt eine nicht aufzuhaltende Positivspirale aus.

Dann kombinieren wir die Wirkung des EarthFlow mit den zusätzlichen Effekten des SkyFlow. Der EarthFlow erweitert die Bewegungsmöglichkeiten des ganzen Körpers, im SkyFlow führen wir die nun möglich gewordenen Bewegungen aus. Diese Wirkungen der beiden Bewegungsabläufe kombinieren wir mit unserer individuellen Bewegungsführung in Beruf, Sport, Hobby und sonstigem Alltag und voilà: Das Problem unserer degenerierten Bewegungsmuster ist gelöst.

SkyFlow – im Stand alle Bewegungswinkel im vollen Umfang trainieren

Der SkyFlow hat eine Entwicklungszeit von gut 25 Jahren hinter sich. In dieser langen Zeit gab es – Stand März 2016 – über 100 Entwicklungsstufen. Und so wird es weitergehen. Wer sich intensiv mit der Bewegung des menschlichen Körpers und deren Auswirkungen auf das Gesamtsystem Körper–Geist–Seele beschäftigt, der stößt auf immer mehr Zusammenhänge, macht neue Entdeckungen über verknüpfte Funktionen und entwickelt sich selbst weiter. Die Forschung am eigenen Körper dauert so lange, wie das Erdendasein währt . Deswegen ist die Entwicklung des SkyFlow auch nie zu Ende. Sie wird immer weiter gehen – gemäß dem Forschungs- und Entwicklungsstand seiner Entwickler und jedes einzelnen Anwenders.

Daher gibt es nach dieser langen Zeit, in der viele Menschen die jeweiligen »aktuellen« Ausführungen des SkyFlow – wie immer er zur jeweiligen Zeit genannt wurde – gelernt haben, viele Formen der Ausführung. Sie alle sind sich beim ersten Hinsehen sehr ähnlich, unterscheiden sich aber um so deutlicher, je mehr man in die Details eintaucht. Falls Ihnen also irgendwo ein Bewegungsablauf begegnet, der im Stand ausgeführt wird, aus zwölf aufeinanderfolgenden »Sätzen« besteht und zumindest so ähnlich wie hier beschrieben wird, können Sie so gut wie sicher sein, dass es sich um ein »Vorläufermodell« unseres SkyFlow handelt.

Unsere jahrzehntelange Erfahrung ist die Basis

Seien Sie kritisch, wenn Ihnen ein Bewegungslehrer, der nicht im FaYo ausgebildet ist, erklärt, warum diese und jene Bewegung so oder so ausgeführt werden müsse. Das mag für ihn so sein. Wir haben aber über viele Jahre hinweg immer wieder erlebt, dass Menschen – meist ohne sich dessen bewusst zu sein – ihre eigenen Erfahrungen, Überzeugungen und Modelle einbringen und dabei vergessen, dass es im FaYo um eine genetisch definierte Gesamtsystematik geht. Ein gutes Beispiel hierfür sind »Verbesserungen«, die beispielsweise physiotherapeutisch ausgebildete westliche Yogalehrer an traditionellen Yoga-Systemen vornehmen. Sie meinen es gut mit ihren Vorschlägen, sind sich aber – je nach Ausbildungsstand – meist nicht bewusst, dass sie damit zum Beispiel energetische Wirkungen zerstören.

Wir selbst sagen ganz klar, dass es ein Richtig oder Falsch bei Bewegungen nie gibt, nie geben kann. Denn wie soll eine Bewegung für sich falsch sein, wenn sie doch genetisch vorgesehen ist? Aber obwohl es nur richtige Bewegungen gibt, kann man sich damit schwere Probleme antrainieren. Entscheidend bei der Beurteilung der FaYo-Bewegungen ist, dass man das weiter vorne ausführlich beschriebene Wissen um die Gelenkmechanik und die vielfältigen Stoffwechselbeeinflussungen vollständig verinnerlicht hat.

Bitte führen Sie sich noch einmal ganz deutlich vor Augen: Unsere therapeutischen Engpassdehnungen, der aus ihnen zusammengesetzte EarthFlow und auch der SkyFlow, um den es jetzt geht, sie alle sind die direkte Umsetzung unserer eigenen Erfahrung im Bereich der Schmerz- und Bewegungstherapie sowie der Gesundheitstherapie.

Und noch etwas ist ganz wichtig: Wir selbst können zwar mittlerweile eine ganze Menge der Effekte nachvollziehen, welche die oft unglaubliche Wirkung unserer Vorgehensweisen zumindest teilweise erklären können. Aber wir haben uns bewusst schon immer davor gehütet, diese intellektuelle Betrachtung von Funktionszusammenhängen zum alleinigen Steuermann der Weiterentwicklung zu machen.

Uns geht es um das Gesamte

Wir freuen uns, wenn uns Forscher wie Dr. Schleip eine Erklärung für diese oder jene körperliche Reaktion liefern. Wir liefern uns diesen Forschungen aber nicht aus. Unsere Vorgehensweisen werden tagtäglich von Tausenden Anwendern mit Erfolg eingesetzt – wenn Forschungsergebnisse ihnen widersprechen würden, dann müssen diese Ergebnisse falsch interpretiert sein. Wir dürfen niemals vergessen, dass die Wahrheit von heute der Irrtum von morgen ist. Meist liegt das daran, dass Forschung sich immer nur auf Teile eines großen Ganzen fokussieren kann. Für einen Teilbereich treffen diese Einschätzungen dann zu, nicht aber für das Ganze. Ein gutes Beispiel hierfür sind die Versuche mit Arzneimitteln, die eine bestimmte biochemische Wirkung in Teilbereichen entfalten, nach einiger Zeit jedoch unerwünschte, schädliche oder sogar lebensbedrohliche Auswirkungen auf das Gesamtsystem haben – Sie kennen das unter dem Begriff »Nebenwirkungen«.

Natürlich experimentieren wir mit neuen Forschungsergebnissen, lassen sie in unsere Arbeit einfließen, passen unsere Vorgehensweise an. Das sichert uns seit 30 Jahren stetigen Fortschritt – und sei es nur in der Ausformulierung unseres Erklärungsmodells. Durch dieses Tun, nicht durch Reden und Diskutieren, finden wir heraus, wie die Patienten auf Neuerungen reagieren.

Das Wichtigste an unserer Vorgehensweise ist immer gewesen, dass es nie an erster Stelle um die Struktur geht. Dass es also nie nur um Muskeln, um Faszien, um Gelenke oder Bandscheiben, um Nerven und Gehirn, um Gefäße oder um Energieleitbahnen geht. Sondern uns geht es immer um die Spannungsverteilung und das gesamte System der Schmerzerzeugung und Stoffwechselaktivierung. Es geht um die systematisierte genetisch geforderte Funktion, die dann die stetige Optimierung der Struktur und aller Prozesse nach sich zieht. Funktion formt immer Struktur.

Und diese Gesamtzusammenhänge können nur erfasst werden durch die Bewegung an sich, durch die Nutzung aller biologisch »eingebauten« Winkel, die der Körper tatsächlich ausübt, weil er im Leben »funktionieren« möchte. So erzeugen wir einen wunderbaren Effekt: Eine Funktion, ein Bewegungsprofil, für das der Mensch genetisch geschaffen ist, kreiert bei einem FaYo-Übenden Gelenkgesundheit, beim nächsten eine elastische Wirbelsäule, bei einem dritten bessere Durchblutung in unterversorgten Bereichen, beim vierten einen gesünderen Energiefluss, beim fünften die natürliche Reduzierung depressiver Anteile, beim sechsten eine verbesserte Funktion der Sinnesorgane, beim siebten, dass er endlich wieder seinen geliebten Sport ausüben kann, beim achten eine gute Verdauung, beim neunten ein Wiederaufblühen der Sexualität und beim zehnten einfach nur ein glückliches und zufriedenes Lebensgefühl.

Unser Körper sagt uns, was zu tun ist

Wer würde sich anmaßen, der allwissende »Architekt des Systems Körper-Geist-Seele« zu sein, der diese Komplexität des menschlichen Seins in allen Funktionszusammenhängen so durchschaut, dass er einen Menschen oder Patienten bestmöglich beraten und anweisen könnte? Welcher bewusste Mensch könnte diese Verantwortung übernehmen?

Wir glauben, niemand. Nur die Bewegung selbst ist in der Lage, in Kombination mit der Ernährung und den anderen indirekten Faktoren das Optimum für den jeweiligen Menschen zu erzeugen. Die ausführende Instanz ist für uns der »innere Arzt«. Wir stellen für ihn nach bestem Wissen und Gewissen die Voraussetzungen für seine Arbeit her – aber er entscheidet, was zu tun ist. Der Mensch heilt sich selbst, denn die Power des »inneren Arztes« ist unbändig. Er heilt so gut wie alles, wenn man ihn nur lässt. Wir können als Ärzte, Therapeuten, Personal-Trainer oder Gesundheitsberater nur Hilfe zur Selbsthilfe geben und durch gute Unterstützung dafür sorgen, dass sich der »innere Arzt« bestmöglich entfalten kann.

Sie haben es »in der vollständigen Bewegung«

Sie allein können durch Ihre steigende körperliche, geistige und seelische Wahrnehmung beurteilen, wie gut, wie hilfreich, wie gesundheitsfördernd die von Ihnen gewählten Maßnahmen sind. Der einzige Weg, es herauszufinden, ist das Tun. Machen Sie Engpassdehnungen, machen Sie den Earth-Flow, machen Sie den SkyFlow. Nach einer Anlaufphase werden Sie spüren, wie die positiven Auswirkungen exponentiell zunehmen – abhängig von Ihrem Ausgangszustand. Und wenn Sie spüren, wie gut FaYo tut, und immer mehr von diesem Wohlgefühl haben möchten, experimentieren Sie mit den Ernährungsideen, die weiter vorne beschrieben sind, reduzieren Sie Einflüsse wie Elektrosmog oder belastenden Stress durch berufliche Situationen – und was es alles noch zu entdecken und zu tun gibt im fast unendlichen Bereich der bewussten Kompetenz.

So ist der SkyFlow aufgebaut

Steigen wir nun in den SkyFlow ein. Der gesamte SkyFlow ist in 12 aufeinander aufbauende Einzelflows untergliedert. Im Folgenden haben wir für Sie zum optimalen Üben wichtige Einzelpositionen bzw. kleinere Bewegungsabschnitte ausgewählt. Sie erfahren, warum diese so wichtig sind und wie sie das durchschnittliche Bewegungsprofil der heutigen Lebensweise ausgleichen können.

Lassen Sie sich von der Fülle der Positionen und Bewegungen nicht verwirren. Wenn Sie den SkyFlow auswendig können, nimmt er nicht mehr als 15 Minuten in Anspruch. Durch die Aufteilung in die Einzelflows lässt er sich Stufe für Stufe erfassen, und Sie können sich auch diese »Portionen« in kleinen Happen zu Gemüte führen, so wie sie für Sie am besten zu verdauen sind.

So können Sie völlig stressfrei in Ihrem persönlichen Tempo den EarthFlow mit immer mehr Übungen aus dem SkyFlow ergänzen. Der EarthFlow erweitert die Bewegungsmöglichkeiten des ganzen Körpers und definiert damit die dreidimensional möglichen kombinierten Bewegungswinkel im SkyFlow. Im SkyFlow führen wir quasi die nun möglich gewordene Bewegung auch aus. Die Erweiterung Ihrer Bewegungswinkel ist also eine wichtige Voraussetzung dafür, den SkyFlow immer besser zu nutzen. Daher können Sie sich mit dem Lernen der beiden Flows Zeit lassen, so viel Sie möchten. Es spricht auch gar nichts dagegen, zunächst über einen längeren Zeitraum ausschließlich den EarthFlow zu perfektionieren.

Der SkyFlow – 12 Abfolgen im Stand

Auch hier empfehlen wir Ihnen, zunächst einfach die Fotos zu betrachten und die Beschreibungen dazu zu lesen. Ihr Gehirn wird darauf reagieren und das spätere körperliche Ausführen der Bewegungen vorbereiten.

Vorbereitung: Die Sky-Position (Himmelsposition) einnehmen

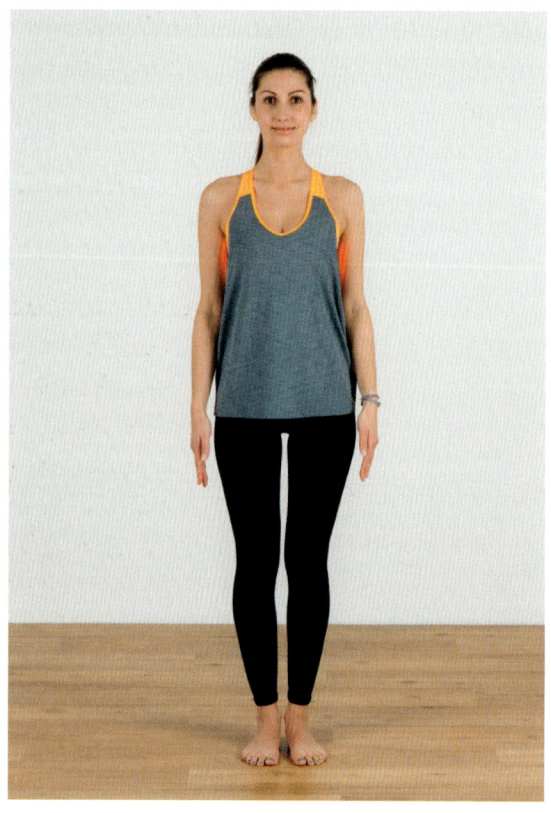

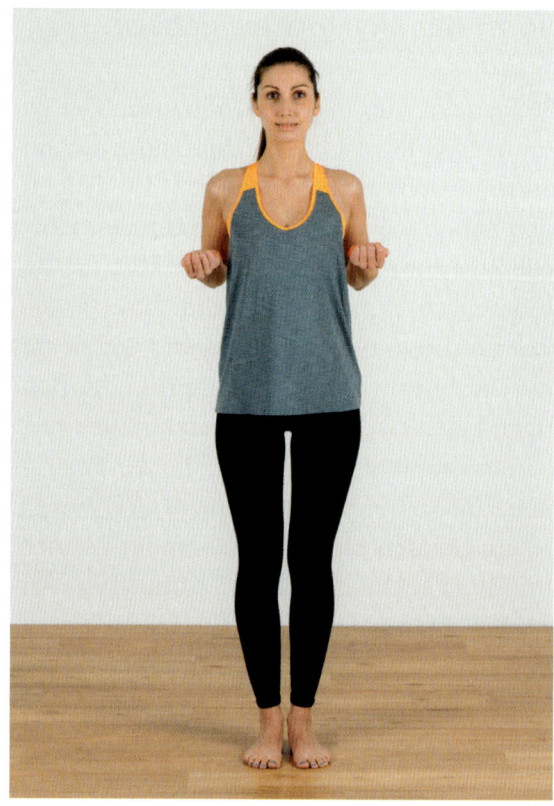

Stehen Sie entspannt aufrecht, und lassen Sie Schultern und Arme hängen. Nähern Sie Ihre Wirbelsäule einer entspannten Linie an.

Nehmen Sie Ihre Ellenbogen so weit wie möglich nach hinten, und öffnen Sie damit Ihre Schultern und Ihre Brust.

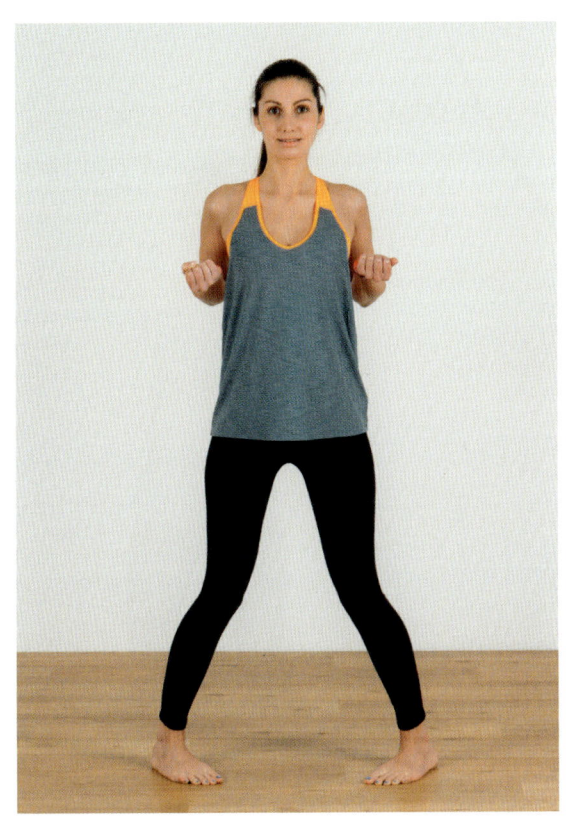

Spreizen Sie die Beine etwas überschulterbreit. Ihre Füße sind nach innen gerichtet, Ihre Zehen sind dann schulterbreit voneinander entfernt, Ihre Knie sind leicht gebeugt. Nehmen Sie intensiven Kontakt zum Boden auf, indem Sie Ihr linkes Bein und den linken Fuß wie eine Schraube mit Rechtsgewinde in die Innenrotation anspannen und das rechte Bein und den rechten Fuß wie eine Schraube mit Linksgewinde ebenfalls in die Innenrotation anspannen. Erzeugen Sie das Gefühl, als wollten sich beide Füße in den Boden hineinschrauben. Heben Sie gleichzeitig Ihren Scheitelpunkt zunehmend an, ziehen Sie Ihre Wirbelsäule immer gerader, werden Sie dadurch immer »größer«.

Die Sky-Position erdet und stabilisiert Sie, macht Sie zum Bindeglied zwischen Himmel und Erde und öffnet Sie nach oben. Sie gleicht einseitige Spannungen von den Fußsohlen bis zum Scheitelpunkt aus. Sie stärkt Ihre Beinachsen und Ihre Knie, entlastet und kräftigt gleichzeitig die Wirbelsäule und befreit von Verengungen im Bereich der Brust und der Schultern.

Flow 1: Vorderes Öffnen

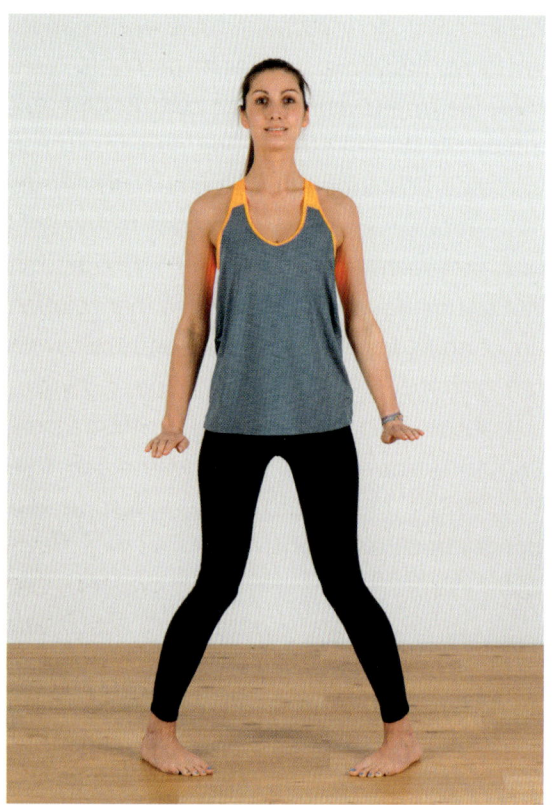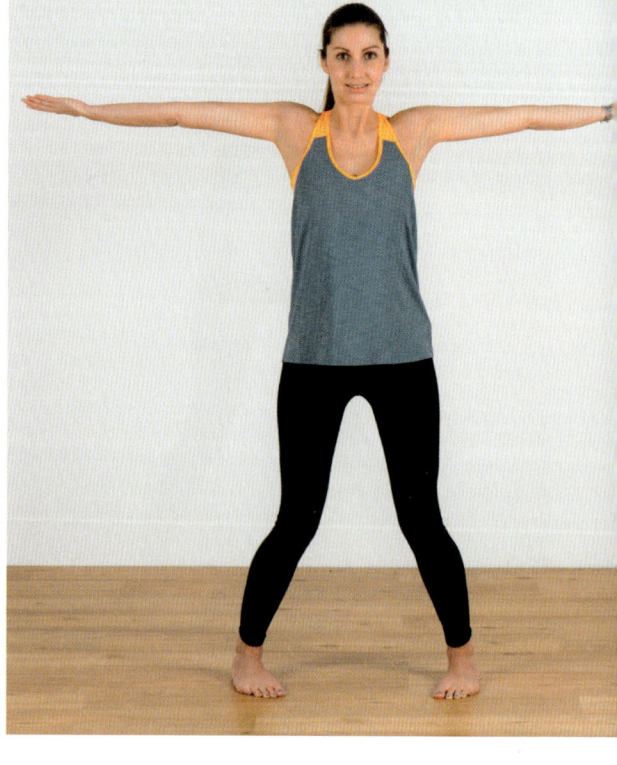

Überstrecken Sie Ihre Handgelenke, ziehen Sie Ihre Fingerspitzen Richtung Ellenbogen und ziehen Sie die Arme und den Schultergürtel nach unten, während Kopf und Scheitelpunkt immer weiter nach oben streben.

Nehmen Sie die Arme im Ellenbogen gestreckt horizontal nach oben, und ziehen Sie beide Arme nach hinten, während möglichst viele der anderen Anspannungen gehalten werden.

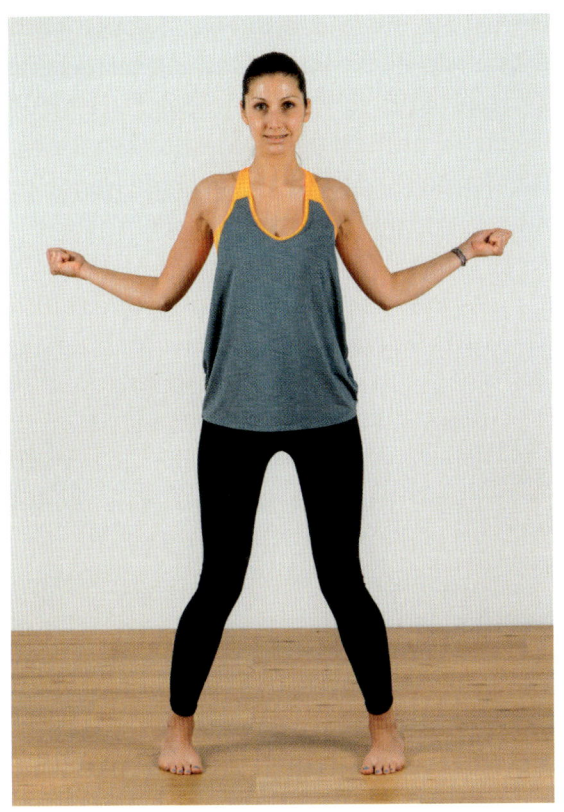

Beugen Sie die Arme, und ziehen Sie die Ellenbogen möglichst weit hinter Ihren Rücken, ohne die restlichen Positionen zu verändern.

Mit Flow 1 öffnen Sie die Brust, die Schultern und die Ellenbogen. Dies wirkt einer der massivsten und sehr schädigenden Verkürzungen in den frontalen Faszien entgegen, die eine häufige Folge der heutigen Lebensweise ist. Der Flow befreit die Einschränkungen spürbar. Brennende Schmerzen zwischen den Schulterblättern und sogar Asthmasymptome, Angstzustände und »klemmende« Herzgefühle können gelindert werden. Die Rückenmuskulatur im Bereich der Brustwirbelsäule wird schonend gekräftigt, die gesamte Wirbelsäule stabilisiert.

Flow 2: Vorderes aufstrebendes Öffnen

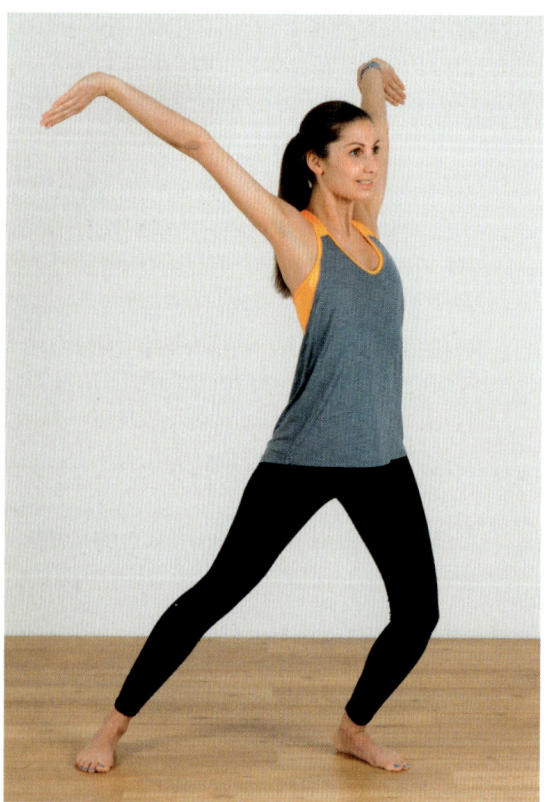

Öffnen Sie den Stand, drehen Sie sich nach links, strecken Sie Ihr rechtes und beugen Sie Ihr linkes Knie so weit wie möglich. Nehmen Sie die Arme nach oben, überstrecken Sie die Handgelenke und ziehen Sie beide Hände so weit wie möglich nach hinten oben.

In Flow 2 beginnen Sie, die Hüfte zu öffnen, Sie erweitern die Beweglichkeit der Fußgelenke und beginnen, die Knie in tieferen Winkeln zu kräftigen. Dies ist heute von großer Bedeutung, da der Verschleiß von Kniegelenken zum großen Teil damit zu tun hat, dass die Kniegelenke zumeist im fast oder voll gestreckten Zustand – Gehen und Stehen – belastet werden, und zwar meist auf ebenen Böden. Gleichzeitig öffnen Sie zusätzliche Schulterwinkel. Das führt zur weiteren Befreiung vor allem der Faszien von den Fingerspitzen bis zum Rumpf und zum bewussten Ansteuern und Kräftigen der Wirbelsäulenmuskulatur.

Flow 3: Erweitertes vorderes Öffnen

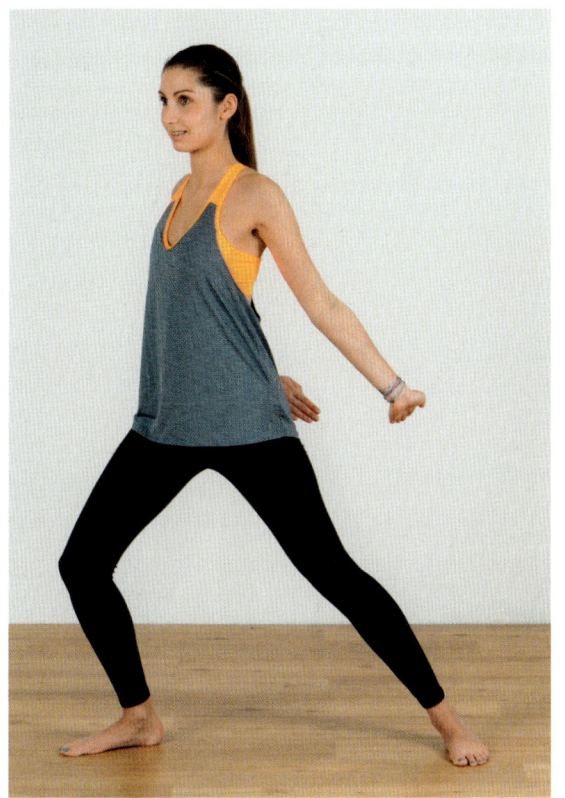

Öffnen Sie sich nach rechts. Strecken Sie Ihr linkes Bein, und beugen Sie Ihr linkes Knie so weit wie möglich. Ziehen Sie Ihre Arme, die im Ellenbogen gestreckt sind, mit überstreckten Händen nach hinten unten so weit wie möglich hinter Ihren Rücken. Bleiben Sie im Becken und in der Wirbelsäule gerade.

In Flow 3 erweitern Sie die entsprechenden Fußwinkel und kräftigen nun das rechte Knie. Zudem ergänzen Sie das Öffnen der Brust und der Schulter durch die Beanspruchung zusätzlicher Faszien der vorderen Schulter, welche bei Verfilzung zu den Symptomen einer Schulterentzündung beitragen. Die hintere Schultermuskulatur wird schonend gekräftigt. Das Bewusstsein für ein stabil aufrecht stehendes Becken und die gesunde Rundung der Wirbelsäulenabschnitte wird trainiert.

Flow 4: Stabilisierung, Kräftigung und Flexibilisierung des Rumpfes

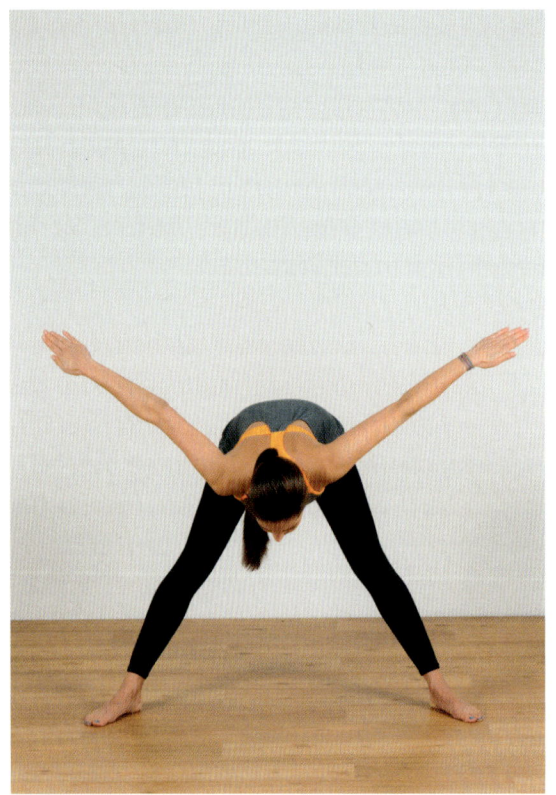 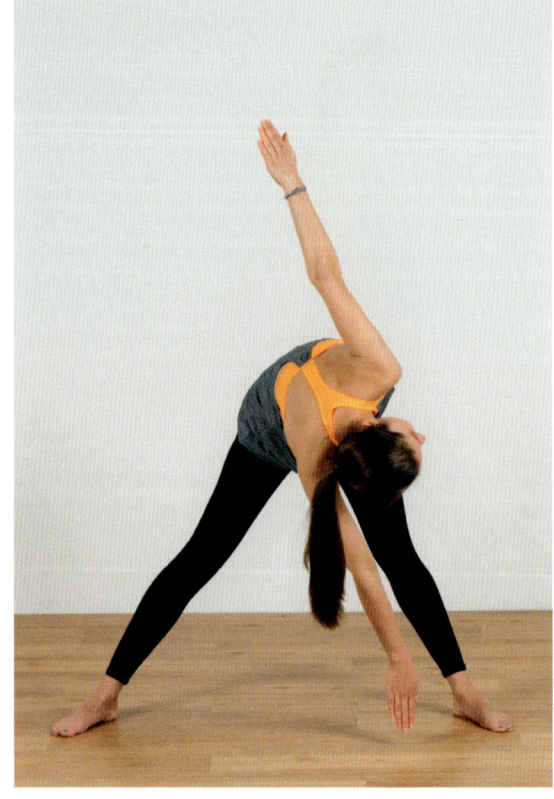

Stellen Sie sich breiter in die Grätsche, die Füße zeigen leicht nach außen. Beugen Sie sich mit geradem Rücken in der Hüfte nach vorne, bis Sie die Dehnung in der Rückseite der Beine spüren. Halten Sie diese Position, und ziehen Sie die Arme so weit wie möglich nach oben hinter Ihren Rücken.

Ziehen Sie die linke Hand weiter hinter Ihren Rücken, und drehen Sie den Rumpf so weit wie möglich mit. »Ziehen« Sie mit der rechten Hand in die Verlängerung des rechten Arms und verstärken Sie dadurch die Drehung nach links. Drehen Sie auch Ihren Kopf und die Augen so weit wie möglich nach links.

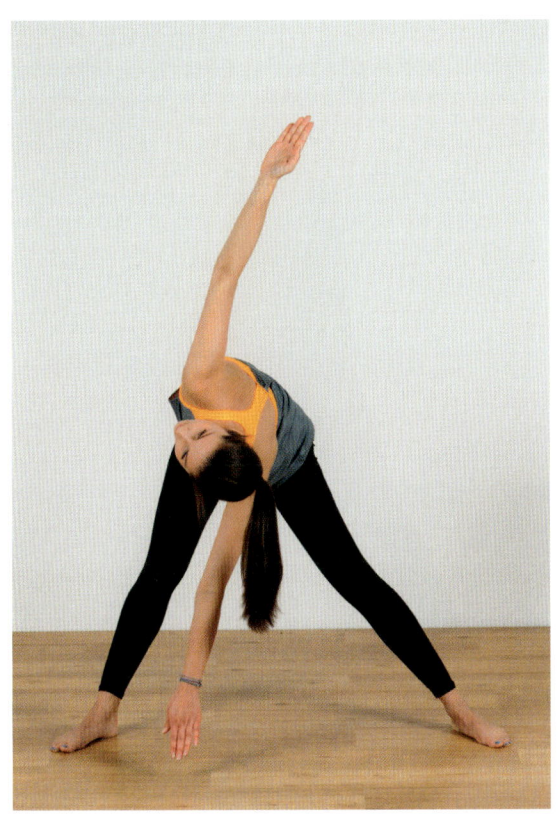

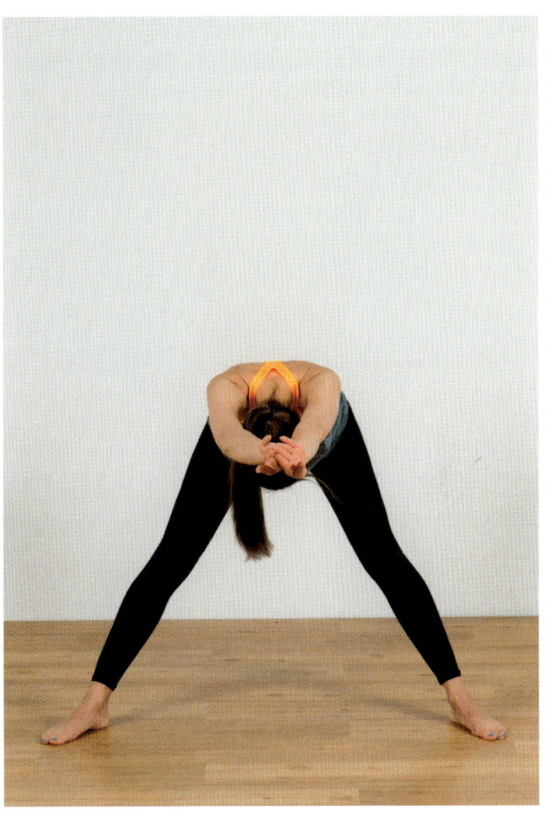

Wiederholen Sie das Gleiche für die rechte Seite.

Ziehen Sie bei immer noch waagrechtem Rumpf Ihre Arme gestreckt nach vorne.

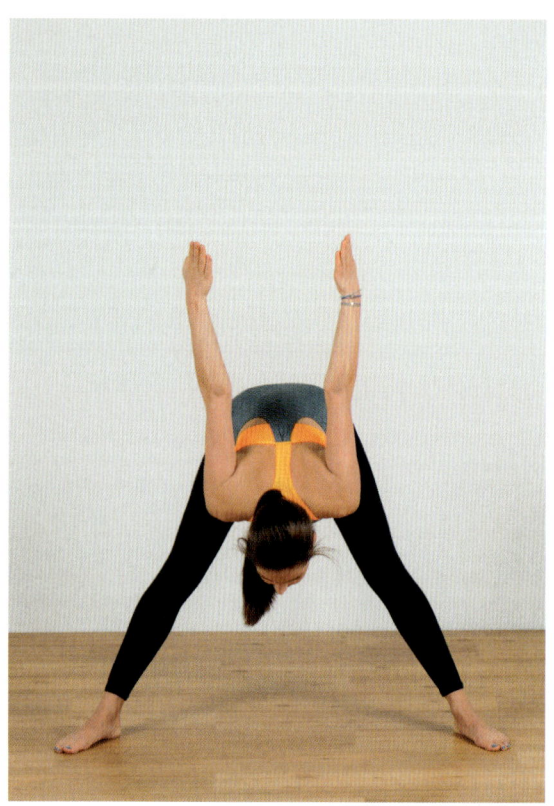

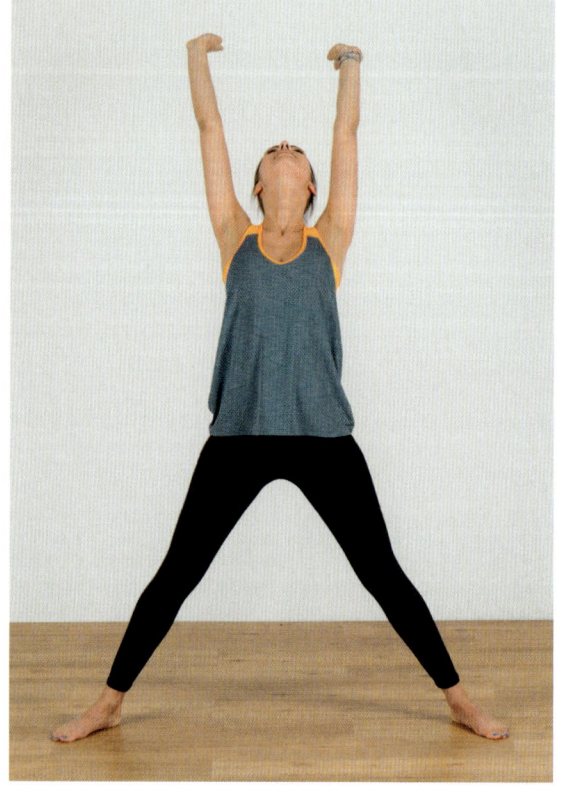

Ziehen Sie Ihre Arme nach hinten oben und dann in Richtung Ihres Kopfes.

Kommen Sie in die aufrechte Haltung, ziehen Sie die Arme mit überstreckten Händen nach oben und dann Ihren Rumpf und die Arme nach hinten. Schieben Sie dabei Ihre Leisten immer mehr nach vorne.

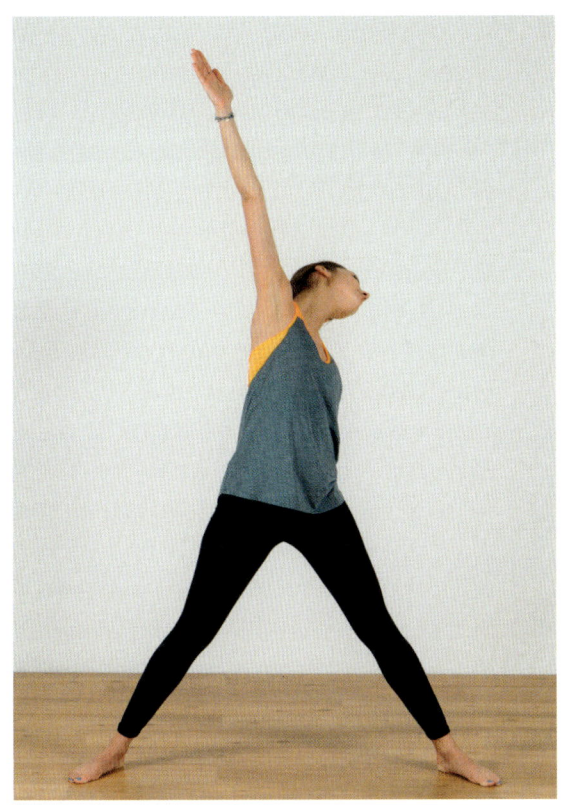 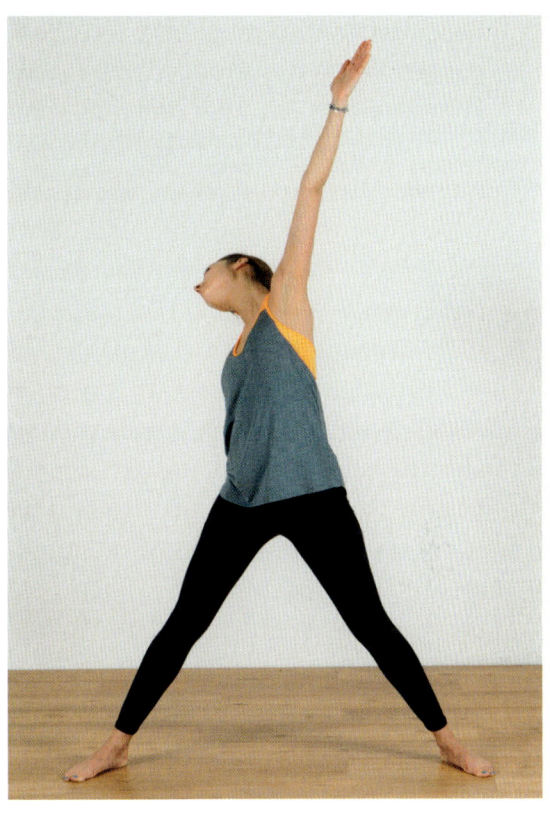

Wenn Sie nach hinten überstreckt sind, neh-men Sie den linken Arm zur Seite, und ziehen Sie sich in die Linksdrehung.

Machen Sie die Drehbewegung nach rechts.

Diese vierte Abfolge vereint viele Dehnungen und Ansteuerungen, die für die Wirbelsäule als Basis des Rumpfes enorme Freiheiten und wichtige Kräfte erzeugen. Das rumpfstabile Vorbeugen kräftigt die Rückenmuskeln und dehnt die hinteren Faszien an den Beinen und der unteren Wirbelsäule. Die hinzugefügte Drehung bewirkt muskulär-fasziale Beanspruchungen, die im heutigen Alltag nahezu wegfallen, die der Körper aber dringend benötigt, um die Gesundheit der Wirbelsäule zu erhalten und für das weitere Aufdehnen faszialer Engpässe. Das Überstrecken des Körpers und der Arme im gegrätschten Stand befreit die Hüftgelenke und die Lendenwirbelsäule von geradezu vernichtenden Spannungsfeldern, ausgelöst durch das viele Sitzen. Die zusätzliche Drehung in dieser Überstreckung wirkt so intensiv, wie sie sich beim Üben anfühlt. Lassen Sie sich nicht dadurch beirren, dass man Ihnen sagt, das Überstrecken nach hinten könnte Ihrer Wirbelsäule schaden. Dieses biomechanische Missverständnis geistert seit 30 Jahren durch die Medizin und Physiotherapie. Seit etwa 10 Jahren weiß man es besser, trotzdem ist diese Einschätzung nach wie vor weit verbreitet. Um es von unserer Seite klar zu formulieren: Ohne das häufige und intensive Überstrecken nach hinten werden Sie Ihre durch das viele Sitzen antrainierten Rückenschmerzen nie loswerden.

Flow 5: Die Wirbelsäulenarbeit intensivieren

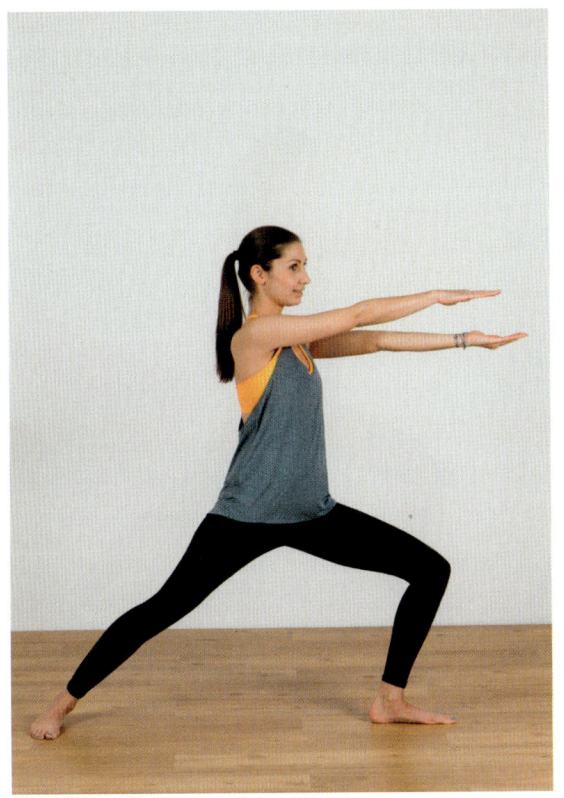 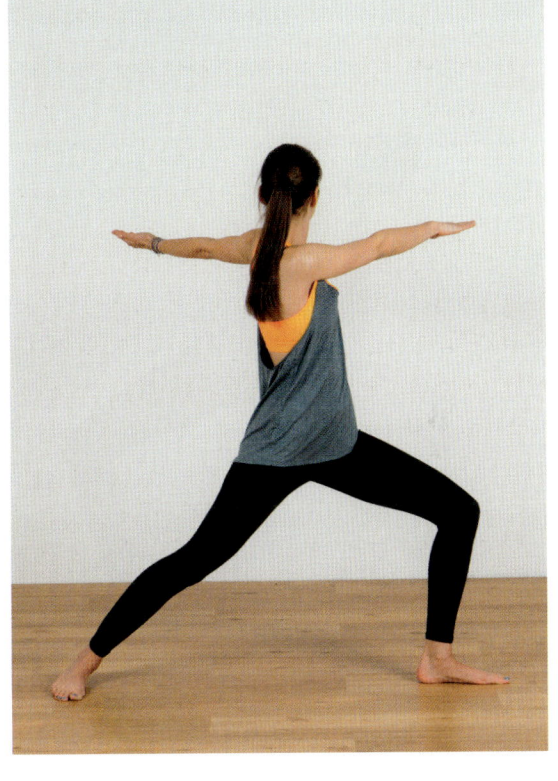

Gehen Sie mehr in die Grätsche, und beugen Sie Ihr linkes Bein tiefer, während das rechte vollständig gestreckt bleibt. Strecken Sie Ihre Arme nach vorne.

Führen Sie die Arme so weit wie möglich nach links, und ziehen Sie sich dadurch in die Drehung nach links.

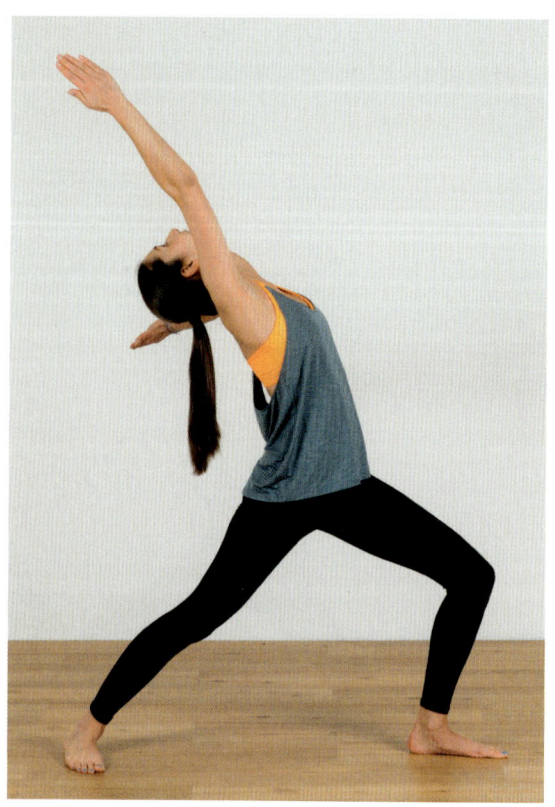

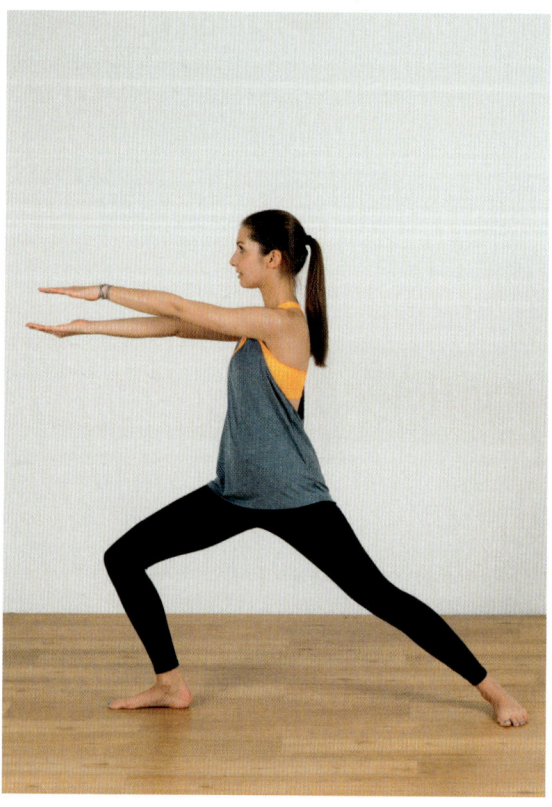

Heben Sie Ihren rechten Arm, und ziehen Sie ihn nach oben und immer mehr nach hinten. Beugen Sie Ihren Rumpf nach hinten, und ziehen Sie Ihren Kopf nach hinten und unten.

Wiederholen Sie das Gleiche zur rechten Seite.

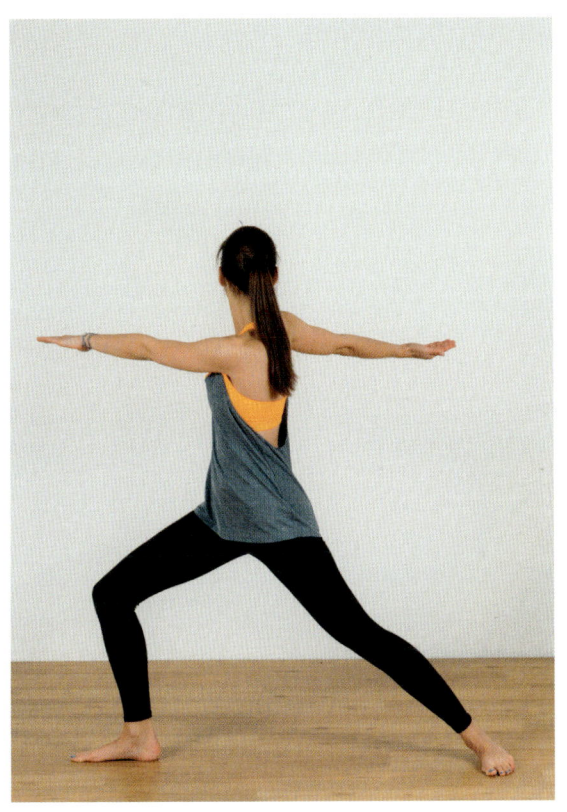 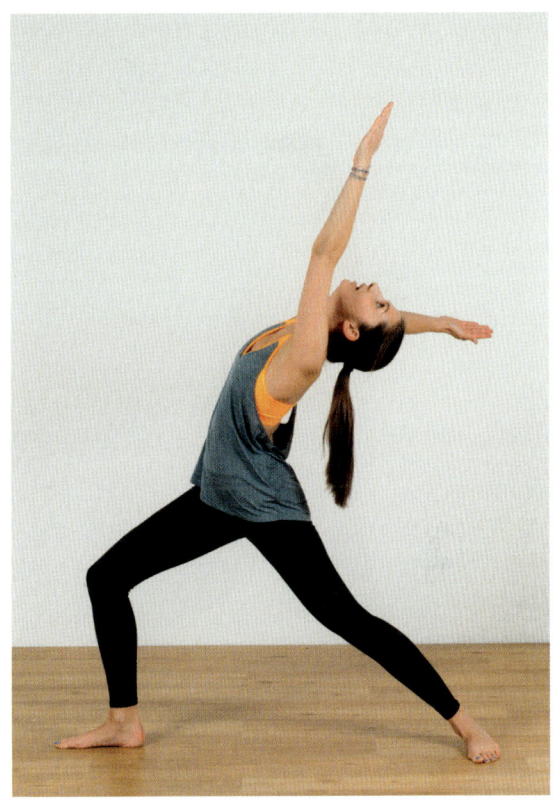

Die Knie haben die Haltearbeit in immer tieferen Winkeln dringend nötig. In Flow 5 lernen sie wieder, sich in neuen Winkeln anzusteuern und die Gelenkgeometrie zu optimieren. Die Knorpel bekommen neue Ernährungs- und Wachstumsreize. Die extreme Drehung mit nachfolgender Überstreckung ergänzt perfekt die Überstreckung des Flows zuvor. Investieren Sie viel

Übungszeit in diesen Flow – Ihr Körper wird es Ihnen danken. Sie werden merken, dass Ihre Rückenbeschwerden immer weiter abnehmen, je flexibler Sie bei diesen Bewegungen werden. Gleichzeitig sind wieder wichtige Schulterdehnungen eingebaut, die aufgrund der vielen frontalen Arbeitshaltungen der Hände gar nicht oft genug wiederholt werden können.

Flow 6: Kraft, Dehnung und Ansteuerung für Ihre Beine

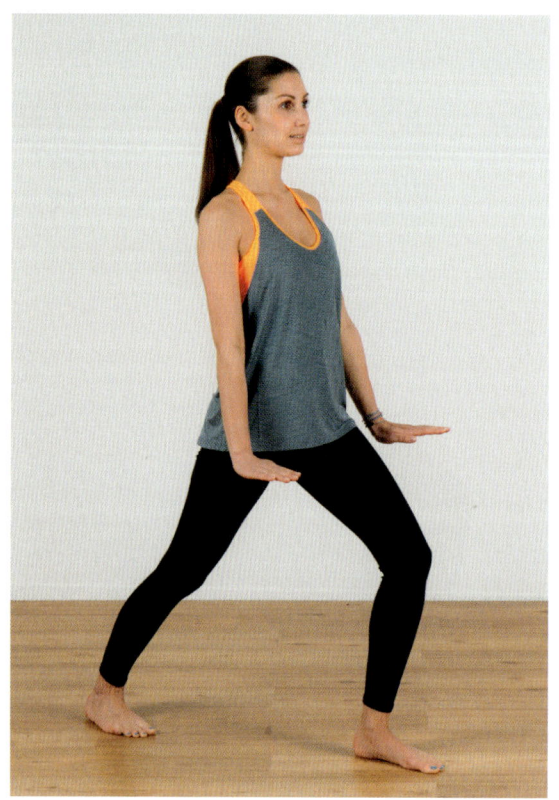 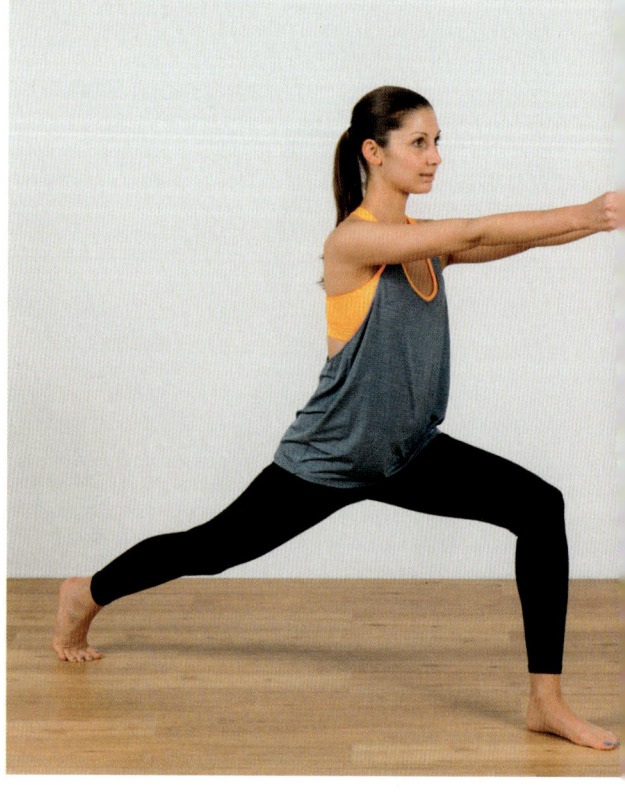

Stellen Sie den linken Fuß so weit nach vorne, dass Sie die beginnende Dehnung in der rechten Wade fühlen. Gehen Sie im linken Knie tiefer, und halten Sie Ihr rechtes Knie vollständig gestreckt, sodass die Ferse nicht vom Boden abhebt. Stoppen Sie das Tiefgehen, sobald Sie die Ferse nicht mehr am Boden halten können.

Gehen Sie tiefer, halten Sie das rechte Bein noch immer vollständig gestreckt, lassen Sie die Ferse abheben, und gehen Sie auf die Zehenballen.

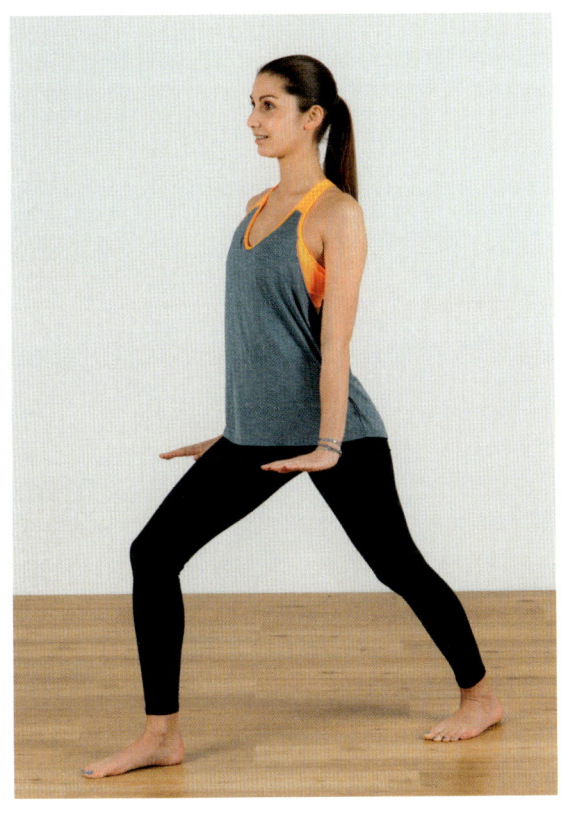
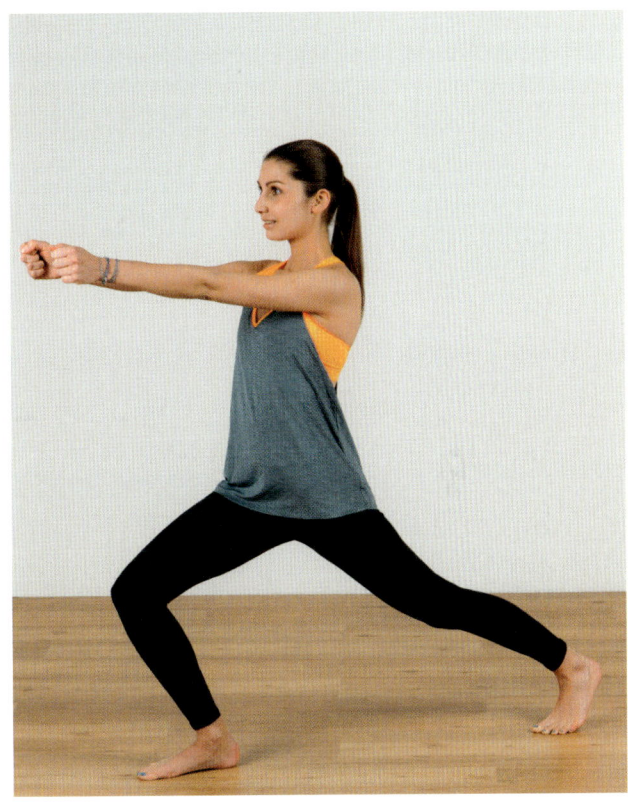

Wiederholen Sie diesen Flow für die andere Seite mit dem rechten Fuß vorne.

Diese sechste Abfolge trägt entscheidend zur Gesundheit Ihrer Hüften, der Knie, der Fußgelenke, Ihrer Achillessehne und der Kraft Ihrer Beine bei. Sie stehen stabiler, können plötzliche Unebenheiten im Gelände ausgleichen, ohne dass Ihre Bänder überfordert werden. Ihr Rumpf steht auf einer sicheren Basis. Als »positive Nebenwirkung« ist wieder die Dehnung der hüftbeugenden Muskeln und ihrer Faszien eingebaut. Dadurch »verlängert« sich die befreiende Wirkung bis zum Rücken.

Flow 7: Die Rotation von Fuß bis Kopf

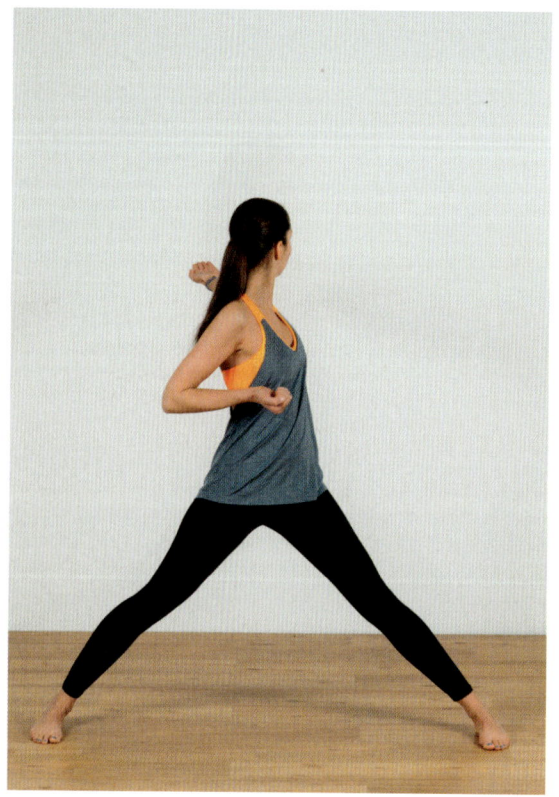 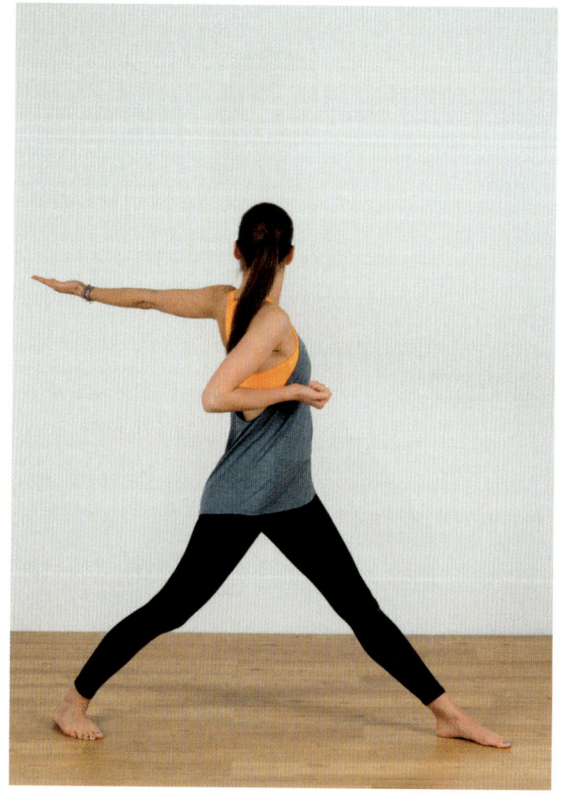

Stellen Sie Ihre Füße weiter auseinander. Ziehen Sie Ihren linken Arm außenrotiert nach links, und folgen Sie dieser Drehung in den Fußgelenken, den Knien, den Hüftgelenken, der gesamten Wirbelsäule und mit den Augen. Öffnen Sie dabei Ihren Brustkorb maximal, indem Sie mit dem rechten Ellenbogen einen Gegenzug aufbauen.

Wenn es nicht weiter geht, folgen Sie nacheinander mit dem linken oder dem rechten Fuß, je nachdem, wo die Dehnung am größten wird, und drehen Sie weiter.

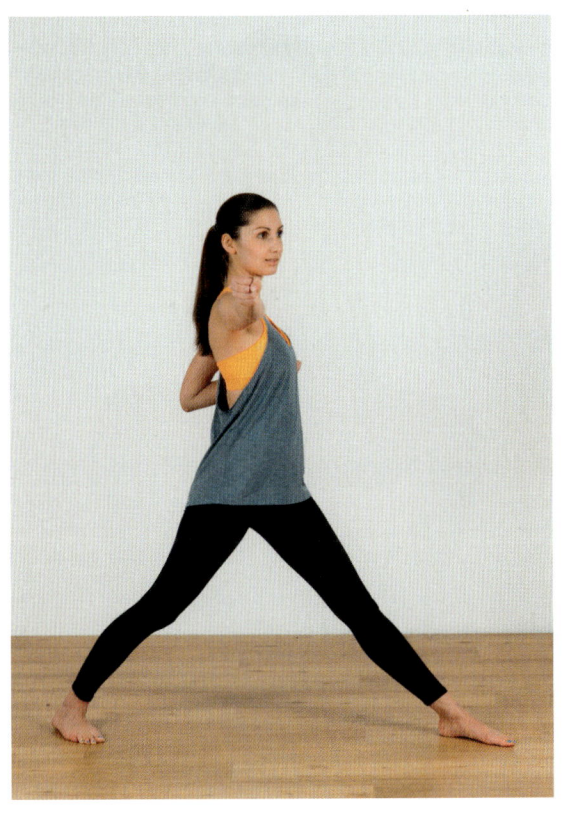

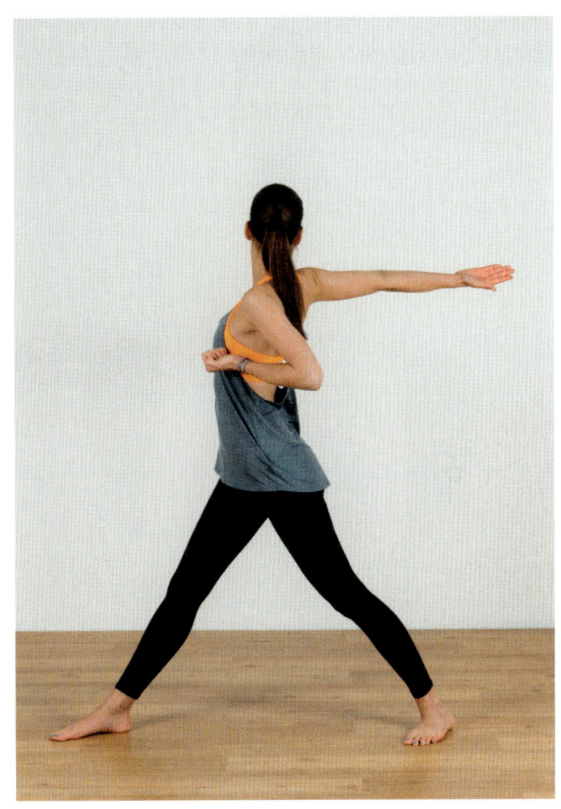

Ziehen Sie den linken Ellenbogen zurück, drehen Sie den Kopf nach rechts, und führen Sie Ihre rechte Hand nach vorne. Öffnen Sie dabei maximal Ihren Brustkorb.

Ziehen Sie Ihren rechten Arm gestreckt und nach außen gedreht immer weiter nach rechts. Folgen Sie der Drehbewegung in den Fußgelenken, den Knien, den Hüften, der gesamten Wirbelsäule, mit dem Kopf und den Augen, bis keine weitere Drehung möglich ist. Folgen Sie dann mit dem jeweiligen Fuß, und erhöhen Sie die Rotation so weit wie möglich.

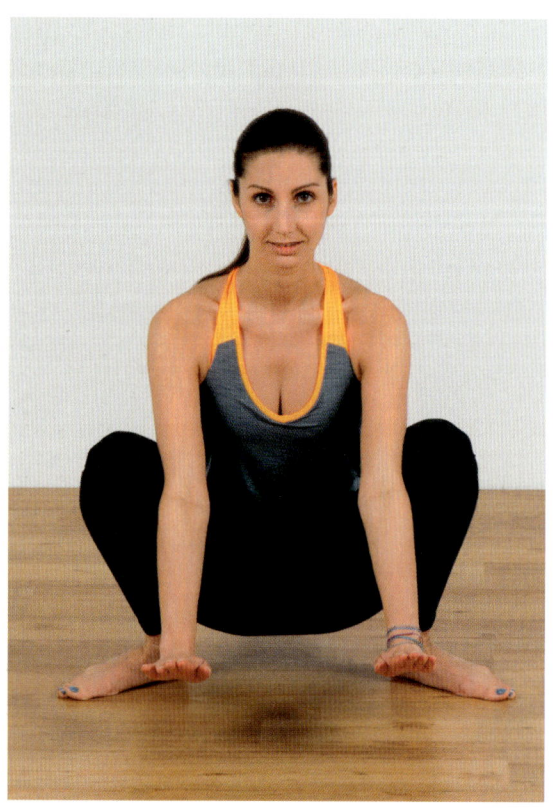

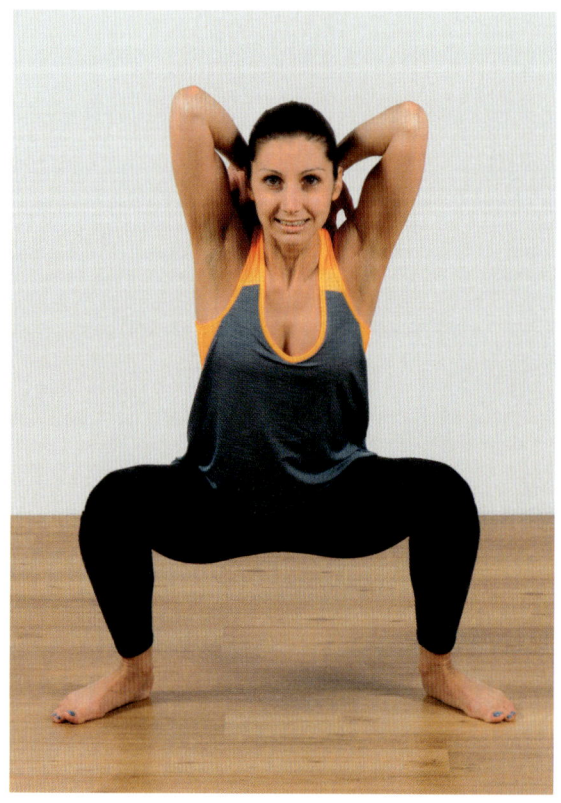

Stellen Sie Ihre Füße halb nach außen gedreht etwas über schulterbreit auf, und gehen Sie langsam so tief wie möglich, wobei die Fersen immer am Boden bleiben.

Verlassen Sie Ihre tiefste Position, und kommen Sie höher, bis Ihre Oberschenkel waagrecht sind. Heben Sie die Ellenbogen nach oben, bis die Oberarme senkrecht stehen, und legen Sie Ihre Handfläche auf das jeweilige Schulterblatt.

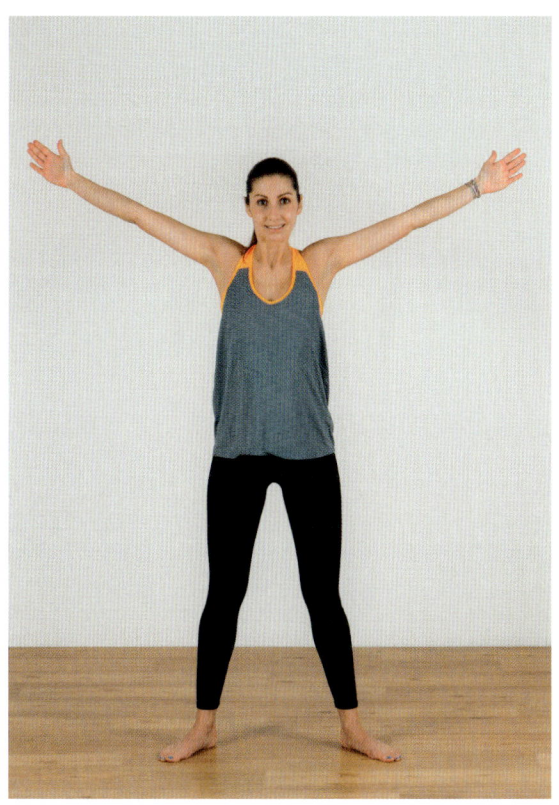

Stellen Sie sich aufrecht hin. Ziehen Sie mit den Händen einen vollen Kreis, dabei ziehen Sie die Arme in jedem Winkel so weit zurück, wie es Ihnen möglich ist.

In dieser siebten Abfolge versorgt die Ganzkörperrotation mit jeweils maximal geöffneter Brust den gesamten Körper mit Rotationsdehnungen, bei denen wichtige fasziale Züge aufgezogen werden. Gleichzeitig werden die beteiligten Gelenke in Ketten mit Rotationsreizen versehen. Bei diesen Beanspruchungen blüht ihre muskulär-fasziale Struktur regelrecht auf, da diese Bewegungen in unserem Alltag so gut wie nicht mehr vorkommen. Das gleichzeitige »Aufziehen« des Brustkorbs hält ihn geschmeidig und befähigt ihn dazu, große Volumenänderungen für das volle Atmen zur Verfügung zu stellen. Das maximale Beugen der Knie in der Hocke befreit es von Frontalspannungen. Die Armpositionen lösen Überspannungen der Schultergelenke.

Flow 8: Die rückwärtige und vordere Kette

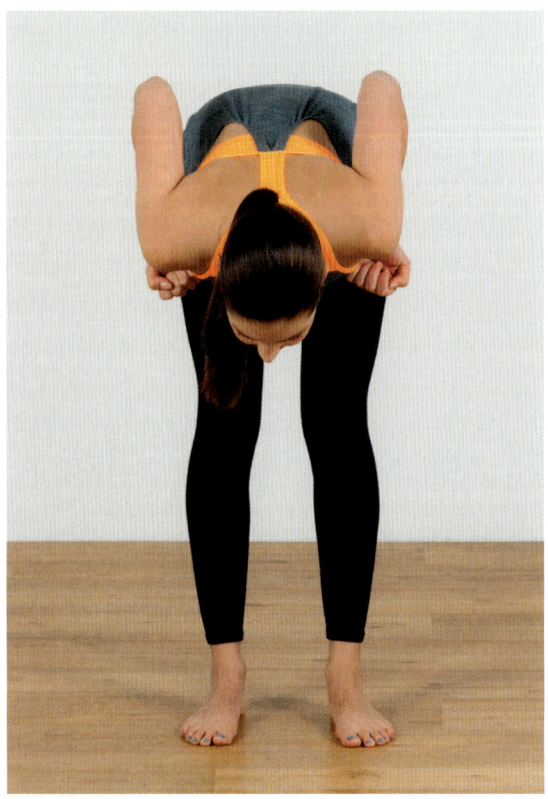 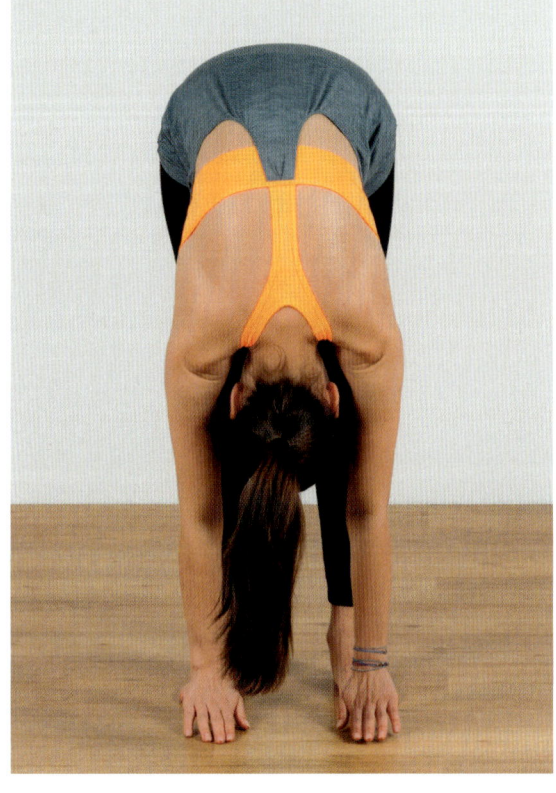

Beugen Sie sich aus dem aufrechten Stand in stabiler Becken-Rumpf-Einheit in den Hüftgelenken langsam nach vorne.

Nehmen Sie die Arme nach unten, und ziehen Sie Ihren gesamten Rumpf so weit wie möglich in die Beugung sowie den Kopf weiter nach unten.

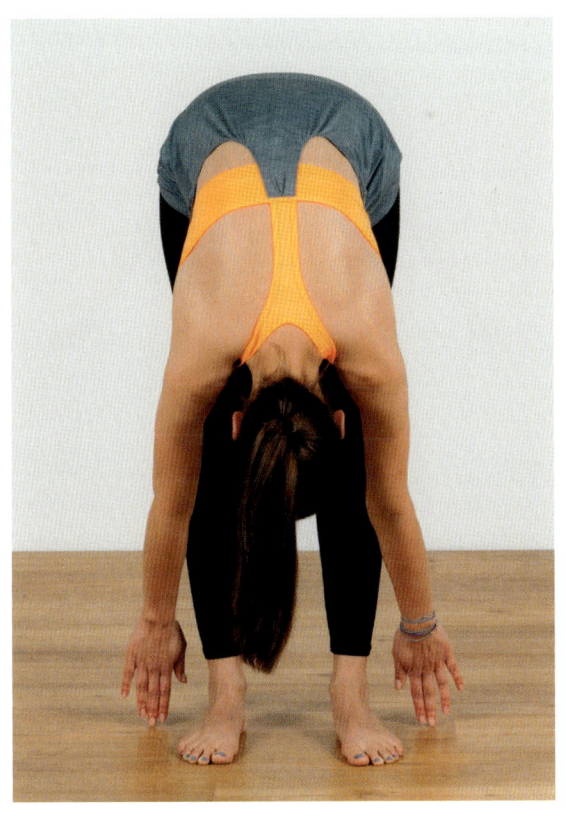 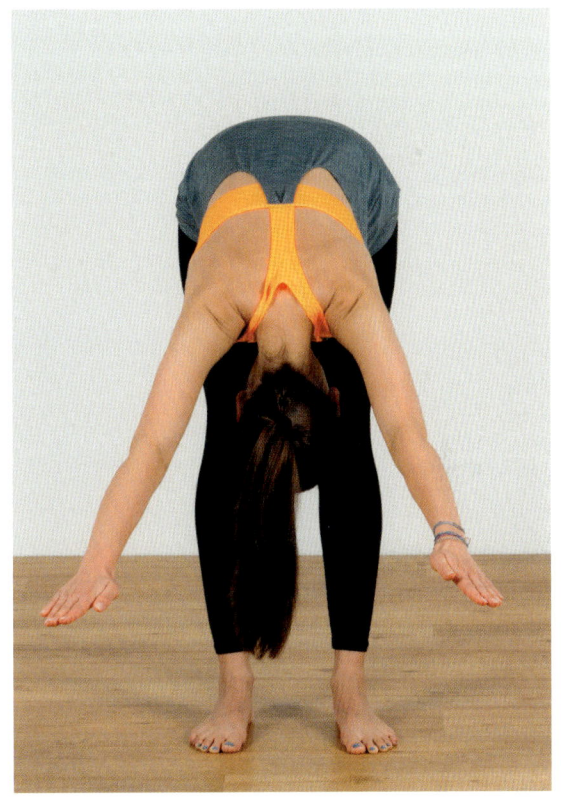

Wenn es nicht weiter geht, beugen Sie leicht die Knie. Kommen Sie mit den Fingerspitzen so weit am Boden nach hinten, wie es Ihnen möglich ist.

Strecken Sie die Beine wieder, und führen Sie die Arme gestreckt nach vorne, während Sie von der Halswirbelsäule beginnend langsam wieder nach vorne und oben kommen.

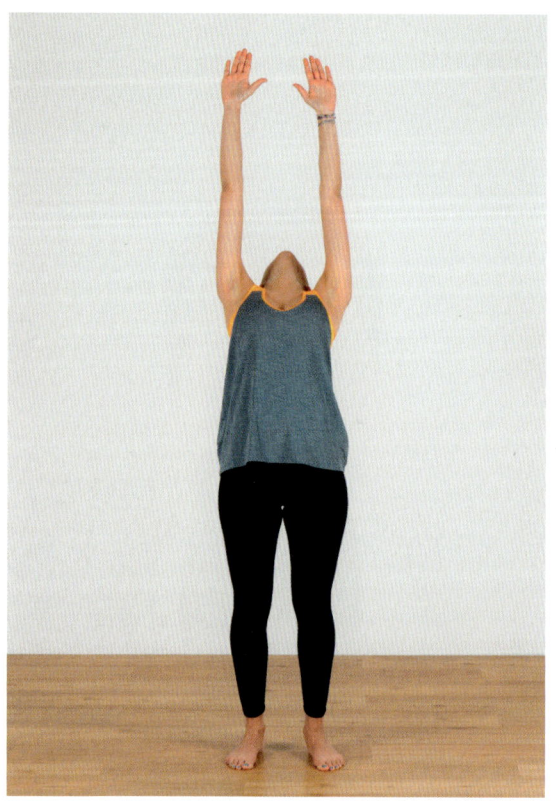

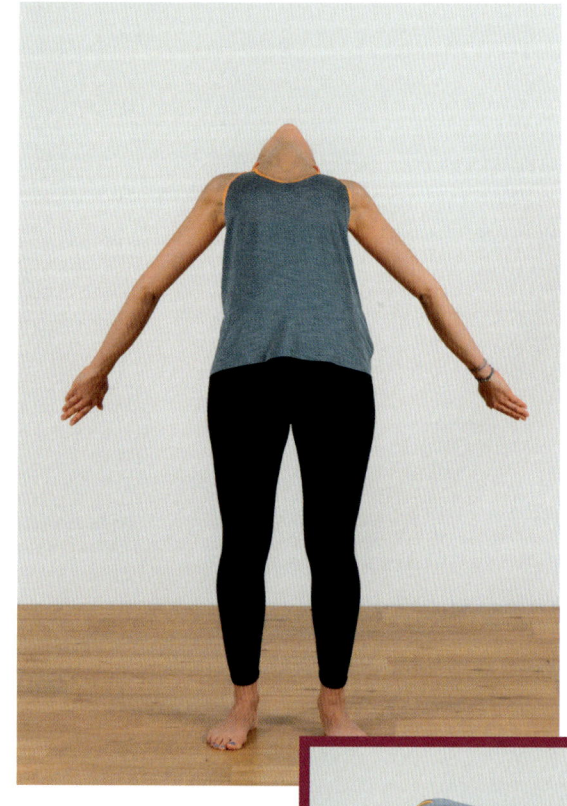

Stellen Sie sich aufrecht, strecken Sie die Arme nach oben, schieben Sie die Leisten nach vorne und lehnen Sie sich zunehmend in der Überstreckung zurück.

Nehmen Sie die Arme nach unten, und ziehen Sie sich weiter nach hinten.

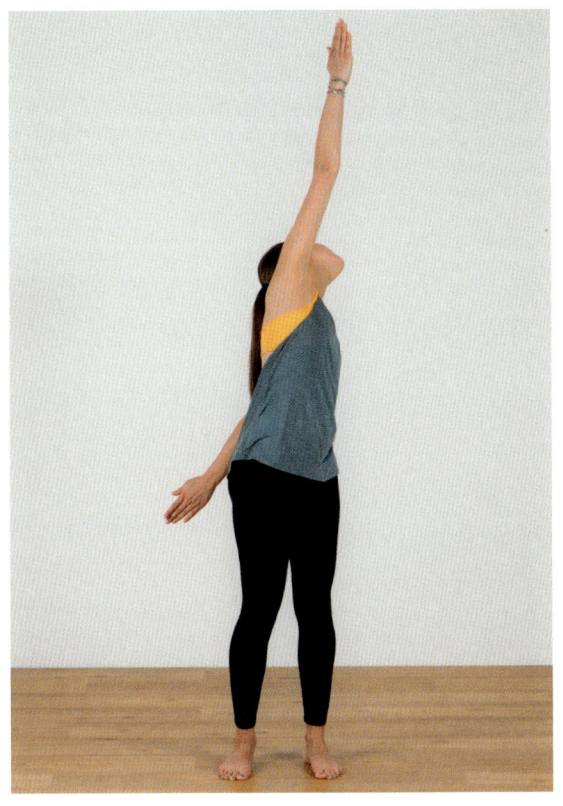

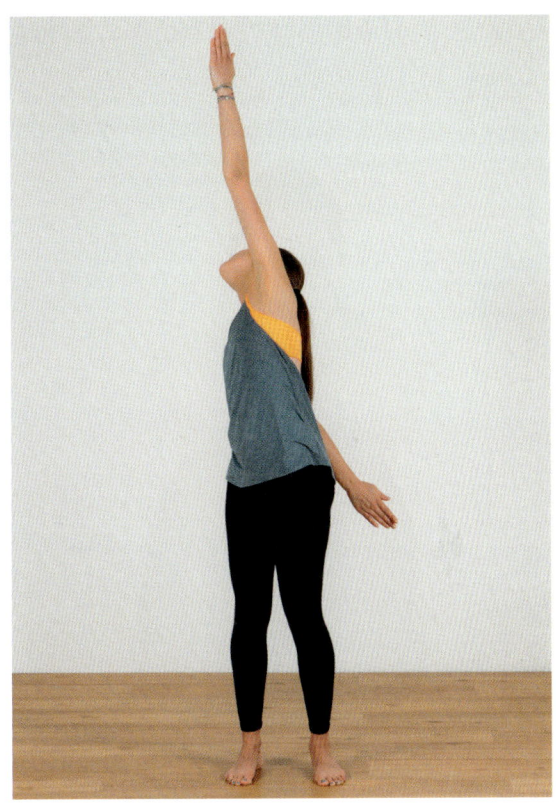

Nehmen Sie den rechten Arm nach oben, und helfen Sie so Ihrem Körper, sich nach links zu drehen.

Drehen Sie sich dann nach rechts.

In Flow 8 ziehen Sie zunächst die gesamte rückwärtige Kette von den Zehenspitzen bis zum Scheitel auf. Das ist von größter Wichtigkeit, da an der Rückseite des Körpers durch unsere sitzende Gesellschaft sehr viele »reaktive Verkürzungen« einprogrammiert und eintrainiert sind. Anschließend widmen wir uns der Vorderseite, von der so gut wie alles eintrainierte

Ungemach ausgeht, und gehen quasi in die Gegenbewegung des Sitzens. Als Höhepunkt fügen wir dann in dieser Extremposition noch einmal die beiden Rotationsdehnungen hinzu. Vor allem Zahnärzte oder andere Berufsgruppen, die in einer einseitig sitzenden Stellung arbeiten, bekommen durch diesen Flow endlich wieder ihre Lebensqualität zurück.

Flow 9: Tief abhocken und hoch aufrichten

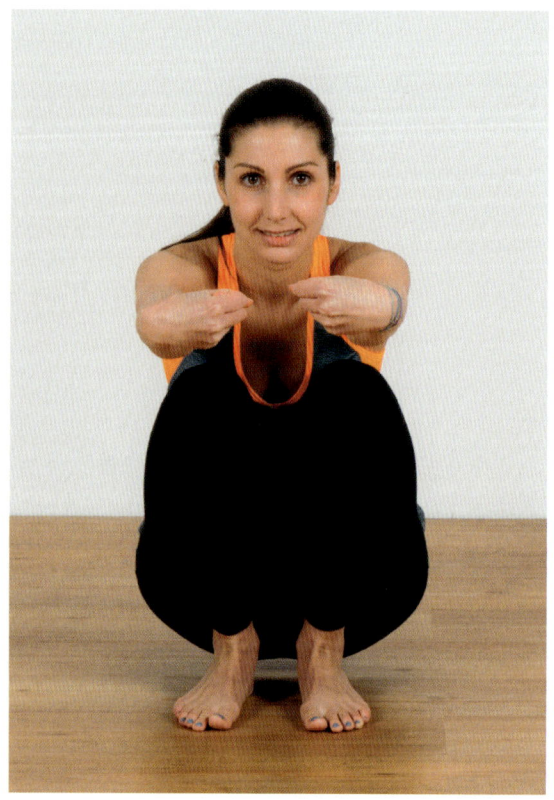 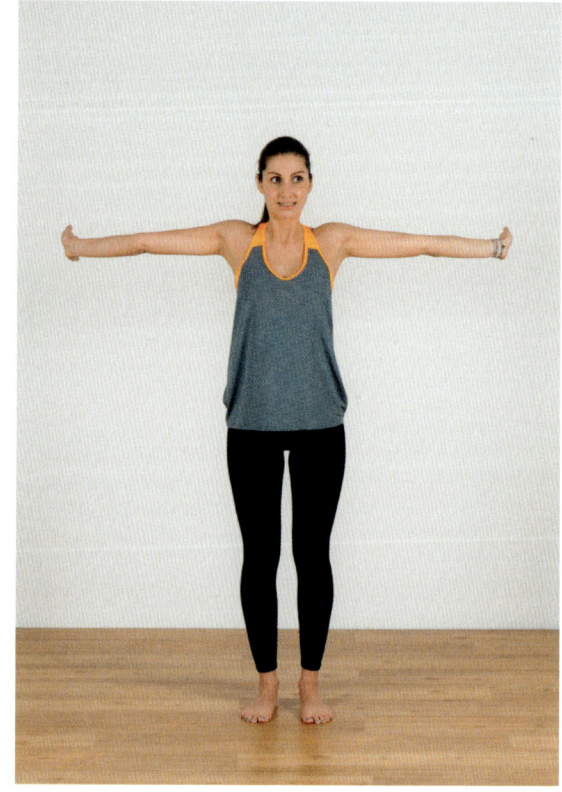

Gehen Sie aus dem aufrechten Stand sehr langsam so tief, wie es Ihnen möglich ist, ohne die Fersen abzuheben. Führen Sie dabei die Arme mit stark gebeugten Händen nach vorne.

Kommen Sie langsam wieder in den aufrechten Stand, und führen Sie dabei die Arme zur Seite. Überstrecken Sie die Handgelenke, und drehen Sie die Arme nach außen, bis die Fingerspitzen nach hinten zeigen.

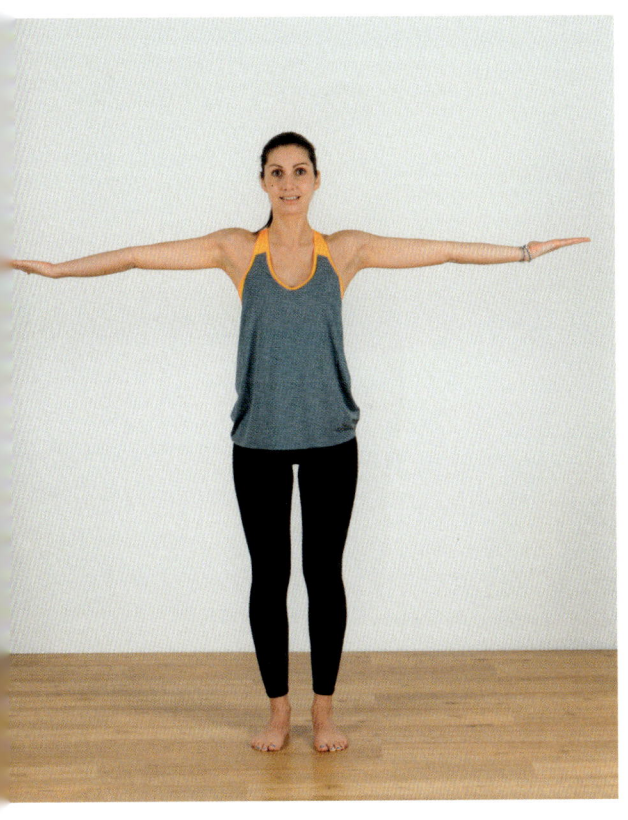

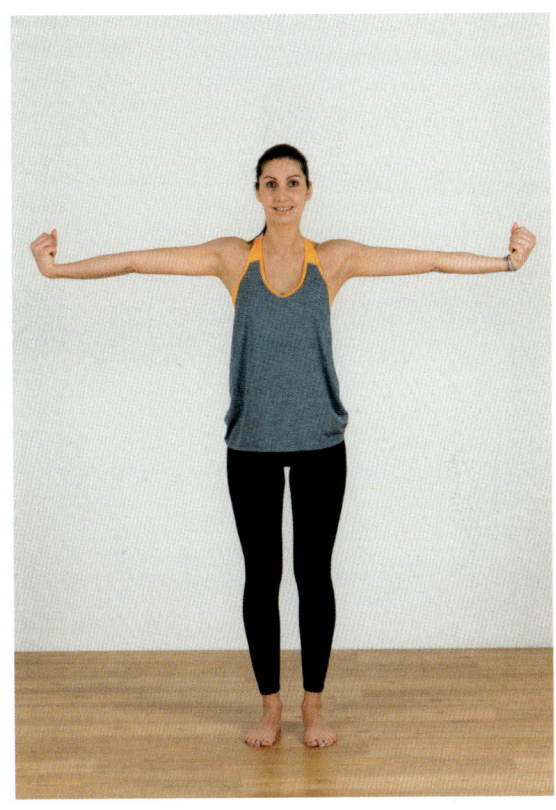

Drehen Sie die Arme weiter nach außen, und strecken Sie die Hände in eine Linie zu den Armen.

Beugen Sie Ihre Handgelenke, während Sie die Hände zu Fäusten ballen.

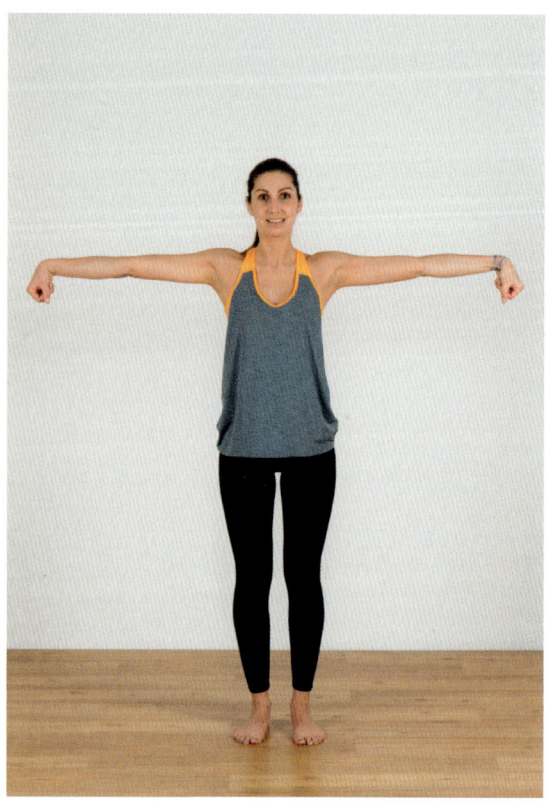 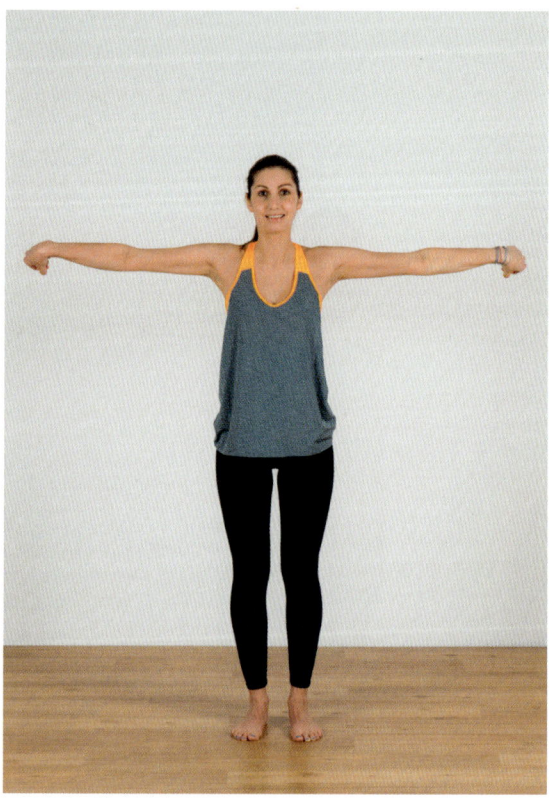

Drehen Sie nur in den Unterarmen nach innen (Ellenbogen bleiben unbewegt), bis die Fäuste nach unten zeigen, und stellen Sie eine Rotationsdehnung zwischen den Ober- und den Unterarmen her.

Vergrößern Sie diese Rotationsdehnung, indem Sie die Unterarme weiter nach innen drehen, bis schließlich die Oberarme mitdrehen müssen.

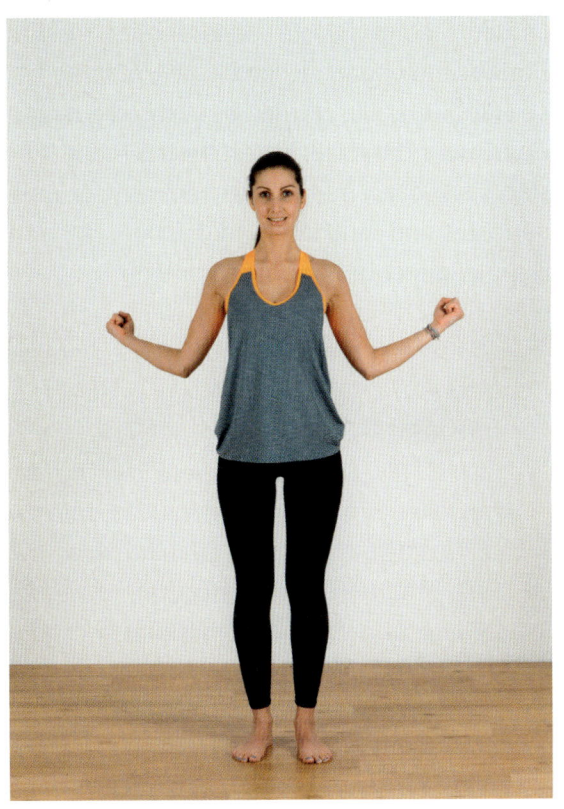 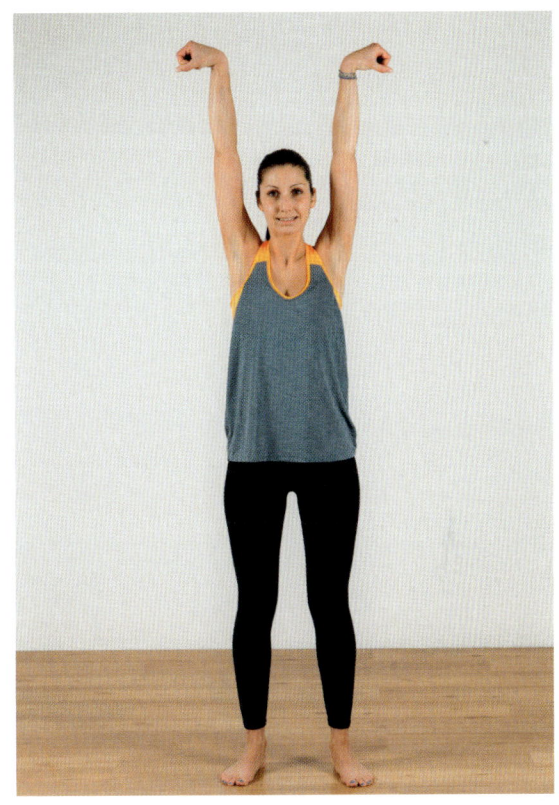

Lösen Sie diese Dehnung auf, indem Sie die Arme so weit wie möglich nach außen drehen und die gebeugten Ellenbogen abschließend hinter Ihrem Rücken zusammenziehen, ohne ins Hohlkreuz zu gehen.

Führen Sie Ihre Arme nach innen gedreht nach oben, und beugen Sie Ihre Handgelenke bis zum Anschlag.

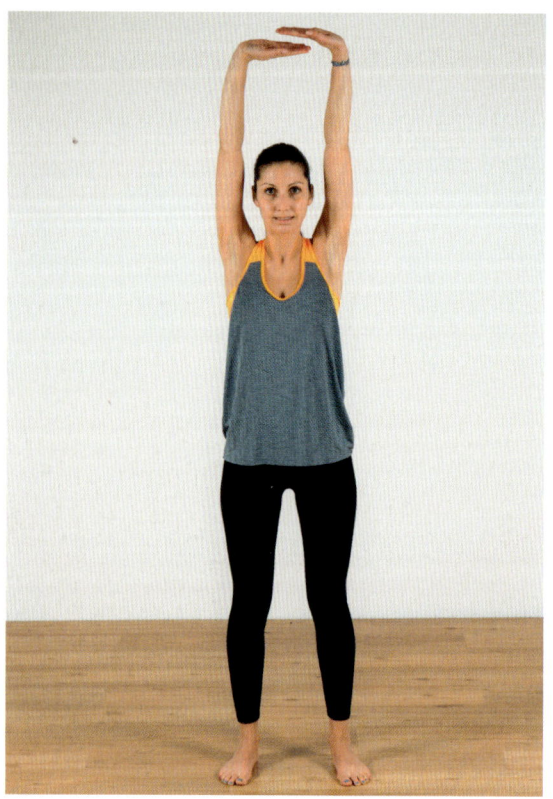

Öffnen Sie Ihre Fäuste, überstrecken Sie Ihre Handgelenke, und stellen Sie als Frau Ihre linke Hand über die rechte, als Mann die rechte Hand über die linke. Vergrößern Sie den Abstand zwischen den Fußflächen, die zur Erde gerichtet sind, und den Handflächen, die zum Himmel gerichtet sind, immer mehr.

Dieser neunte Flow kräftigt Ihre Kniegelenke in ihrer vollen Bewegungsfreiheit, die fast 180 Grad beträgt, und programmiert die optimale Gelenkführung im jeweils erreichten Bewegungsumfang. Er installiert wichtige Trainingsreize für die Schultern, die Ellenbogen sowie die Hand- und Fingergelenke und setzt die Reize für alle Rotationsbelastungen in den Schultern, in den Ellenbogen und in den Handgelenken.

Flow 10: Die seitlichen Ketten

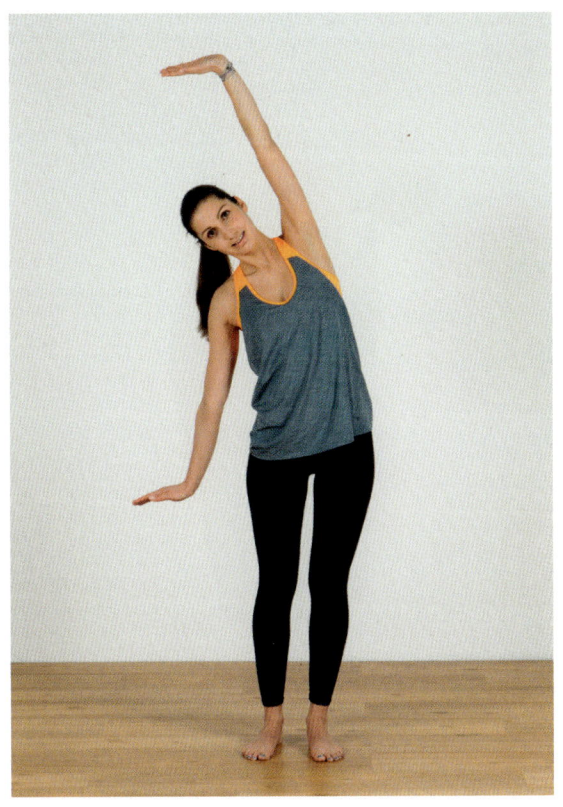 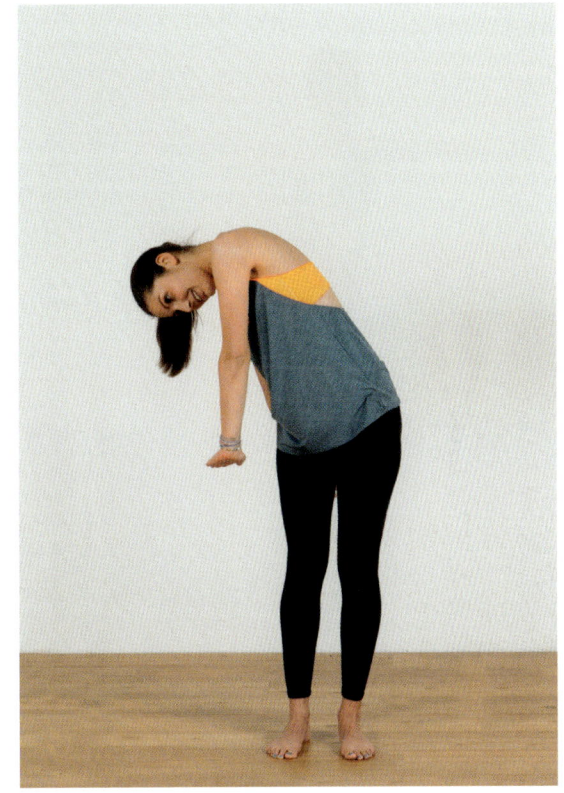

Ziehen Sie die linke Handfläche nach oben und die rechte Handfläche nach unten. Vergrößern Sie den Abstand zwischen den Handflächen so weit wie möglich. Schieben Sie die linke Hüfte nach links, und beugen Sie den Rumpf nach rechts, bis Sie links im Bereich des Beckens die Dehnung spüren.

Führen Sie die linke Hand nach rechts unten, und rotieren Sie im Rumpf so weit wie möglich nach rechts. Addieren Sie zur Seitbeuge und der Drehung nun die Rumpfbeugung, indem Sie Ihren Rücken runden. Ziehen Sie auch Ihren Kopf nach unten.

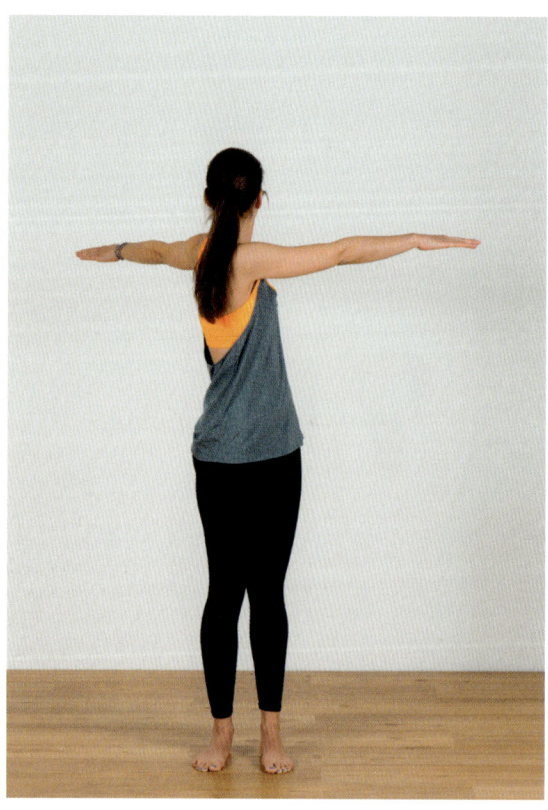 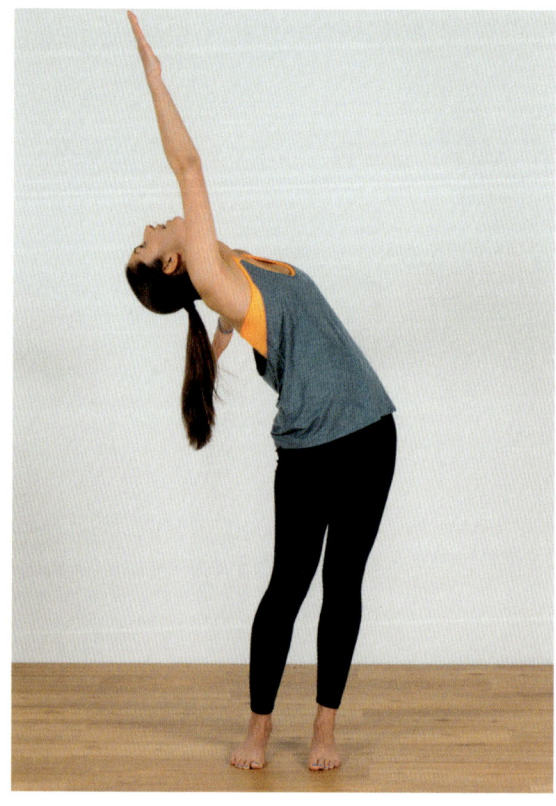

Drehen Sie sich nun nach links, richten Sie sich wieder auf, und verstärken Sie die Drehposition, indem Sie Ihren linken Arm maximal nach links ziehen.

Bleiben Sie in der Rotation, und lehnen Sie sich mit dem Rumpf in die Überstreckung zurück. Verstärken Sie die Überstreckung, indem Sie den rechten Arm nach oben und so weit wie möglich nach hinten über sich ziehen.

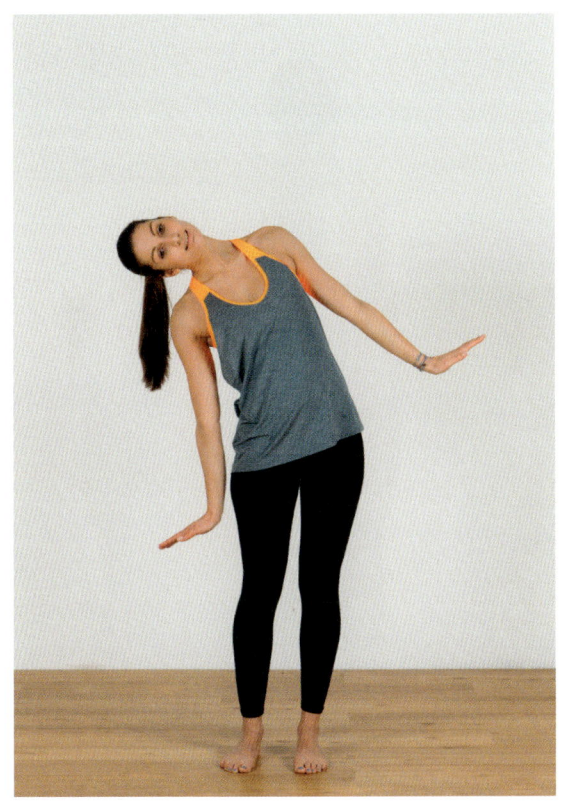
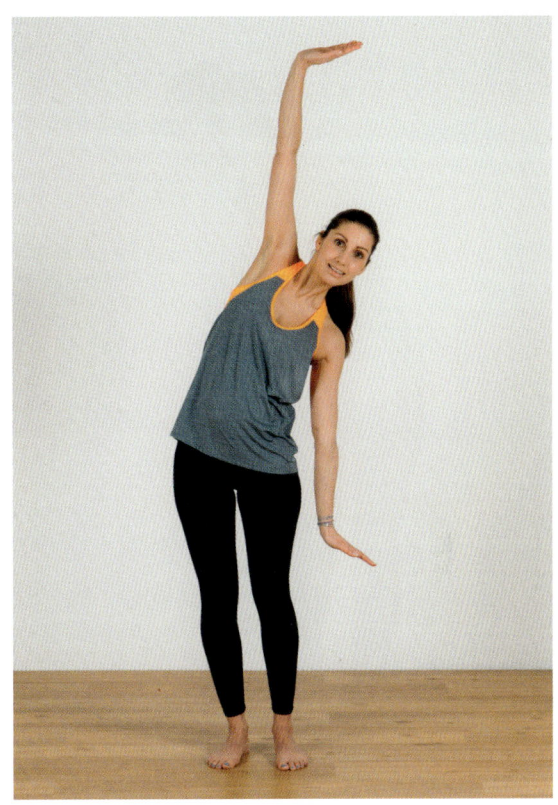

Nehmen Sie beide Arme nach unten, bleiben Sie in der Seitbeuge nach rechts, ziehen Sie den Kopf ebenfalls nach rechts, und ziehen Sie den linken Arm weg vom Kopf, bis Sie die Dehnung in der linken Halsseite spüren.

Ziehen Sie die rechte Handfläche nach oben und die linke Handfläche nach unten. Vergrößern Sie den Abstand zwischen den Handflächen so weit wie möglich. Schieben Sie die rechte Hüfte nach rechts und beugen Sie den Rumpf nach links, bis Sie rechts im Bereich des Beckens die Dehnung spüren.

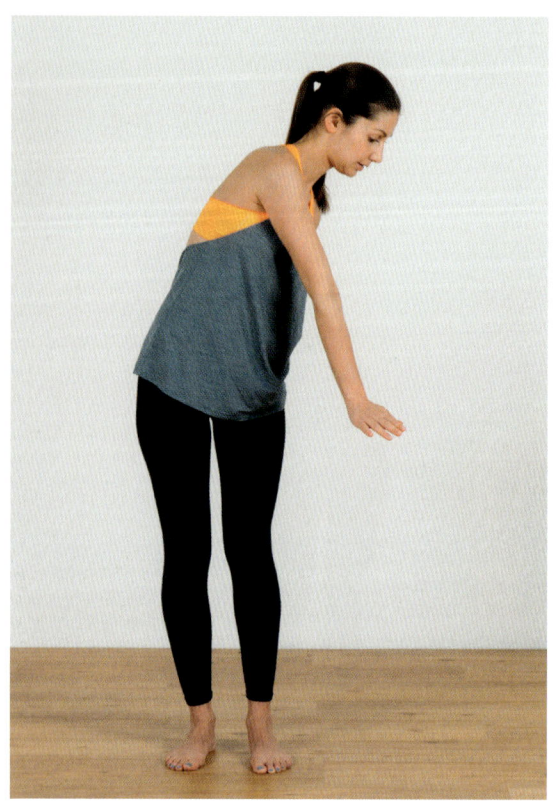

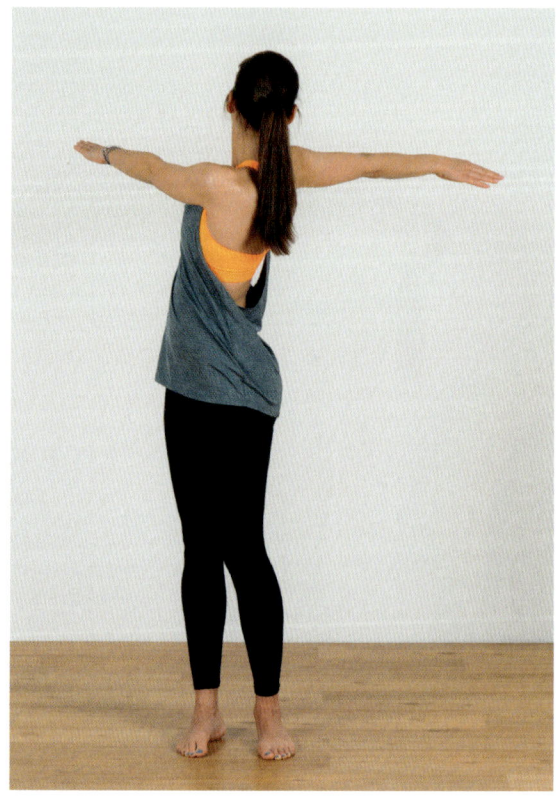

Führen Sie die rechte Hand nach links unten, und drehen Sie im Rumpf so weit wie möglich nach links. Addieren Sie zur Seitbeuge und der Drehung nun die Rumpfbeugung, indem Sie Ihren Rücken runden.

Drehen Sie sich nun nach rechts, richten Sie sich wieder auf, und verstärken Sie die Drehposition, indem Sie Ihren rechten Arm maximal nach rechts ziehen.

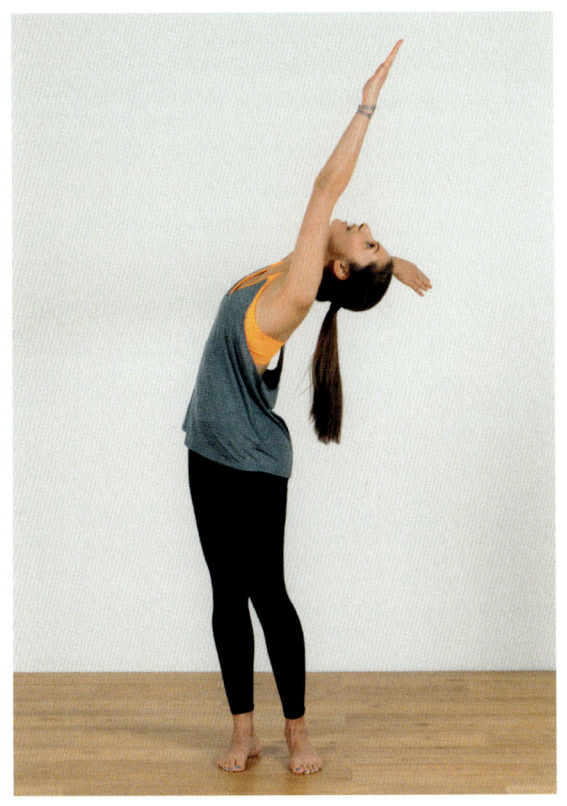 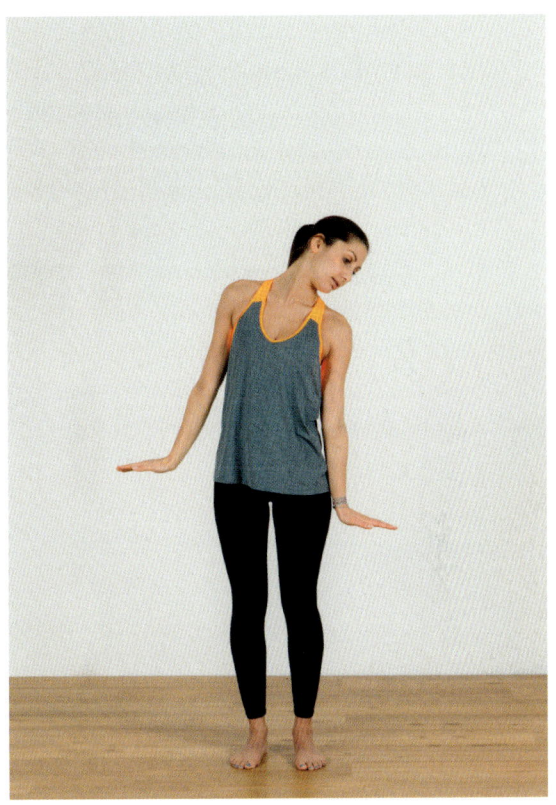

Bleiben Sie in der maximalen Drehung, und lehnen Sie sich mit dem Rumpf in die Überstreckung zurück. Verstärken Sie die Überstreckung, indem Sie den linken Arm nach oben und so weit wie möglich nach hinten über sich ziehen.

Nehmen Sie beide Arme nach unten, bleiben Sie in der Seitbeuge nach links, ziehen Sie den Kopf ebenfalls nach links, und ziehen Sie den rechten Arm weg vom Kopf, bis Sie die Dehnung in der rechten Halsseite spüren.

Dieser zehnte Flow, auf den vorigen Seiten, setzt nun endgültig alle Trainingsreize, für die unsere Wirbelsäule eigentlich konzipiert ist. Wir kombinieren die Seitbeugung mit der Rotation in beiden Richtungen und dem Beugen und Überstrecken. Dadurch erreichen wir den vollen dreidimensionalen Umfang der möglichen Bewegungswinkel. Sämtliche Rückenmuskeln, auch die kleinsten, werden hierbei aktiviert und wieder in die musku-

lären Ansteuerungsketten aufgenommen. Die seitlichen Dehnungsreize wirken an der Außenseite der Oberschenkel, des Beckens, der Taille, des Brustkorbs und der Halswirbelsäule sowie in einen muskulär-faszialen Engpass im Bereich der großen Gefäße seitlich des Halses, der unserer Erfahrung nach für viele Ablagerungen in der Halsschlagader verantwortlich ist.

Flow 11: Gleichgewicht und Passivdehnung für wichtige Muskelgruppen im Hüftbereich

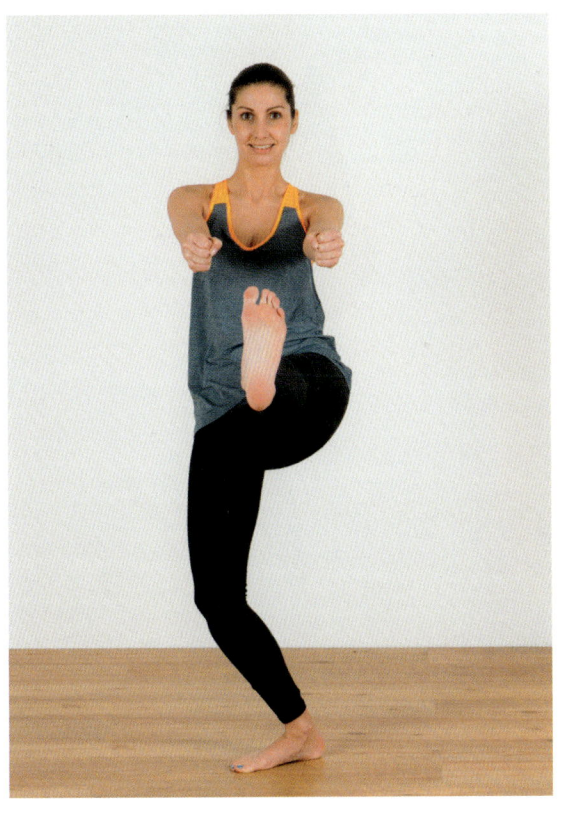 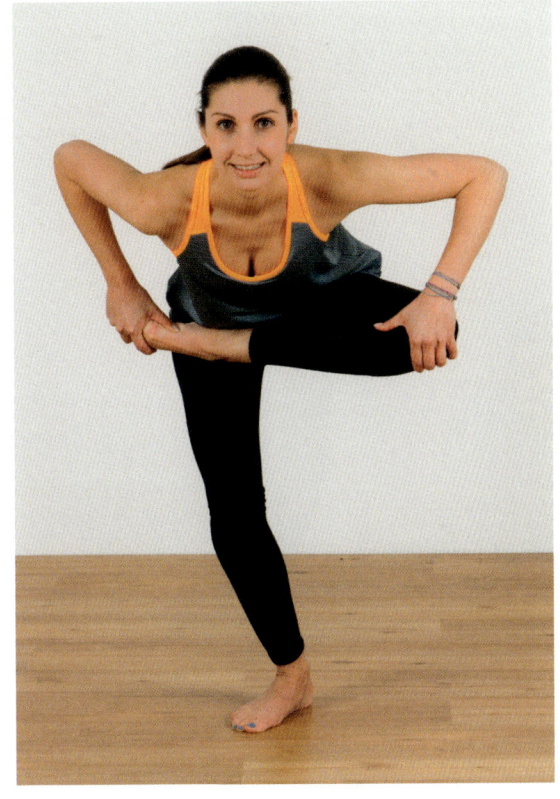

Balancieren Sie sich aus, und ziehen Sie das linke Knie so hoch wie möglich. Strecken Sie dann das Bein.

Legen Sie den linken Fuß in Ihre rechte Leiste, halten Sie Fuß und Unterschenkel, beugen Sie sich mit Hohlkreuz nach vorne, und gehen Sie im rechten Bein möglichst tief ins Knie, bis Sie die Dehnung in der Leiste, im Gesäß oder im Rücken spüren.

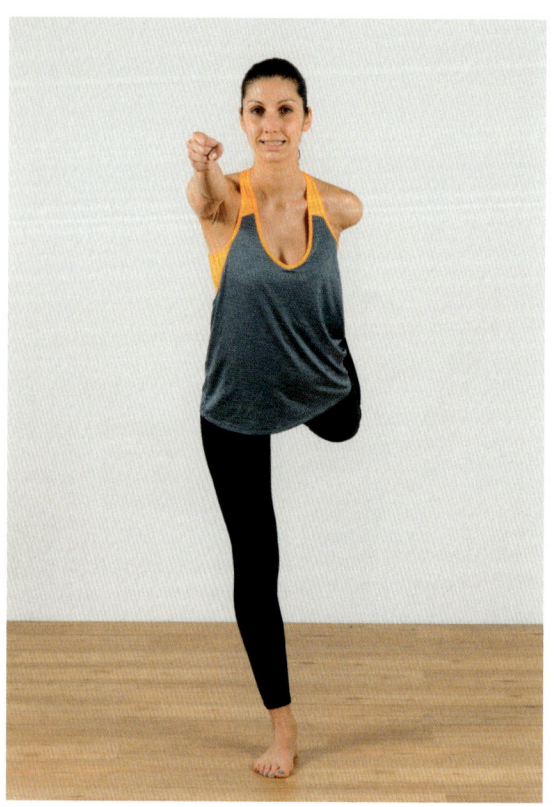 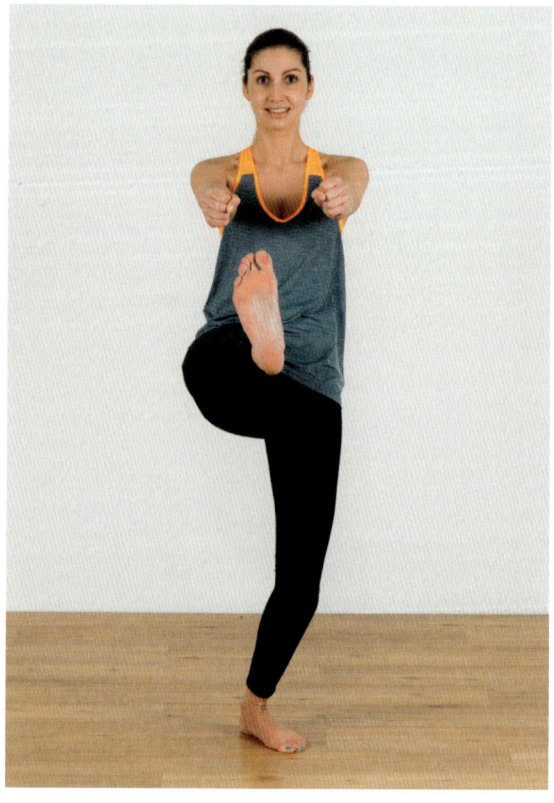

Greifen Sie Ihren linken Fuß mit der linken Hand, und strecken Sie Ihren rechten Arm nach vorne. Ziehen Sie den Fuß an Ihr Gesäß, und halten Sie dabei Ihren Oberschenkel senkrecht. Bleiben Sie möglichst aufrecht, während Sie Ihren linken Fuß und Ihr linkes Knie nun möglichst weit nach hinten führen. Bleiben Sie mit dem Knie in dieser rückwärtigen Position, und ziehen Sie den Fuß wieder in Richtung Gesäß, so weit es geht und bis Sie die Dehnung in der linken Leiste spüren.

Balancieren Sie sich aus, und ziehen Sie das rechte Knie so hoch wie möglich. Strecken Sie dann das Bein.

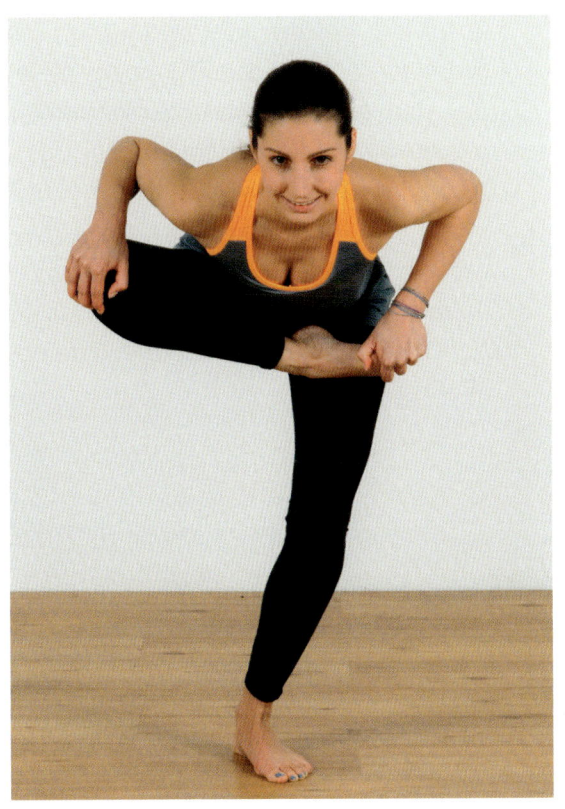 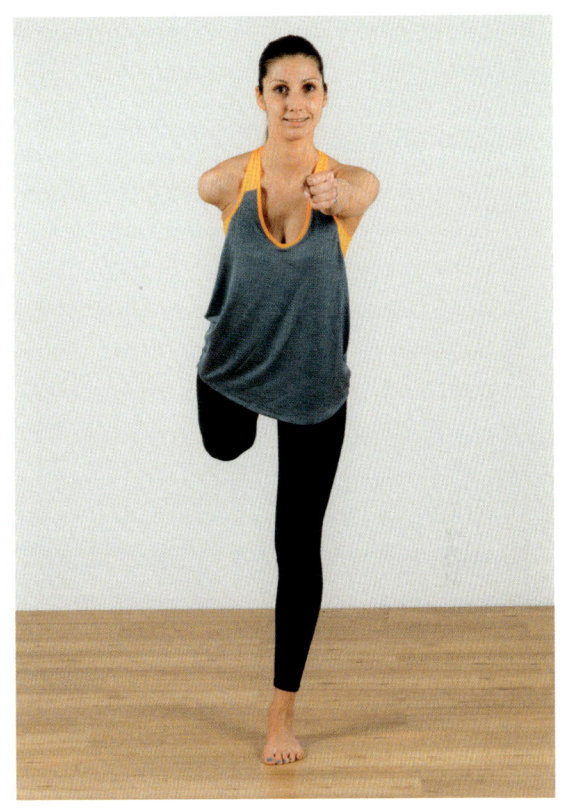

Legen Sie den rechten Fuß in Ihre linke Leiste, halten Sie Fuß und Unterschenkel, beugen Sie sich mit Hohlkreuz nach vorne, und gehen Sie im linken Bein möglichst tief ins Knie, bis Sie die Dehnung in der Leiste, im Gesäß oder im Rücken spüren.

Greifen Sie Ihren rechten Fuß mit der rechten Hand, und strecken Sie Ihren linken Arm nach vorne. Ziehen Sie den Fuß an Ihr Gesäß, und halten Sie dabei Ihren Oberschenkel senkrecht. Bleiben Sie möglichst aufrecht, während Sie Ihren rechten Fuß und Ihr rechtes Knie nun möglichst weit nach hinten führen. Bleiben Sie mit dem Knie in dieser rückwärtigen Position, und ziehen Sie den Fuß wieder in Richtung Gesäß, so weit es geht und bis Sie die Dehnung in der rechten Leiste spüren.

Dieser elfte Flow stellt hohe Ansprüche an Ungeübte, da der gesamte Ablauf für eine Seite auf einem Bein stehend geübt wird. Sie werden aber die Erfahrung machen, dass der Körper sich mit jedem Üben mehr daran gewöhnt und Sie das Gleichgewicht schnell besser halten können. Dieser Flow stellt eine Ausnahme dar, weil einige Passivdehnungen eingebaut sind, die ja eigentlich im EarthFlow absolviert werden. Hier sind jedoch die muskulär-faszialen Strukturen des Gesäßes und einiger Hüftbeuger betroffen, die sich – wenn eingeschränkt bewegt – zu wahren Zerstörern der Lendenwirbelsäule, der Hüfte und des Knies entwickeln können. Diese Reizsetzungen sind immens wichtig für unsere Gesundheit, daher wiederholen wir sie zum Ende des SkyFlows.

Flow 12: Atmen – wichtigster Motor für die Gesundheit der inneren Organe

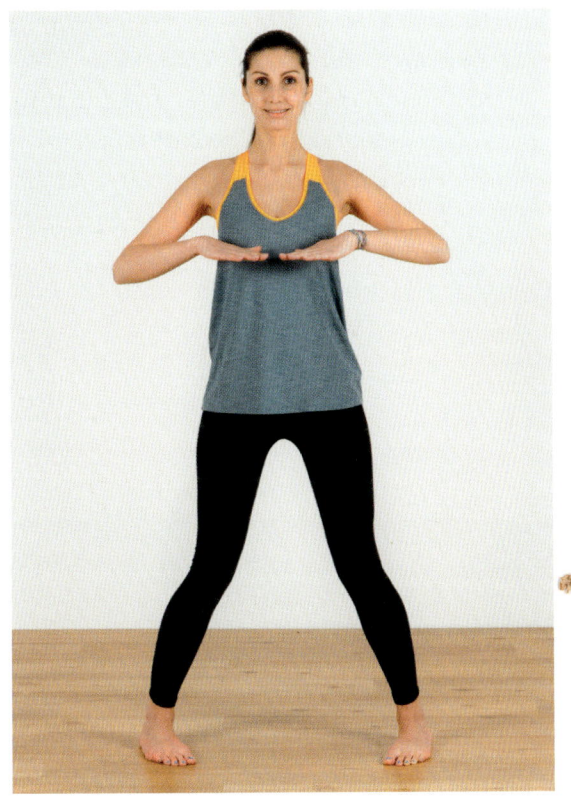 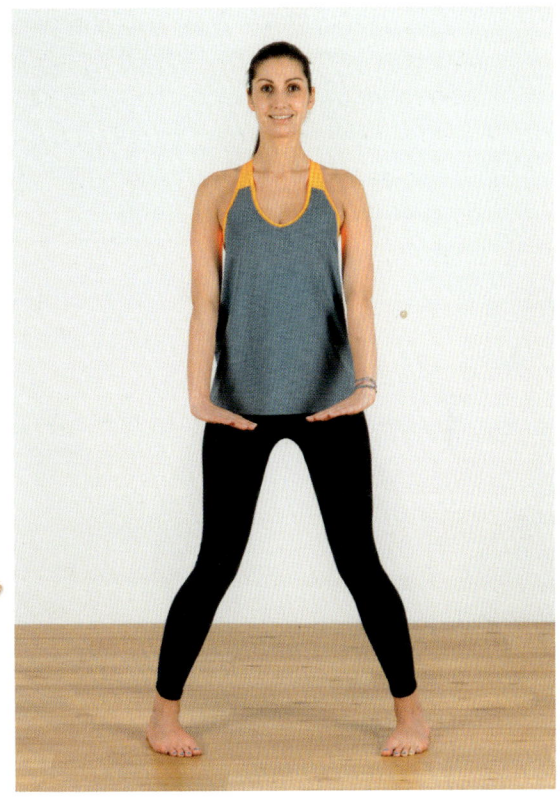

Gehen Sie in die Sky-Position. Nehmen Sie Kontakt zum Boden auf, und verwurzeln Sie sich intensiv. Atmen Sie aus, und zeigen Sie den Stand der Ausatmung mit den Händen an. Ziehen Sie mit zunehmender Ausatmung Ihre Bauchdecke immer weiter nach innen Richtung Wirbelsäule.

Stellen Sie sich vor, wie sich Ihr Körpergefäß beim Ausatmen über die Fußsohlen in die Erde entleert. Bei voller Ausatmung kommen Ihre Hände auf der Höhe des Schritts an, Sie atmen aber weit in die Erde hinein aus.

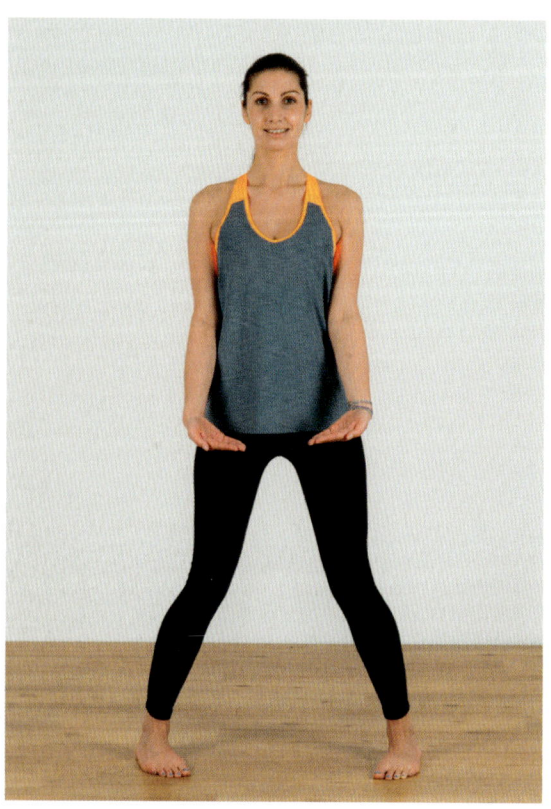
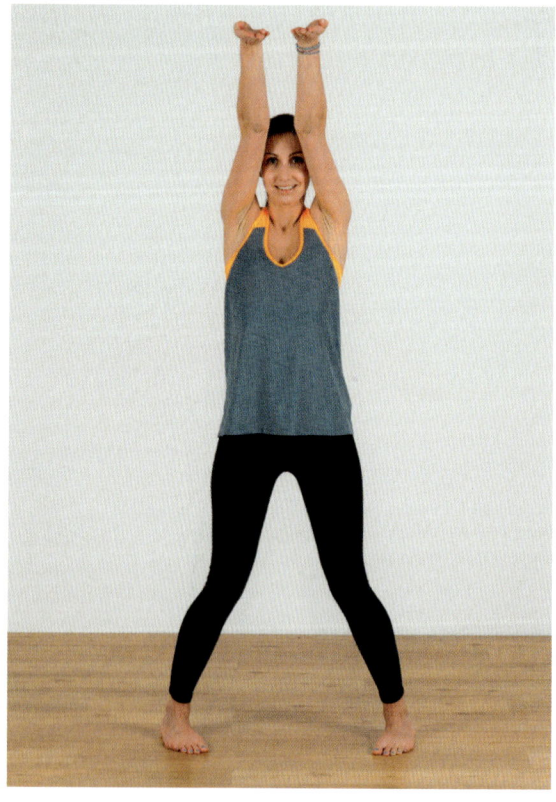

Drehen Sie Ihre Handflächen nach oben, und beginnen Sie mit der Einatmung. Zeigen Sie mit den Händen an, wie Ihr Körpergefäß sich füllt, indem Ihre Hände immer weiter nach oben wandern.

Wölben Sie mit zunehmender Einatmung den Bauch immer weiter nach vorne. Wenn Ihre gestreckten Arme weit über Ihrem Kopf angekommen sind, haben Sie die volle Einatmung erreicht, und Sie stellen sich vor, dass Sie mit Ihrem Einatmen bis zum Himmel reichen.

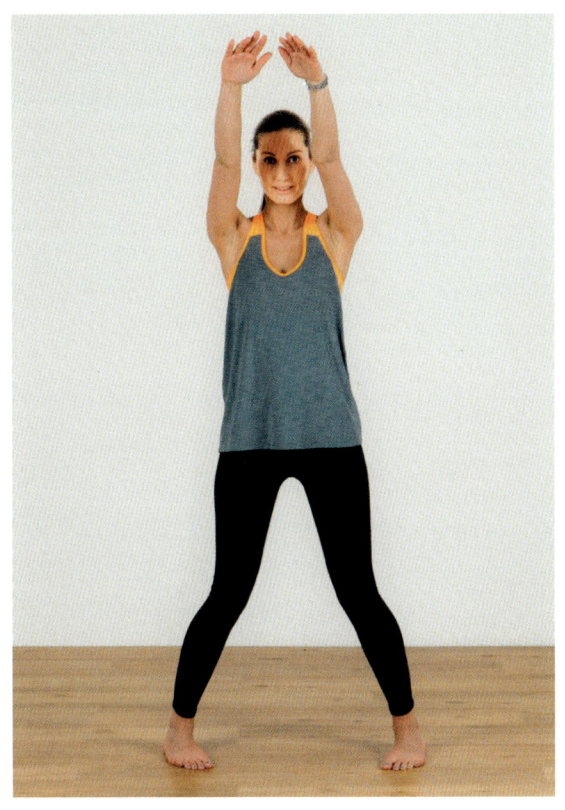 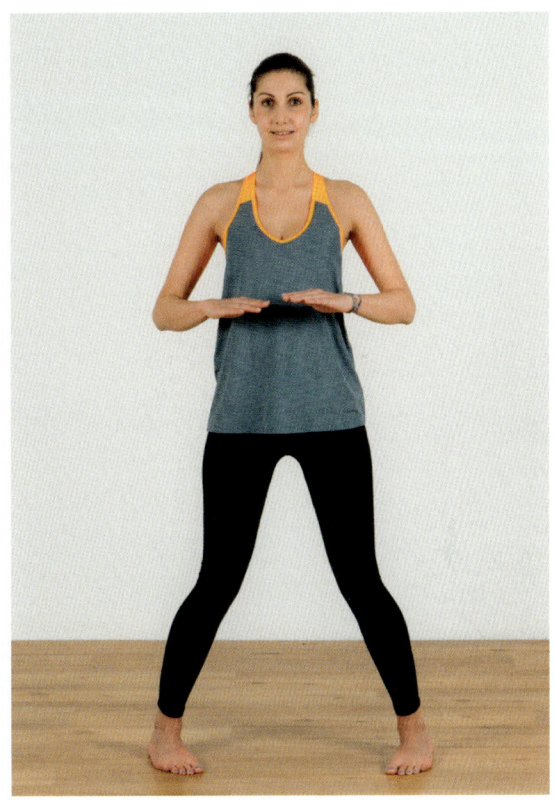

Drehen Sie die Hände, und beginnen Sie wieder mit der Ausatmung in die Erde hinein. Wiederholen Sie diesen Zyklus bis zu zwölfmal.

Atmen Sie ab dem unteren Brustkorb-Rand bewusst bis zur Schritthöhe aus, und ziehen Sie die Bauchdecke maximal ein.

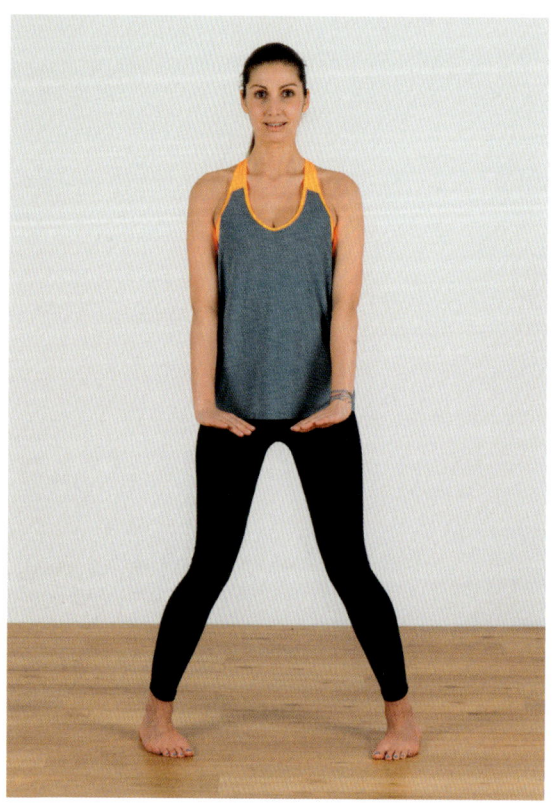

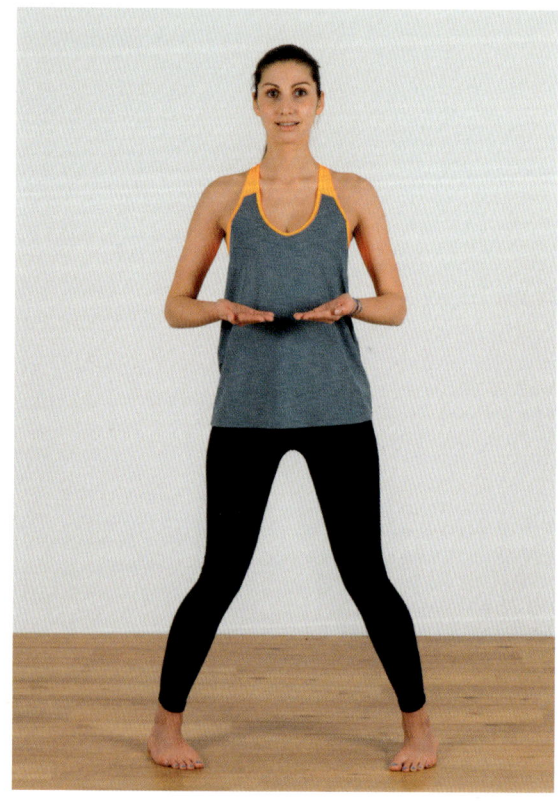

Zeigen Sie mit den Händen die Schritthöhe an. Drehen Sie die Hände, und atmen Sie ein, halten Sie dabei aber den Bauch maximal eingezogen.

Atmen Sie mit Anstrengung gegen die zurückgezogene Bauchdecke weiter ein, bis Sie wieder am unteren Brustbeinrand angekommen sind. Dort sollten Sie maximalen Druck in der Bauchhöhle aufgebaut haben. Versuchen Sie gleichzeitig mit dem Bauch auch den Beckenboden und die Lenden nach innen zu ziehen, erhöhen Sie dadurch den Druck noch einmal.

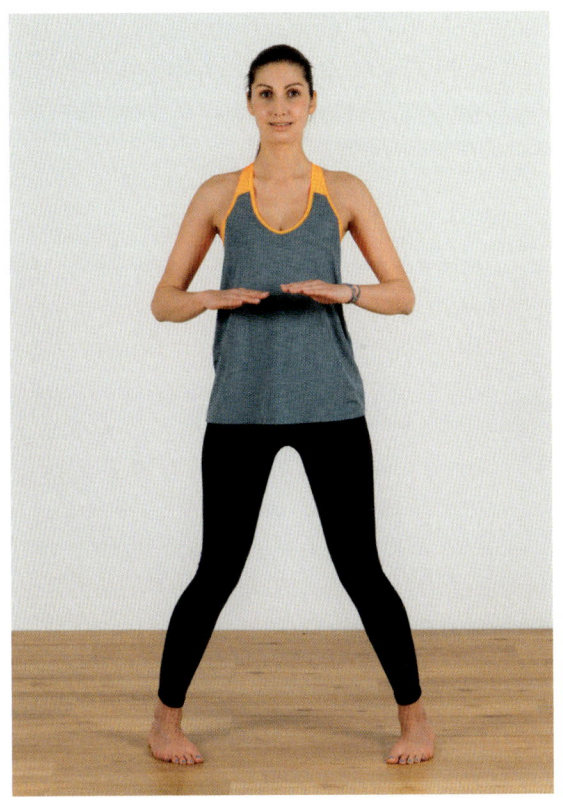
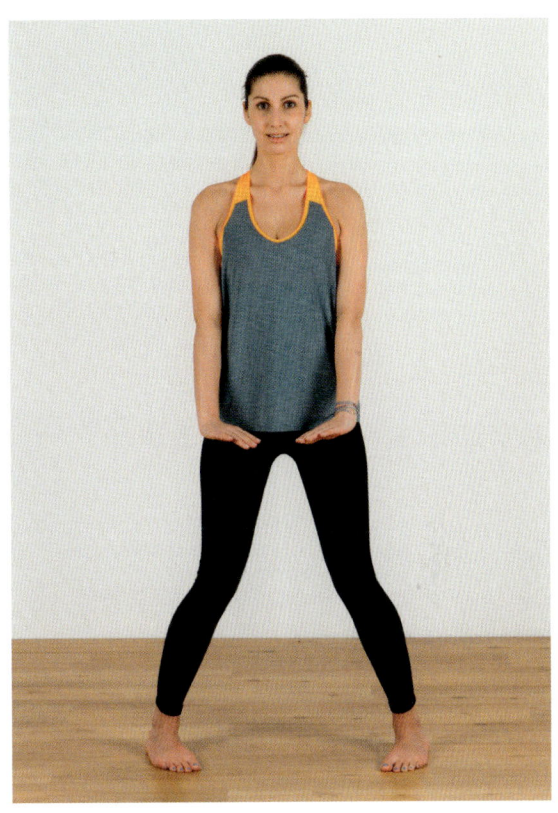

Atmen Sie wieder aus, die Bauchdecke wölbt sich dabei entspannt nach vorne, während die Hände bis zum Schritt nach unten wandern.

Unten angekommen, haben Sie maximal ausgeatmet, und Ihr Bauch ist so weit wie möglich nach vorne gewölbt. Diesen Vorgang wiederholen Sie bis zu zwölfmal. Anschließend tätigen Sie noch einmal bis zu zwölf Atemzüge in der Normalatmung, mit der Sie den Zyklus begonnen haben.

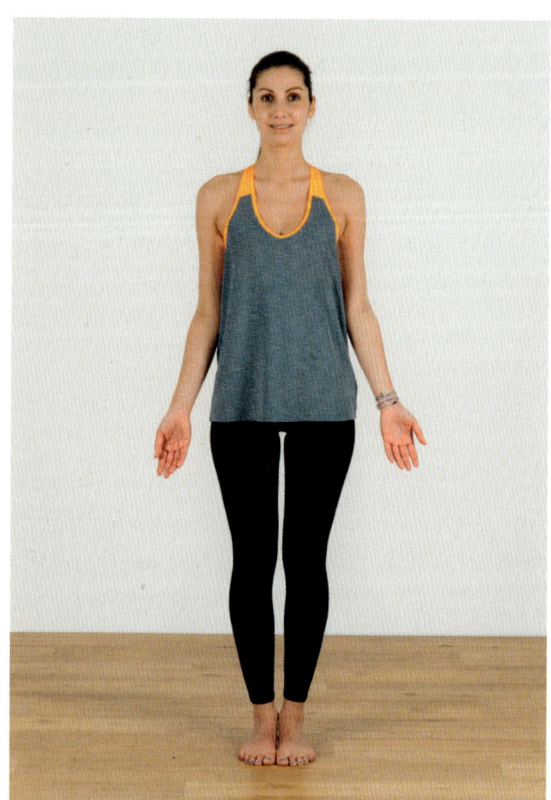

Haben Sie Ihre Atemzüge abgeschlossen, lassen Sie Ihre Arme entspannt hängen, nehmen Ihren ganzen Körper wahr und beenden bewusst den SkyFlow.

Dieser zwölfte und letzte Flow harmonisiert Körper, Geist und Seele. Er ist der wichtigste Einzel-Flow für Ihre innere Gesundheit, den inneren Stoffwechsel. Durch die unterschiedlichen Beanspruchungen und den wechselnden Druck sowie die Bewegungen in der Bauch- und Brusthöhle wirkt das Atmen wie eine Massage der inneren Organe und Gefäße sowie natürlich des Fasziennetzwerkes. Die Zwischenzellflüssigkeit im Bereich zwischen den Organen sowie in den Organen selbst kommt in Bewegung. Übungen wie diese werden von den östlichen Gesundheitslehren als wesentlich wichtiger für die Gesundheit eingestuft als beispielsweise Ausdauersportarten. Wenn man bedenkt, dass intensives Atmen die bei Weitem intensivste Entsäuerungsmaßnahme für unser Bindegewebe darstellt, ist das nachvollziehbar. In fortgeschrittenen Lernebenen des FaYo hat dieser »innere Flow« große Bedeutung für das energetische Arbeiten.

Sich mit FaYo immer weiterentwickeln

Wir freuen uns sehr darüber, dass wir unsere Lehrinhalte mittlerweile auf diesen drei eingangs beschriebenen Ebenen anbieten können (mit Hilfe des Buches, unterstützt durch Lehrvideos – sei es offline oder online –, und wenn Sie möchten, mit Unterstützung in unseren Übungsgruppen an vielen Orten im deutschsprachigen Raum). Denn so kann sich jeder heraussuchen, womit und wobei er sich am wohlsten fühlt.

Wenn Sie Feuer fangen und nach einiger Zeit spüren, wie gut Ihnen diese 15 Minuten täglich tun, wollen Sie natürlich mehr haben. Die gute Nachricht ist: Sie können noch ungleich viel mehr für sich tun. Sorry für diesen Schubs in ein weiteres Stück bewusste Inkompetenz. Wir wissen, dass wir Ihnen viel zumuten. Aber wir machen das gerne, denn wir gehen davon aus, dass Sie alles, was zu leisten ist, in diesem Leben tun wollen, um Ihren individuell bestmöglichen Gesundheitszustand tatsächlich zu erreichen, so lange Sie leben.

Das heißt nicht, dass Sie mehr Zeit investieren müssen. Es bleibt wie versprochen bei den 15 FaYo-Minuten – es sei denn, Sie wollen mehr tun, was uns natürlich freut, aber nicht unbedingt notwendig ist. Wir hatten schon weiter vorne darüber gesprochen: Der EarthFlow und der SkyFlow bilden den vollständigen Rahmen des FaYo. Wenn er vorhanden ist – wenn Sie ihn regelmäßig üben –, dann steht das Haus mit starken Mauern und einem festen Dach.

Aber ebenso wie wir unser Haus ein Leben lang optimieren und immer schöner und zweckmäßiger gestalten können, können wir in das FaYo-Grundprogramm erweiterte Dehntechniken, vielfältigere Ansteuerungen, erweiterte Winkel und deren Kombinationen, kräftigende und unterschiedlichste Anspannungsreize einfließen lassen. Dadurch ergibt sich eine fast unendliche Vielfalt von Bewegungsabläufen. Wenn Sie möchten, können Sie sich also darauf freuen, ein Leben lang Ihr persönliches FaYo unter so viel Anleitung durch unsere FaYo-Lehrer, wie es für Sie am besten ist, immer mehr auszubauen und sich weiterzuentwickeln.

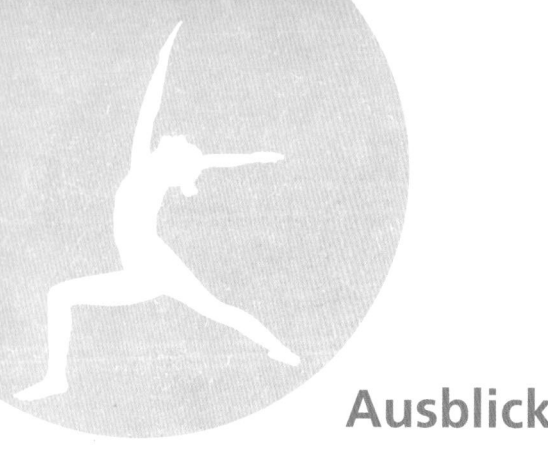

Ausblick

Der Körper – machtvolles Instrument im materiellen Sein

Sie haben nun viele Informationen bekommen und Zusammenhänge erfahren. Wahrscheinlich war einiges oder sogar vieles neu, einiges wussten Sie bereits. Aber wir sind uns bestimmt einig, dass es um viel mehr geht als darum, den Körper in seinen bestmöglichen Zustand zu bringen. Viele alte Traditionen wissen, was heute – vor allem in der westlichen Welt – leider völlig in den Hintergrund getreten ist: Dass die Manifestation des Körpers im materiellen Sein nur einer von vielen Zuständen ist, welche die Basis der körperlichen Ebene sind und diese massiv beeinflussen, unterstützen und nähren.

Es bringt nicht viel, Themen dieser Art intellektuell zu diskutieren. Vor allem darf man sie nie intellektuell aburteilen oder gar aufgrund von westlichen Denkmodellen und Logik sowie stark begrenztem derzeitigem herkömmlich-wissenschaftlichem Forschungsstand voreilig verwerfen. Sie kommen viel weiter, wenn Sie Ihren Körper dazu benutzen, sich von ihm körperliche Erkenntnisse, Erfahrungen und Erlebnisse vermitteln zu lassen. In diesen Momenten verblassen sämtliche Diskussionen vor dem eigenen Erleben. Sie erinnern sich, dass wir zu Beginn des Buches darüber gesprochen haben, Ihren Körper zum Messinstrument über die Richtigkeit von Entscheidungen zu machen. Daran möchten wir noch einmal anknüpfen. Viele Menschen entscheiden Dinge »aus dem Bauch heraus«. Das ergibt Sinn, denn im Verdauungssystem gibt es anscheinend mehr Nervenverbindungen als im Gehirn. Es fällt aber schwer, diese Vorgehensweise kopfgesteuerten Menschen zu vermitteln. Denn die Wahrnehmung über den Verstand, also über unseren Denkcomputer, klammert das Bauchgefühl aus – und widerspricht ihm oft diametral. Es empfiehlt sich aber, es zu trainieren, Entscheidungen »aus dem Bauch heraus« zu treffen. Dann können wir Zusammenhänge, für die unser Denkcomputer geschaffen ist, intellektuell lösen und die nicht logisch verstehbaren Dinge über unsere Körperwahrnehmung erfassen.

Seien Sie aufgeschlossen

Durch die Begrenzung des intellektuellen Denkens bleiben den »Kopfmenschen« nur zwei Möglichkeiten. Die eine besteht darin, sich mit der nicht wissenschaftlich erklärbaren Realität abzufinden und Fragen, die intellektuell nicht zu beantworten sind, einfach nicht zu stellen. Diese Strategie wird bei der herkömmlichen Medizin angewandt. Fragen, die das Denkmodell des Gesamtsystems ins Wanken bringen könnten, werden oft nicht gestellt. Denn man hat – aus dem Bauch heraus – den leisen, aber unterschwellig quälenden Verdacht, es könnte zu bedrohlich drastischen Sprüngen ins kalte Wasser der bewussten Inkompetenz kommen. Davon möchten sich die meisten – aus dem Bauch heraus – fernhalten.

Die andere Möglichkeit, wir nennen sie gerne »echt wissenschaftlich«, besteht darin, der wahrnehmbaren Realität gegenüber aufgeschlossen zu sein, die entsprechenden unbequemen Fragen zu stellen und offen dafür zu sein, dass das eigene Wertesystem, das ja meist dem Mainstream entspricht, eventuell korrigiert, erweitert oder gar verworfen werden muss.

Grenzen des intellektuellen Verstehens

Legen Sie sich an einem geeigneten Tag nachts auf den Rücken, und betrachten Sie die leuchtenden Punkte am Himmel. Wie funktioniert die Unendlichkeit des Universums mit unendlich vielen Galaxien und Sternen? Wie kann ein Raum unbegrenzt sein? Oder versuchen Sie intellektuell zu erfassen, was die Quantenphysik belegt: Wie kann ein Teilchen gleichzeitig an zwei Orten sein? Wie bestimmt das Bewusstsein des Versuchsleiters über den Ausgang des Experimentes? Wie können Mütter spüren, wenn ihren Kindern Tausende Kilometer entfernt Schlimmes zustößt? Schon diese wenigen Fragen sind nur befriedigend zu beantworten, wenn wir die Möglichkeiten der momentan im Mainstream definierten »Realität« erweitern und zulassen, dass es Gesetzmäßigkeiten, Zusammenhänge, Wirkungsebenen und Kräfte gibt, die von den meisten Menschen noch für Spinnerei gehalten werden. Und das, obwohl solche Kräfte beispielsweise durch reale Experimente der Quantenphysik bewiesen sind.

Die Tatsache, dass es immer weitergeht und die Wahrheit von heute so oft der Irrtum von morgen ist, sollte uns wachrütteln. Wir müssen verstehen, dass Erklärungsmodelle und wissenschaftliche »Beweise« sich mit zunehmendem Wissen immer wieder verändern werden. Deswegen kann die Beschreibung einer Situation, einer Erfahrung nie dauerhaft sein. Nur die Erfahrung selbst hat Bestand – solange sie gemacht wird. Das sollte uns aber nicht verunsichern. Denn auch wenn akademische Forschung und Argumentation in dieser Welt hohes Ansehen genießen – letztlich geht es nur um die Erfahrung, um das Tun. Alles andere ist Interpretation, die heute so ist, morgen anders und übermorgen nicht verstanden werden würde.

Ihre eigene Wahrheit

Und wieder kommen wir an den Punkt, an dem wir uns – jeder für sich – fragen: Wie kann ich meine Wahrheit und meine Sicherheit zu den unterschiedlichsten Themen finden? Wir sprachen schon darüber. Wie kann ich meiner Art »richtig« zu trainieren, sicher sein? Wie kann ich erkennen, welche Ernährung mir am besten tut? Was ist im Leben, in meinem eigenen Leben nur für mich die beste Vorgehensweise? Egal, um welches Thema es geht.

Vor Jahren praktizierten wir die sogenannte Instincto-Ernährung, die hierfür ein gutes Beispiel ist. Guy-Claude Burger, der Entwickler, fand heraus, dass wir uns eigentlich genauso ernähren können, wie Tiere das im freien natürlichen Umfeld tun. Sie schnuppern an allem und essen das, was sie instinktiv bevorzugen. Menschen könnten das auch. Es gibt nur einen Haken: Das Prinzip funktioniert nur bei natürlicher, nicht veränderter, also roher Nahrung. Leider ist das bei unserer Lebensweise nur extrem schwer zu realisieren, da man permanent die volle Auswahl bereitstellen muss – ohne vorher zu »wissen«, was man nachher isst. Dadurch ergeben sich viele Lagerhaltungsprobleme, und man muss viele Lebensmittel wegwerfen, daher halten wir diese Ernährungsform leider für nicht praktizierbar.

Aber sie ist ein gutes Beispiel dafür, dass – unserer Meinung nach – unser Körper viel besser weiß, was er zu sich nehmen sollte, als das unser Intellekt jemals entscheiden könnte. Übertragen wir das auf unsere Gesamtkörperwahrnehmung, dann sind wir wieder bei dem, was wir weiter vorne besprochen haben: Wir empfehlen, den Körper als Wahrnehmungsinstrument zu schulen. Dieser Weg, den wir mit alldem, was wir hier geschrieben haben, vorschlagen, ist ein alter und bewährter Weg. Auch das ursprüngliche Yoga geht ihn. Er besteht darin, unseren Körper als »anfassbare« materielle Verdichtung der Energie so zu schulen, so empfindsam zu machen, so mit Bewusstsein zu füllen, dass er zum Antwort-Pendel aller Fragen wird, die uns beschäftigen.

Und wie schaffen wir das? Genau so, wie das Instincto-Anwender, begrenzt auf die Ernährung, schaffen: indem wir die natürlichen Zustände im Körper so weit wie möglich wieder herstellen. Und wie machen wir das? So, wie wir FaYo konzipiert haben: indem wir unseren Körper mit allen Bewegungsmöglichkeiten ausstatten, für die er genetisch konzipiert ist, und diese dann regelmäßig nutzen. »Use it and win«, könnte man sagen.

Die Genetik wird fehlgeleitet – der Intellekt ist gefragt

Wenn Sie jetzt denken, dann sollten die Instincto-Anwender unbedingt FaYo trainieren, dann stimmen wir Ihnen voll zu. Aber wie wir schon weiter vorne besprachen: Die stetig steigende Körperwahrnehmung sollte nicht nur bei der Instincto-Ernährung, sondern bei jeder Ernährungsform eingesetzt werden, also auch bei Ihrer, wie immer sie aussieht. Sie können jedoch von den Instinctos lernen, zum Beispiel im Hinterkopf haben, dass das am besten bei natürlichen Lebensmitteln funktioniert. Sonst kann es passieren, dass Sie beispielsweise Lust auf Süßes haben, womit der Körper Ananas meint. Aber Sie greifen zur Schokolade …

Wir sollten begreifen, dass unser Körper ein Universalinstrument ist, er kann alles bestens einschätzen, was uns betrifft. Jedoch gibt es die Einschränkung, dass er bestimmte Einflüsse und Situationen eventuell fehlinterpretiert, an die er schlichtweg keine Zeit hatte, sich genetisch anzupassen. Bei

diesen Dingen können wir uns nicht auf unseren Körper verlassen. Aber da hilft ja unser intellektuelles Denkvermögen, das wir Gott sei Dank ebenfalls »eingebaut« haben. Nur die ganzheitliche Betrachtung macht gute Ergebnisse möglich: FaYo und all unsere Erkenntnisse würde es nicht geben, wenn wir uns nicht schon immer auf beides verlassen und auf beides gehört hätten.

Gesundheit für Körper, Geist und Seele

Unser Körper ist das »anfassbarste« Instrument in diesem Dasein. Es besitzt den größten praktisch greifbaren Hebel. Deswegen ist es sinnvoll, auf dem Weg zum immer bewussteren Menschen den Körper mit einzubeziehen. Er ist die mächtigste stabilisierende Basis für unsere »ganze« Entwicklung.

Durch FaYo entwickeln wir unseren Körper, unseren Geist und unsere Seele und damit die »Gesundheit« dieser untrennbaren Dreiheit. Wir sind mittlerweile davon überzeugt, dass wir einen umfassenden »Gesamtreset« vornehmen, dass wir uns auf unser individuelles Grundprogramm einpegeln. Die Osteopressur hat einen spontanen, meist auf einen Bereich begrenzten Kurzeffekt. Die Engpassdehnungen sind ebenfalls auf bestimmte Bereiche begrenzt, wirken aber nachhaltiger. Mit dem EarthFlow dehnen wir den Effekt auf den gesamten Körper aus, insbesondere auf die Bereiche, die am meisten nach diesem »Aufwachen« schreien. Der SkyFlow beinhaltet schließlich die Gesamtheit. Diesen körperlich eingeleiteten Reset unterstützen wir mit geeigneter Nahrung und indem wir unterstützend positive Einflussgrößen unseres Umfelds maximieren und belastend störende Einflüsse minimieren.

Wenn wir körperliche Blockaden wegtrainieren, befreien wir zugleich den Geist und tragen zur Gesundung unserer Seele bei. Schmerz ist nach Einschätzung der Energielehren immer verbunden mit negativem Karma. Das kontrollierte Durchleben des Osteopressur-, Dehnungs- oder Bewegungsschmerzes in guter Dosierung baut negatives Karma ab und lässt es frei. Die Meister energetischer Systeme sagen, dass die Seele poliert wird. Mit der steigenden Empfindung steigt die Achtsamkeit. Die Achtsamkeit des Körpers, des Geistes und der Seele nähern sich wieder dem gesunden Zustand. Praktisch von alleine wird Bewegung zunehmend zur Meditation. Zur Versenkung in einer Position des EarthFlow, zur Bewegungsmeditation in seinem Ablauf, zur immer vollständigeren Gesamtkörperwahrnehmung im SkyFlow.

Die innere Wahrnehmung und das Bewusstsein werden klarer, dadurch wird die Verbindung zum Außen immer intensiver. Wir fühlen uns geerdet, spüren die Verbindung zur Erde, zugleich haben wir Zugang zu höheren geistigen Welten oder zum Göttlichen – ganz ohne Anstrengung, einfach durch das Tun. Der Fluss der Energie, das körperliche Wahrnehmen der verschiedensten Energien, wird immer deutlicher und normaler. Unser manifestierter Körper wandelt sich, wird immer durchlässiger und empfindlicher und wahrnehmungsbereiter für »Unsichtbares«. Fortgeschrittenes FaYo beinhaltet immer mehr das bewusste Arbeiten und Üben mit diesen Energien. Früher oder später betreiben Sie mit FaYo auch Meditation.

Je weiter Sie diesen Weg gehen, desto mehr Fragen Ihres Intellekts beantworten sich von selbst – sie werden nicht beantwortet, sondern erfahren. Vielleicht stehen Sie eines Tages beim Üben des SkyFlow vor dem Spiegel, beobachten dort einen Menschen bei seinen Bewegungen und sind eigentlich ganz woanders. Dann sind Sie in den Zustand der vollkommenen unbewussten Kompetenz gekommen. Diese Verfassung entspricht permanenter Versenkung in Meditation bei gleichzeitiger voller Bewusstheit und Handlungsfähigkeit im Alltag, im Jetzt.

Auf Ihrem Weg zur Erlangung des Zustands der »vollkommenen unbewussten Kompetenz« wünschen wir Ihnen alles Gute und Schöne!

Ihre Dr. Petra Bracht und
Ihr Roland Liebscher-Bracht

Wenn Sie mehr wissen möchten

Autoren, die Sie weiterbringen

Die Zeiten ändern sich. Statt Ihnen eine lange Liste von Büchern vorzulegen, nennen wir Ihnen die Autoren, deren Bücher wir Ihnen empfehlen können. Gehen Sie bitte ins Internet, schauen Sie, was diese Autoren veröffentlicht haben. Sie sind teilweise für Meilensteine unserer Erkenntnisse mitverantwortlich.

Wolfgang Maes – Elektrosmog
Thomas W. Myers – Faszienzüge
Dr. Robert Schleip – Faszienforschung
Dr. Arthur Fernandez Coca – Pulstest
Prof. Dr. Robert. O. Becker –
   Körperelektrizität
Prof. Dr. Vladimir Nazarow –
   Kapillardurchflutung
Prof. Dr. Ulrich Warnke –
   Menschliche Felder

Prof. Dr. Lothar Wendt –
   Eiweißspeicherkrankheit
Prof. Dr. Colin Campbell – eins der
   wichtigsten Grundlagenbücher über
   Ernährung
Prof. Dr. Alfred Pischinger –
   Zwischenzellraum
Wilhelm Reich – Psyche und Bewegung
Mag. Norbert Fuchs – Nährstoffmedizin
Prof. Dr. Claus Leitzmann –
   Ernährungswissenschaften
Dr. Lothar Hollerbach – Quantenmedizin
Joel Goldsmith – Meditation
Mantak Chia – Taoistisches Yoga
Prof. Gerald Pollack – Wasser

Unsere eigenen Veröffentlichungen

Bücher

BioTuning – leichter leben (Paperback)

BioTuning: Coaching für ein leichteres Leben (Taschenbuch)

Der SchmerzCode: Die Schmerzsprache des Körpers ist entschlüsselt

Schmerzfrei – das Selbsthilfeprogramm für Ihren unteren Rücken

Faszien-Rollmassage: Schmerzfrei von Kopf bis Fuß, mit Übungs-DVD

DVDs

LNB SchmerzfreiÜbungen nach Liebscher & Bracht 1 – Kopf-Kiefer

LNB SchmerzfreiÜbungen nach Liebscher & Bracht 2 – Rücken-Rumpf

LNB SchmerzfreiÜbungen nach Liebscher & Bracht 3 – Schultern-Arme

LNB SchmerzfreiÜbungen nach Liebscher & Bracht 4 – Beine-Füße

YouTube-Kanäle

YouTube-Kanal: Schmerzspezialisten – rund ums Thema Schmerzen

YouTube-Kanal: Dr. Petra Bracht – Rund ums Thema Gesundheit

YouTube-Kanal: FaYo – das Faszien-Yoga

Kontakt zu uns

Liebscher & Bracht
Kaiser-Friedrich-Promenade 111
61348 Bad Homburg
Tel.: 0049 (0)6172 1395989
E-Mail: Info@Liebscher-Bracht.com
www.Liebscher-Bracht.com
E-Mail: info@fa-yo.com
www.fa-yo.com

Gesundheitspraxis Dr. med. Petra Bracht in Bad Homburg
Kaiser-Friedrich-Promenade 83
61348 Bad Homburg
Tel: 0049 (0)6172 171050
E-Mail: info@DrPetraBracht.de
www.DrPetraBracht.de

Schmerzfrei-Tools und Hilfsmittel von Liebscher & Bracht

Alle Produkte erhalten Sie im LNB-Shop:
www.Shop.Liebscher-Bracht.com

4er-Set für die Faszien-Rollmassage
(Medi-Rolle, MediKugel, Mini-Rolle, Mini-Kugel, Übungs-DVD)
Für die Durchführung der Faszien-Rollmassage gemäß der Anleitungen im Buch »Faszien-Rollmassage (enthält auch 15 Schmerzfrei-Übungen für den ganzen Körper)

2er-Set für die FaYo-Rollmassage

(Maxi-Rolle, Kugel-Rolle, Übungs-DVD)
Für die Durchführung der FaYo-Rollmassage gemäß der Anleitungen im Buch »FaYo – Das Faszien-Yoga« (Oberflächengravur mit der Blume des Lebens, geometrisches Symbol, das die Ur-Information des Lebens in sich trägt)

LNB Übungsschlaufe

Dreigeteilte Übungsschlaufe zur leichteren Durchführung der Engpassdehnungen, der Schmerzfrei-Übungen und der FaYo-Übungen oder für anspruchsvollere Übungsvarianten

LNB Vitalstoffe Spezial

Vital@Fit: Rundumversorgung mit besten Vitaminen, Mineralstoffen und Spurenelementen
Faszien@Gelenk: Nährstoffe für Ihre Faszien, Gelenke, Knorpel und Bandscheiben
Basisch@Entspannt: zum Entsäuern
Detox@Frei: Ablagerungen lösen und ausscheiden
Basen@Detox: das Kombipräparat zum Entsäuern und Entgiften

Weitere Empfehlungen

Der Baubiologe unseres Vertrauens
Christian Blank
65189 Wiesbaden, Hans-Bredow-Str. 36D
Tel: 0049 (0)611 98859011
www.BaubiologieBlank.wordpress.com

Empfehlenswerte Smoothie-Blender
Günstig: OmniBlend, PowerSmoother
Mittelklasse: BiancoPuro, Revoblend
Luxusausführung: Vitamix

Sie sind fasziniert von dem, was wir tun, und würden gerne mitmachen?

Sie unterrichten schon Yoga, Pilates, Thai-Chi, Chi-Kung, Ballett, anspruchsvolle Bewegungsgymnastik oder eines der vielen anderen hochwertigen Bewegungssysteme bis hin zur Kampfkunst? Gerade für Spezialisten wie Sie könnte FaYo eine interessante Ergänzung sein. Ob als Gruppen- oder Personal-Trainer – Sie profitieren mit hoher Wahrscheinlichkeit von unseren Bewegungsprinzipien und können Ihr System auf erweitertem Niveau unterrichten.

Sie trainieren Fußballer, Handballer, Tennisspieler, Golfer oder irgendwelche anderen Sportler im Hobby-, Leistungs- oder Hochleistungsbereich? Es gibt keinen Sport, der nicht von FaYo profitieren würde (Leistungssteigerung, Verletzungsreduzierung).

Sie arbeiten in Reha-Einrichtungen, sind Ergotherapeut, Fitnesstrainer oder helfen alten Menschen in entsprechenden Einrichtungen? Sie würden nicht glauben, was mit FaYo alles möglich ist, Sie müssen es selbst erleben.

Sie sind Sportlehrer in Schulen? Wenn unsere Kinder flächendeckend FaYo lernen würden, würde sich die Gesellschaft von Grund auf verändern. Das in zunehmendem Alter ausufernde Leiden würde binnen weniger Jahrzehnte schmelzen wie Eis in der Sonne.

Sie sehen: Es gibt unendliche Möglichkeiten, die Prinzipien des FaYo in unserer Gesellschaft nutzbringend einzusetzen. Wenn Sie daran Interesse haben, die Zukunft in diesem Bereich mitzugestalten, sollten Sie sich – nachdem Sie einen persönlichen Eindruck mit unseren Übungen gewonnen haben – über unsere Ausbildung zum FaYo-Lehrer informieren.

Sie dürfen darauf vertrauen: Wir haben in den letzten Jahrzehnten alles für Sie ausgearbeitet und erprobt. Sie müssen jetzt nur zugreifen und für sich umsetzen, was wir der Allgemeinheit zur Verfügung stellen. Ganz persönlich für Sie bis hin zur Weitergabe an andere.

Ansprechpartnerin ist Tanja Töniessen, Tel.: 0049 (0)6172 1395989
Wir freuen uns über Ihre persönliche Kontaktaufnahme.

PS: Auch bei allen anderen Fragen rund ums Thema Ausbildungen (Schmerz-, Bewegungs- und Gesundheitstherapie) freuen wir uns über Ihren Anruf.

FaYo bietet Ihnen alle Möglichkeiten

Im vorliegenden Buch erfahren Sie alles über die Entstehung und die Hintergründe, die zur Entwicklung dieses Bewegungssystems führten. Trainieren Sie die gezeigten Übungen für sich zu Hause und erleben Sie, welch positive Veränderungen sie bewirken können. Sie möchten mehr? Wir laden Sie herzlich ein, tiefer in die Welt des Fayo einzutauchen.

Weitere Videos zum Mittrainieren: Auf unserer Internetseite www.fayo.de finden Sie mehr Übungen aus der Fayo-Rollmassage, dem EarthFlow und dem SkyFlow.

Professionell angeleitetes Training: Auf unserer Homepage www.fayo.de finden Sie überall in Deutschland, Österreich und der Schweiz qualifizierte Fayo-Trainer.

Ausbildung zum Fayo-Trainer: Sie sind begeistert von unseren Fayo-Bewegungen und was dahinter steckt? Dann informieren Sie sich jetzt auf www.fayo.de über die Intensiv- Ausbildung zum Fayo-Trainer.

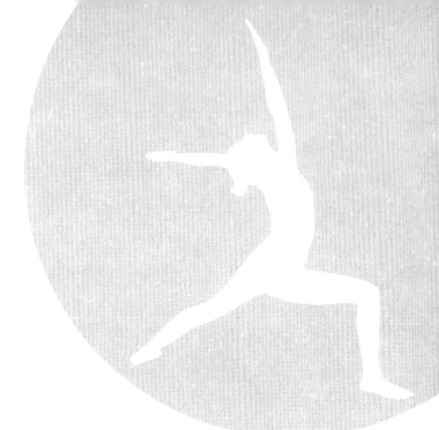

Danke von Herzen

An die vielen, nicht alle beim Namen zu nennenden Helfer und Helferinnen, mit denen wir ein Stück gingen oder immer noch gehen, ohne die FaYo und dieses Buch nie hätte entstehen können. Allen voran an unsere Patienten und Patientinnen, die Teilnehmer und Teilnehmerinnen an unseren Engpassdehnungskursen, Schmerztherapie-, Bewegungs- und Gesundheitstherapie-Ausbildungen.

Danke an die Partner und Partnerinnen unseres Therapeutennetzwerkes, an unsere Dozenten, die mit vollem Einsatz unsere Inhalte lehren, an unsere vielen engagierten Mitarbeiter und Mitarbeiterinnen in der LNB-Zentrale in Bad Homburg, die unsere Ideenflut immer wieder aushalten und umsetzen, an unsere Dienstleister unterschiedlichster Art. Ohne sie alle und ihr Engagement für eine bessere Welt, ohne ihr Spezialwissen und unermüdlichen Einsatz könnten wir all das nicht auf die Beine stellen.

Danke an Robert Schleip und alle anderen Forscher, durch die wir immer besser verstehen, was wir tun.

Danke an Frau Stechele vom Verlag, die uns verständnisvoll alle gesetzten Deadlines immer wieder anpasste, sowie an Frau Gillich-Beltz, unsere Lektorin, deren wertvolle Kürzungen unser ausuferndes Informationsbedürfnis wunderbar kanalisierten.

Unser besonderer Dank an Mira Flatt, die FaYo-Darstellerin, die viele Stunden geduldig posierte, aushielt und trotzdem lächelte, bis alles im Kasten war, und Hans Schenkel, der immer wieder Nächte durcharbeitete, fotografierte, filmte und schnitt, bis alle zufrieden waren.

Der größte Dank geht an unseren Sohn Raoul, Geschäftsführer von LNB, der in seinen jungen Jahren wahre Welten bewegt, um uns zu unterstützen. Ohne den Rücken durch ihn freizuhaben – wobei ihm unser Freund Peter Hoenderop tatkräftig hilft – hätten wir keine Chance.

Und alles Danke nach oben, denn ohne diese Unterstützung könnte das alles nicht sein.

FaYo Rollmassage-Set   optimal weiche Rolle mit
Wirbelsäulenentlastung & Kugelrolle für neue Anwendungen

Weiteres Highlight: die Verwendung einer speziellen Oberflächenveredelung, welche die energetischen Wirkungen der »Blume des Lebens« - geometrisches Symbol, das die Ur-Information allen Lebens in sich trägt - als feines Muster einbringt.

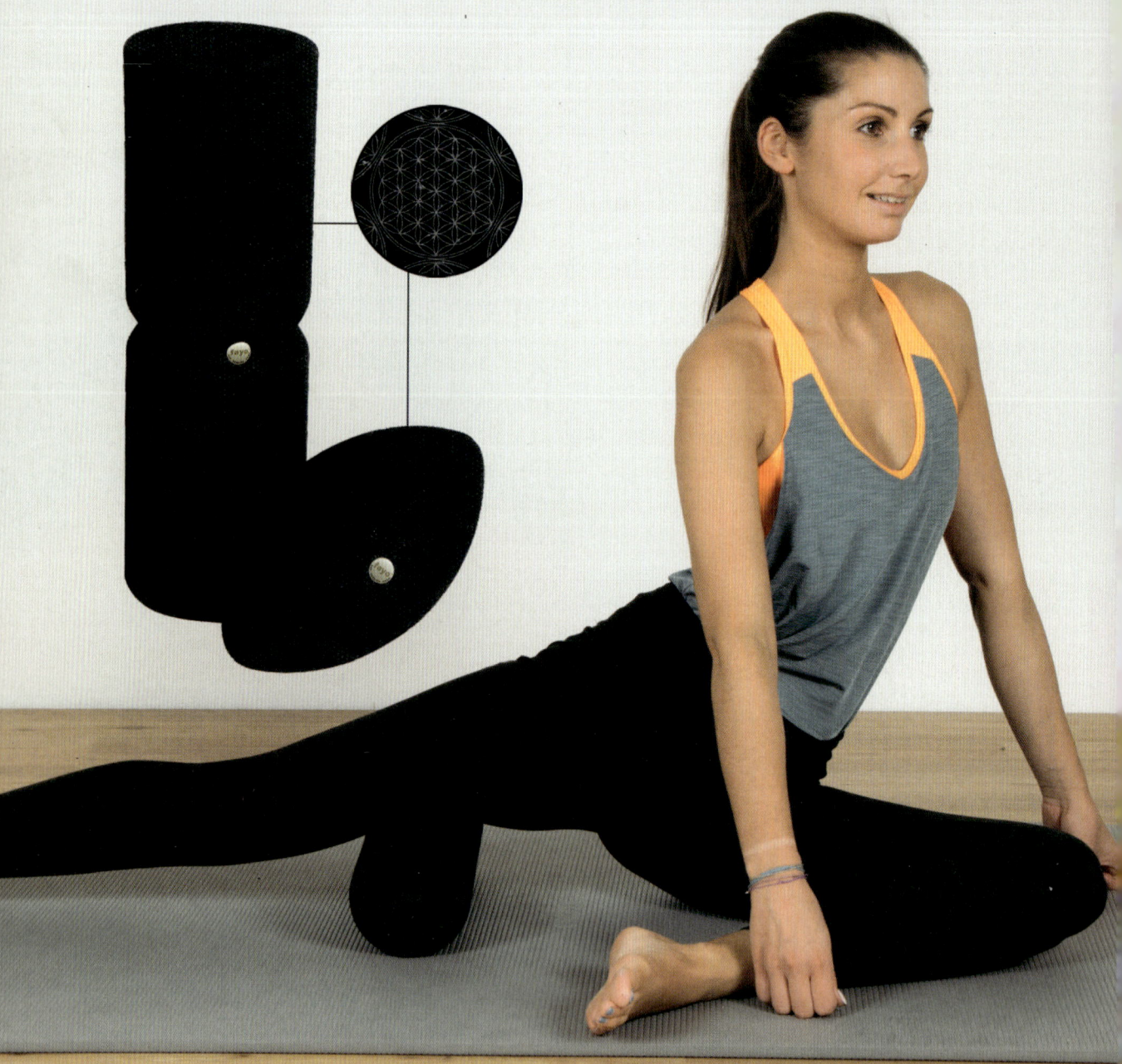

Jetzt bestellen auf www.fa-yo.com